患者抄録で究める 循環器病シリーズ 2

不整脈
Arrhythmia

山下武志 編
財団法人心臓血管研究所付属病院

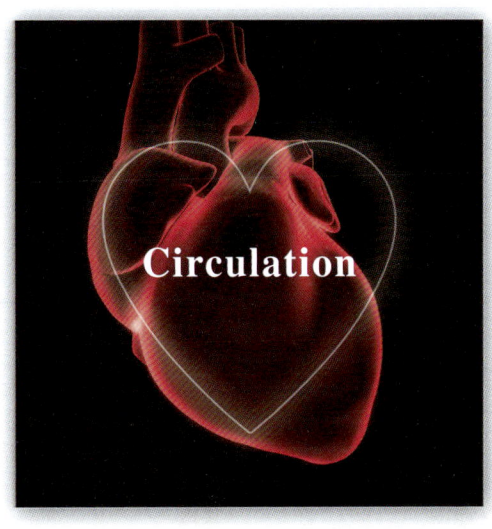

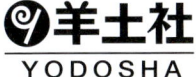

謹告

　本書に記載されている診断法・治療法に関しては，発行時点における最新の情報に基づき，正確を期するよう，著者ならびに出版社はそれぞれ最善の努力を払っております．しかし，医学，医療の進歩により，記載された内容が正確かつ完全ではなくなる場合もございます．

　したがって，実際の診断法・治療法で，熟知していない，あるいは汎用されていない新薬をはじめとする医薬品の使用，検査の実施および判読にあたっては，まず医薬品添付文書や機器および試薬の説明書で確認され，また診療技術に関しては十分考慮されたうえで，常に細心の注意を払われるようお願いいたします．

　本書記載の診断法・治療法・医薬品・検査法・疾患への適応などが，その後の医学研究ならびに医療の進歩により本書発行後に変更された場合，その診断法・治療法・医薬品・検査法・疾患への適応などによる不測の事故に対して，著者ならびに出版社はその責を負いかねますのでご了承ください．

序

　長い時を経て，世間一般に専門医の存在が認識されるようになった．このことは，専門医が単なる個人的資格でなく，周囲からの要請に誠実に向き合うことが要求される社会的存在でもあることを意味している．同時に医療に必要な知識は日進月歩で拡大し，循環器領域もその例外でない．General "Practitioner" ならぬGeneral "Cardiologist" という言葉が生じたことはそれを象徴している．やがて専門医が三階建て方式（内科認定医–循環器専門医–循環器subspeciality専門医）となることが予想される現在，まさしく本書は社会的存在としての循環器専門医を志す人達のための，またそれだけでなくその上に制定されるであろう不整脈専門医をめざす人達のためのテキストである．

　どの専門領域においてもいまやEBMは必須のツールである．それは社会的にaccountabilityをもつ用語だからである．この要諦は，個の患者における治療を決定する際に，best clinical evidence, clinical expertise, patient preferenceの統合を目指すという診療態度にある．clinical evidenceについては初学者でもテキストや論文から学ぶことができる．これと異なり，clinical expertiseやpatient preferenceに関わる問題は十分な臨床経験を積んでこそはじめて理解できるという側面を有する．

　本書の執筆陣は第一線で長く不整脈診療の経験を積まれ，真の意味でのEBMのエッセンスを知り尽くした先生方である．専門家が不整脈に関するclinical evidenceを十分に認識した上で，実際の診療ではどのような限界を考慮しながら現実の不整脈治療を計画していくのか，これは誰しもが知りたいことであろう．各著者による症例呈示は，経験豊かな先生の後ろにつきながらその診療を観察するという感覚をおこしながら，専門医試験に十分な備えを提供してくれることと思う．本書が，読者を通してこれからの不整脈治療の向上に貢献できるものであれば，編者としてこの上ない喜びであり，執筆された先生方の貴重な，また多くの診療経験に頭を垂れたい．

2010年1月

山下武志

患者抄録で究める 循環器病シリーズ 2

不整脈

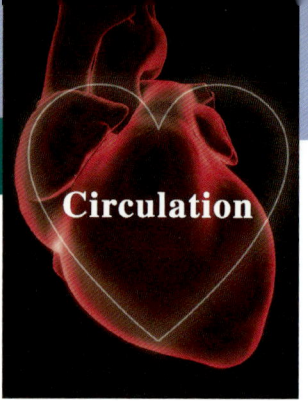
Circulation

- 序 .... 山下武志
- Color Atlas 7
- 本書の見方 11

第1章 不整脈の診療に必要な基礎知識

1. 不整脈の疫学 .... 鈴木信也 14
2. 不整脈の機序 .... 高橋尚彦 19
3. 不整脈診断に用いる検査法 .... 池田隆徳 23

第2章 治療法の選択と基本方針

1. 不整脈治療の目的 .... 井上　博 30
2. 薬物療法に必要な知識 .... 村川裕二 33
3. 非薬物療法に必要な知識 .... 大塚崇之 38

第3章 上室性不整脈の治療

1. 心房期外収縮 .... 安喰恒輔 44
   - **患者抄録** 心房期外収縮に対して抗不安薬を処方した例
2. 上室頻拍 .... 庭野慎一 53
   - **患者抄録** 頻拍発作を呈する房室結節リエントリー頻拍
3. 心房粗動 .... 奥村　謙 61
   - **患者抄録** 僧帽弁狭窄に対する僧帽弁交連切開術後の非通常型心房粗動

4. 発作性心房細動 ·· 山根禎一　72
　　患者抄録　発作性心房細動（薬物治療）
　　患者抄録　発作性心房細動（非薬物治療）
5. 持続性心房細動 ·· 髙橋良英　88
　　患者抄録　持続性心房細動へのカテーテルアブレーション

第4章　心室性不整脈の治療

1. 心室期外収縮 ··ー 内山達司・渡邉英一　100
　　患者抄録　心室期外収縮に対するカテーテルアブレーション
2. 非持続性心室頻拍 ··· 池主雅臣・飯嶋賢一　112
　　患者抄録　非持続性心室頻拍（薬物治療）
　　患者抄録　非持続性心室頻拍（非薬物治療）
3. 特発性心室頻拍 ·· 蜂谷　仁　124
　　患者抄録　右室流出路起源特発性VTのアブレーション治療
　　患者抄録　ベラパミル感受性左室起源特発性VTのアブレーション治療
4. QT延長症候群・QT短縮症候群 ·· 牧元久樹・清水　渉　137
　　患者抄録　QT延長症候群（薬物治療）
　　患者抄録　QT短縮症候群（ICD治療）
5. Brugada症候群 ·· 草野研吾　147
　　患者抄録　Brugada症候群（薬物治療）
6. カテコラミン誘発多形性心室頻拍 ··· 市川理恵・住友直方　156
　　患者抄録　カテコラミン誘発多形性心室頻拍へのICD植込み例

第5章　徐脈の治療

1. 洞機能不全症候群 ··· 林　英守・中里祐二　166
　　患者抄録　洞機能不全症候群・発作性心房細動合併例へのペースメーカ治療
2. 房室ブロック ··· 前田峰孝・沖重　薫　176
　　患者抄録　房室ブロック（A-Hブロック）の症例
　　患者抄録　房室ブロック（V-Hブロック）の症例
3. 神経調節性失神 ··· 小貫龍也・小林洋一　187
　　患者抄録　心抑制型神経調節性失神の1例
　　患者抄録　神経調節性失神・鉄欠乏性貧血の1例

第6章 合併症をもつ不整脈の治療

1. 心不全を有する心房細動 ……………………………………………… 志賀 剛・鈴木 敦 200
   - 患者抄録 急性心不全を併発した拡張型心筋症に伴う心房細動
2. 腎機能低下（透析）を有する心房細動 ………………………………… 田邊康子・川村祐一郎 211
   - 患者抄録 腎機能低下（透析）を有する心房細動の1例
3. 脳出血や脳梗塞の既往を有する心房細動 ……………………………………… 是恒之宏 221
   - 患者抄録 無症候性脳梗塞を合併した発作性心房細動
4. 器質的心疾患を有する心室頻拍・細動 ………………………………………… 宮内靖史 228
   - 患者抄録 心筋梗塞亜急性期に繰り返した心室細動
   - 患者抄録 不整脈源性右室心筋症
5. 植込み型除細動器（ICD）の不適切作動 ……………………………………… 栗田隆志 245
   - 患者抄録 植込み型除細動器（ICD）によるショックを自覚した1例
6. 先天性心疾患の手術歴を有する不整脈 ………………………………… 竹内大二・山村英司 253
   - 患者抄録 先天性心疾患の手術歴を有する不整脈へのカテーテルアブレーション治療
   - 患者抄録 先天性心疾患の手術歴を有する不整脈へのICD植込み治療
7. 電解質異常による不整脈 ………………………………………………………… 加藤武史 269
   - 患者抄録 高K血症により顕性化した洞不全症候群

- 略語一覧 …………………………………………………………………………………… 277
- 索引 ………………………………………………………………………………………… 281

evidence

J-RHYTHM試験 …………… 山根禎一	84	DANISH試験, MOST試験 … 林 英守・中里祐二	174
GISSI-AF試験 ……………… 山根禎一	86	AF-CHF試験 ……………………………… 志賀 剛	209
AFFIRM試験 ………………… 髙橋良英	96	MADIT-Ⅱ ………………………………… 宮内靖史	240
CAST試験 …………… 祖父江嘉洋・渡邉英一	110	SCD-HeFT ……………………………… 宮内靖史	242

A）CARTOシステム

B）Ensiteシステム

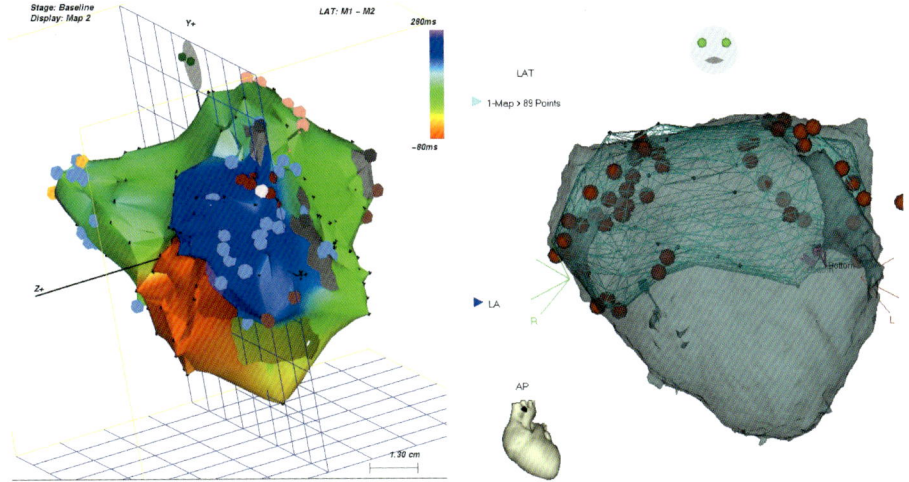

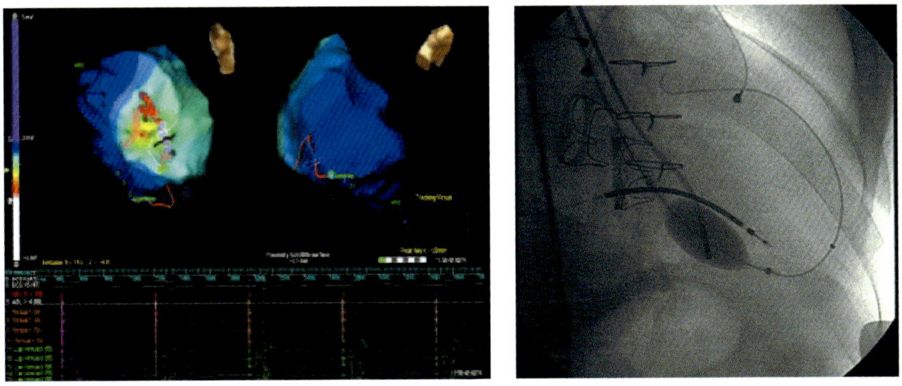

❶ 三次元マッピングシステム（p39, 図1参照）

A）正面像　　B）後面像

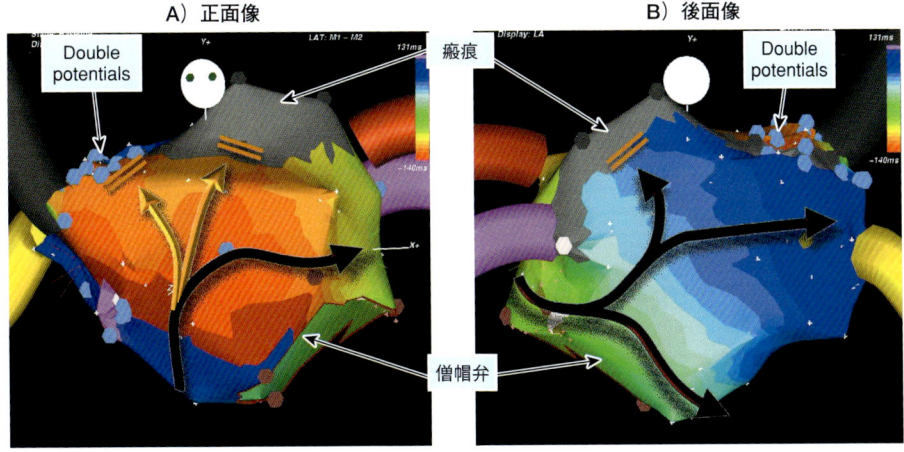

❷ 左房粗動のCARTOマッピング所見（p65, 図4参照）

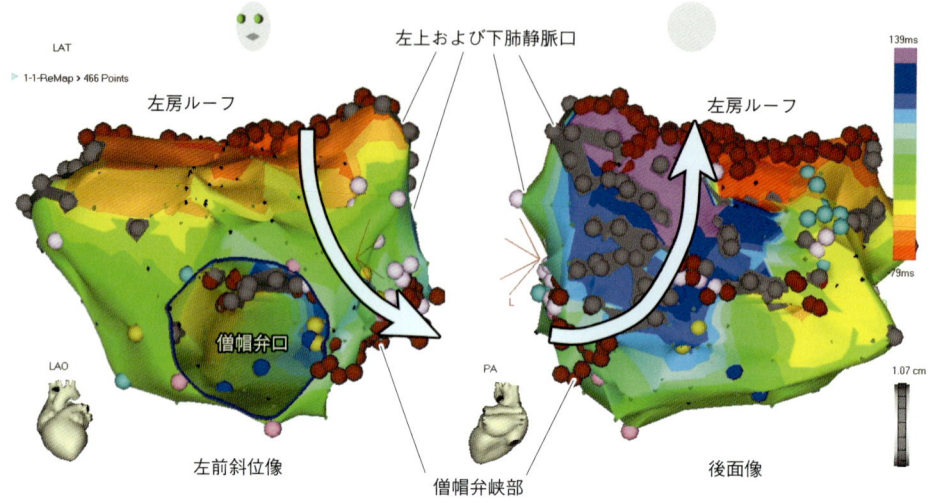

❸ 心房粗動中の左房CARTOマッピング（p70, 図2参照）
赤点：アブレーションライン. ⇨はリエントリーを示す

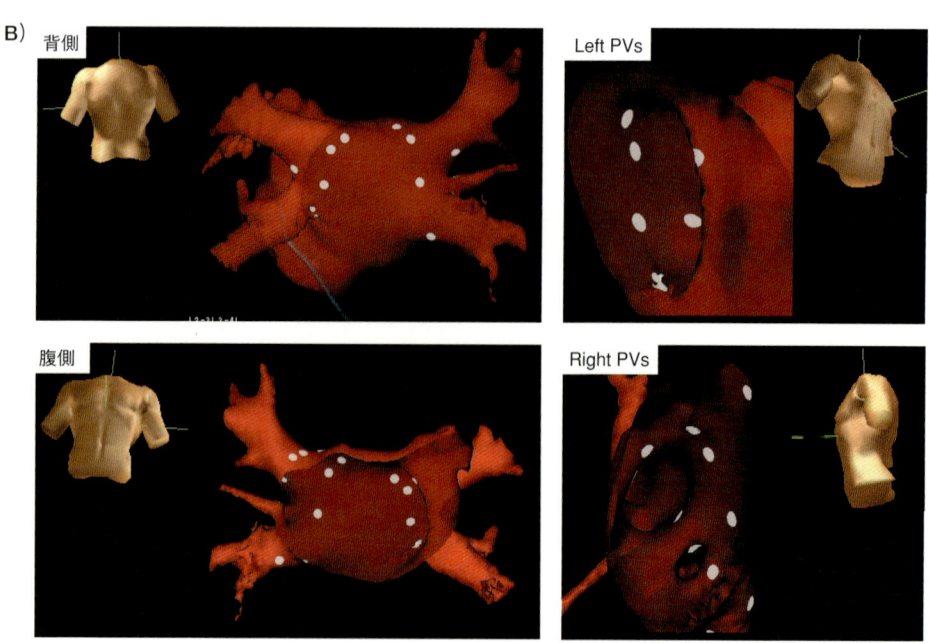

❹ 心房細動に対するカテーテルアブレーション施行時のX線透視および3Dマッピングシステム（p82, 図2参照）

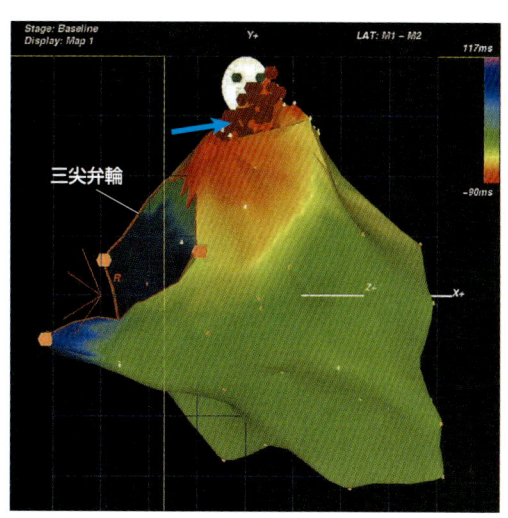

❺ CARTOシステムを用いた右室の三次元マッピング画像（右前斜位）（p108, 図4参照）
右室流出路自由壁側が期外収縮の最早期興奮部位（→）であった．赤点は焼灼部位を示す

A）発生直後

B）発生3カ月後

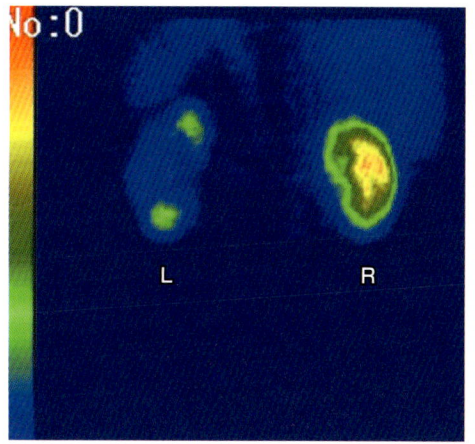
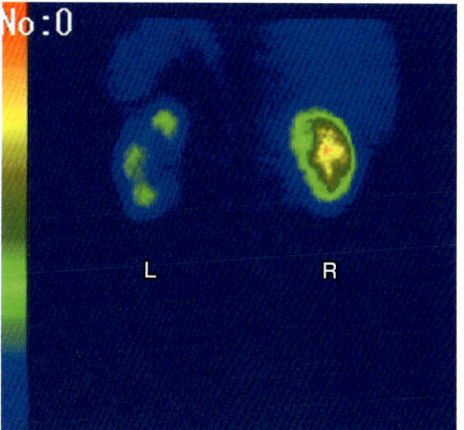

❻ 腎レノグラム（p226, 図3参照）

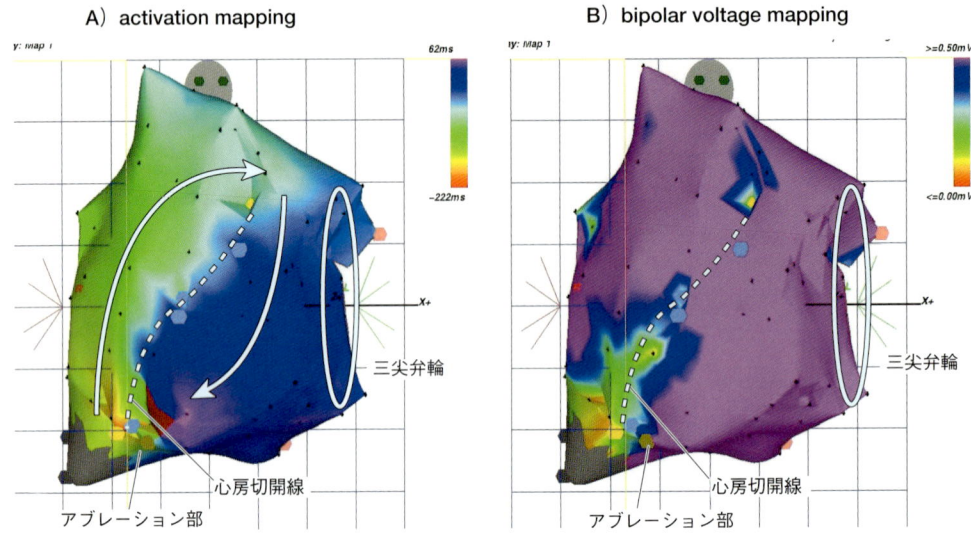

🔴❼ **CARTOマッピング（p261, 図3参照）**
右斜位像を示す．右心房側壁の心房切開線（ーーー）周囲に低電位領域を認めた．頻拍は切開線周囲を時計方向に回旋するIARTであった（⇨）．◯は三尖弁輪

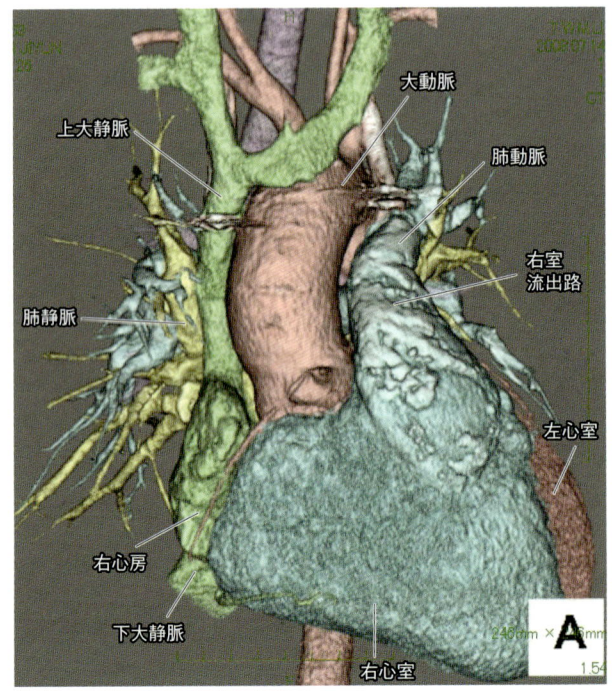

🔴❽ **胸部3D-CT（p267, 図3参照）**

本書の見方

本書では，**不整脈診療の基礎知識，治療選択と基本方針の立て方，病態ごとの実際の治療法**を以下の構成で掲載しています．日常診療をはじめ，**症例検討や書類作成**の際にもご活用下さい．

- 「項目解説」（下記A）：日常診療に必要な知識を集約．
- 「患者抄録＋Advice from Professional」（下記B）：循環器専門医申請書類と同形式の患者抄録を収載．Advice from Professionalでは，患者抄録での考察の考え方・書き方，押さえておくべき論文を解説．
- 「evidence」：日常診療に役立つエビデンスの概要を解説．

A）項目解説

第3～6章では，解説後に**患者抄録**があります．
→ B）患者抄録 へ

実臨床で必要な，各不整脈の病態・疫学・治療法を解説．

B）患者抄録

Advice from Professional

循環器専門医申請書類と同形式で記載．

11．考　察　▶Advice from Professional 1参照

【文 献】　▶Advice from Professional 2参照

考察のポイント：治療の考え方，患者抄録の考察を書く上でのポイントを解説．
押さえておきたい論文：重要な論文の概要・意義を紹介．

心拍数49/分・整

注目すべき所見に下線をつけています．

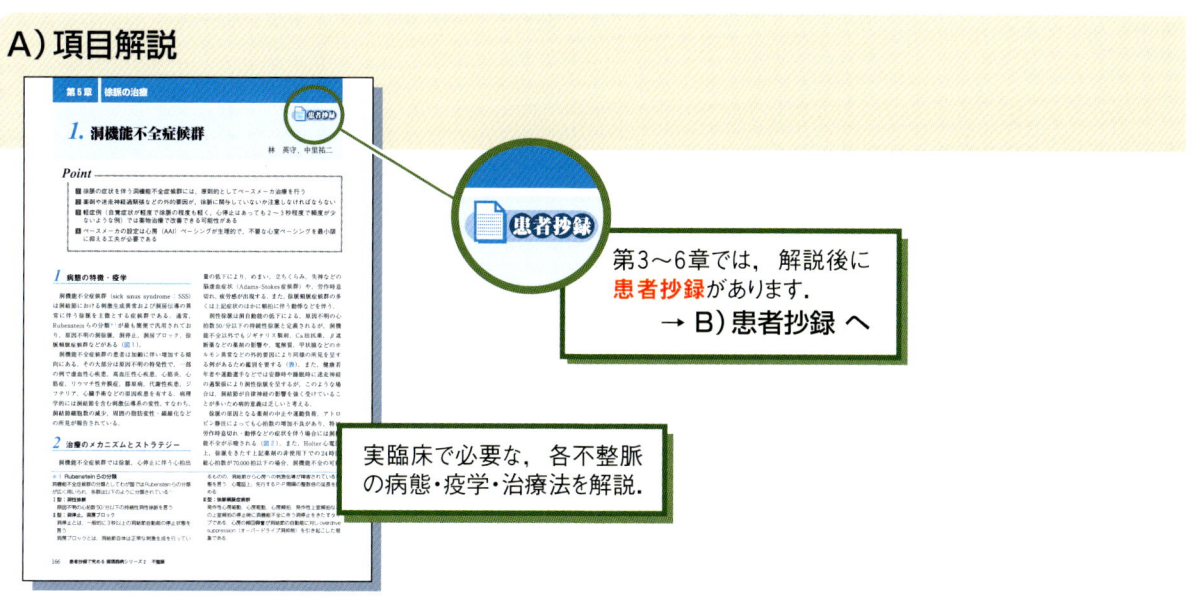

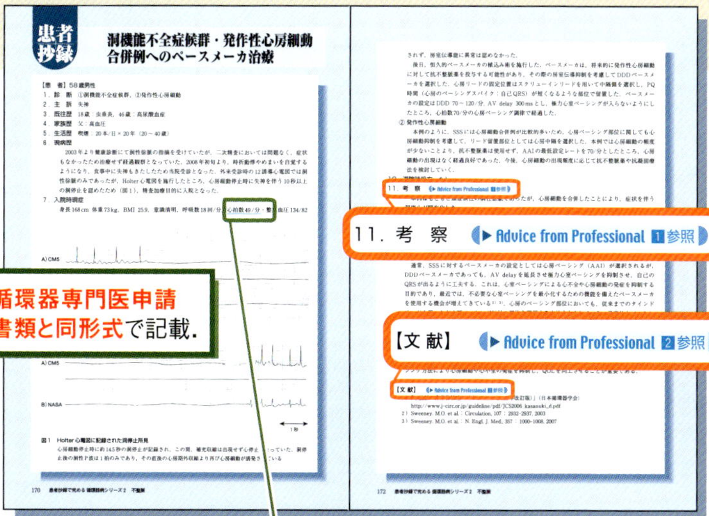

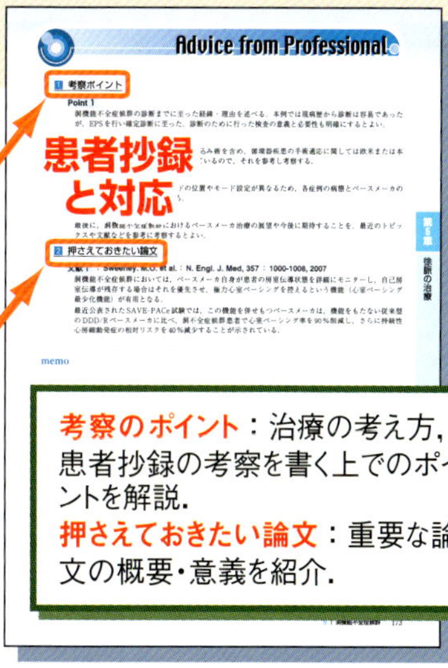

執筆者一覧

■ 編　集
山下　武志　　財団法人心臓血管研究所附属病院

■ 執筆者 (掲載順)

鈴木　信也	東京大学大学院医学系研究科臨床疫学システム講座	
高橋　尚彦	大分大学医学部附属病院循環器内科	
池田　隆徳	杏林大学医学部第二内科	
井上　　博	富山大学大学院医学薬学研究部内科学第二	
村川　裕二	帝京大学医学部附属溝口病院第四内科	
大塚　崇之	財団法人心臓血管研究所附属病院	
安喰　恒輔	東京大学医学部附属病院循環器内科	
庭野　慎一	北里大学医学部循環器内科学	
奥村　　謙	弘前大学大学院医学研究科循環呼吸腎臓内科学	
山根　禎一	東京慈恵会医科大学循環器内科	
髙橋　良英	横須賀共済病院循環器センター	
内山　達司	藤田保健衛生大学循環器内科	
渡邉　英一	藤田保健衛生大学循環器内科	
祖父江嘉洋	藤田保健衛生大学循環器内科	
池主　雅臣	新潟大学医学部保健学科基礎生体情報学	
飯嶋　賢一	新潟大学医学部第一内科	
蜂谷　　仁	東京医科歯科大学循環器内科	
牧元　久樹	国立循環器病センター心臓血管内科	
清水　　渉	国立循環器病センター心臓血管内科	
草野　研吾	岡山大学大学院医歯薬学総合研究科循環器内科	
市川　理恵	日本大学医学部小児科	
住友　直方	日本大学医学部小児科	
林　　英守	順天堂大学医学部循環器内科	
中里　祐二	順天堂大学浦安病院循環器内科	
前田　峰孝	横浜市立みなと赤十字病院心臓病センター	
沖重　　薫	横浜市立みなと赤十字病院心臓病センター	
小貫　龍也	昭和大学病院循環器内科	
小林　洋一	昭和大学病院循環器内科	
志賀　　剛	東京女子医科大学循環器内科	
鈴木　　敦	東京女子医科大学循環器内科	
田邊　康子	旭川医科大学循環・呼吸・神経病態内科	
川村祐一郎	旭川医科大学循環・呼吸・神経病態内科	
是恒　之宏	独立行政法人国立病院機構大阪医療センター臨床研究センター	
宮内　靖史	日本医科大学附属病院循環器内科	
栗田　隆志	近畿大学医学部循環器内科	
竹内　大二	東京女子医科大学循環器小児科	
山村　英司	東京女子医科大学循環器小児科	
加藤　武史	金沢大学附属病院循環器内科	

第1章

不整脈の診療に必要な基礎知識

1. 不整脈の疫学	14
2. 不整脈の機序	19
3. 不整脈診断に用いる検査法	23

第1章 不整脈の診療に必要な基礎知識

1. 不整脈の疫学

鈴木信也

> **Point**
>
> 1. 洞不全症候群は予後良好だが一部の悪化症例でペースメーカを要する．房室ブロックはペースメーカの普及により予後は大きく改善された
> 2. 心房細動の罹患率も社会の高齢化とともに増加してきている．一方で，適切な抗塞栓療法が，予後改善に大きく寄与している
> 3. 致死的な心室性不整脈は，虚血性心疾患や心筋症に伴って発生することが多い．ICDの導入によって突然死が予防されるが，予防的な植込みについてはさらなる検討を要する
> 4. 徐脈・頻脈のいずれにも共通していることは，不整脈の臨床像は基礎心疾患および心不全の有無によって大きく異なるということである

1 不整脈疫学の全体像 (Shinken Databaseより)

マススクリーニングとして行うたった1枚の12誘導心電図で，数秒〜数分の不整脈発作を偶然とらえることは至難の業である．このことが，不整脈疫学の全体像をとらえることを困難にしている．ただし，循環器専門病院の受診者を対象とした場合，不整脈疾患の罹患率や予後について，ある程度の傾向を知ることができる．

心臓血管研究所（東京・六本木）では，すべての初診患者を登録し，初診時臨床情報の登録とその後の予後調査を行う臨床データベース（Shinken Database）を，2004年度より構築している[1]．2004〜2008年度の5年分のデータを表1に示した．これによれば，不整脈疾患は循環器病院初診患者の約3割を占めており，さらに徐脈性不整脈がその10

● 表1 不整脈疾患の罹患率と予後

	人数 (%)	死亡数	死亡率 (100/人・年)	死亡率の95%CI
不整脈	3,922 (35.3)	160	1.9	1.7〜2.3
徐脈	402 (3.6)	19	4.2	2.7〜6.6
SSS	207 (1.9)	11	4.8	2.7〜8.5
AVB	210 (1.9)	11	4.6	2.6〜8.2
頻脈	2,162 (19.4)	58	2.3	1.8〜3.0
SVT	445 (4.0)	13	3.0	1.8〜5.1
AF/AFL	1,578 (14.2)	44	2.4	1.8〜3.2
VT (NSVTも)	325 (2.9)	17	3.9	2.4〜6.3
VF	22 (0.2)	4	13.3	5.2〜34.2
期外収縮	1,942 (17.5)	11	0.7	0.4〜1.3
PAC	1,412 (12.7)	9	1.4	1.0〜2.0
PVC	1,396 (12.6)	8	0.7	0.4〜1.5

SSS：洞不全症候群，AVB 房室ブロック，SVT：上室頻拍，AF：心房細動，AFL：心房粗動，VT：心室頻拍，NSVT：非持続性心室頻拍，VF：心室細動，PAC：心房期外収縮，PVC：心室期外収縮
心臓血管研究所の臨床データベース（Shinken Database）より（2004〜2008年の初診患者11,123人）

分の1，頻脈性不整脈は約半数を占めていた．期外収縮は，初診の主たる目的が期外収縮の精査・加療であったものや，初診時主訴の原因が期外収縮と考えられた症例に限っているが，それでも初診患者全体の6分の1を占めていた．

総死亡をみると，徐脈性不整脈の死亡率は約4％（人年法）であり，頻脈性不整脈の死亡率は約2％（同）であった．注目すべき点は，**不整脈疾患は心不全患者に併発していることが多い点である**（表2）．これは心不全が不整脈を，不整脈が心不全を，互いに惹起かつ増悪させる関係にあるためと言える．心不全患者は非心不全患者と比較して，徐脈性・頻脈性ともに不整脈罹患率が約2倍弱に増加しており，死亡率も2～3倍に増加している（表2A）．逆に，**非心不全患者の不整脈症例は，死亡率が軒並み低い**（表2B）．実は，日本人の平均死亡率は人年法で0.9％であるが，多くはこれと大差ないレベルなのである．徐脈性不整脈の死亡率がやや高いが，これは罹患年齢を反映しているとも言えよう．

以下に，各不整脈疾患の各論として，疫学的事項を概説する．

● 表2　心不全有無別の死亡率

A）心不全あり（n=1,543）

	人数（％）	死亡数	死亡率（100/人・年）	死亡率の95%CI
不整脈	609（39.5）	47	5.8	4.8～7.1
徐脈	98（6.4）	13	5.7	4.3～7.5
SSS	39（2.5）	11	4.8	2.7～8.5
AVB	63（4.1）	11	4.6	2.6～8.2
頻脈	528（34.2）	41	5.8	4.3～7.9
SVT	82（5.3）	10	12.6	6.8～23.1
AF/AFL	434（28.1）	32	5.4	3.8～7.6
VT（NSVTも）	110（7.1）	14	8.4	5.0～14.1
VF	11（0.7）	4	25.6	9.9～65.8
期外収縮	59（3.8）	2	2.9	0.8～10.6
PAC	25（1.6）	2	6.6	1.8～24.2
PVC	46（3.0）	2	3.6	1.0～13.2

B）心不全なし（n=9,580）

	人数（％）	死亡数	死亡率（100/人・年）	死亡率の95%CI
不整脈	3,313（34.6）	25	0.8	0.6～1.2
徐脈	304（3.2）	6	2.1	1.0～4.6
SSS	168（1.8）	4	2.3	0.9～6.0
AVB	147（1.5）	3	2.3	0.8～6.9
頻脈	1,634（17.1）	6	1.0	0.6～1.5
SVT	445（4.0）	3	0.8	0.3～2.5
AF/AFL	1,578（14.2）	12	1.0	0.5～1.7
VT（NSVTも）	325（2.9）	3	1.1	0.4～3.3
VF	22（0.2）	0	0.0	0.0～26.5
期外収縮	1,883（19.7）	11	0.6	0.3～1.2
PAC	1,387（14.5）	7	0.7	0.3～1.3
PVC	1,350（14.1）	6	0.6	0.3～1.3

心臓血管研究所の臨床データベース（Shinken Database）より

2 徐脈性不整脈

1）洞不全症候群

洞不全症候群52症例の自然歴を後向きに追跡した報告では，発症5年以内は洞徐脈が多く，しだいに一過性の洞房ブロック・洞停止が増加し，完全な洞停止（接合部調律）に至った症例はすべて発症から5年以上経過していた．15症例にAdams-Stokes発作が生じたが，死亡は少なく，1例のみに認められた．

ペースメーカ植込み後の症例を対象とした比較的近年のデータでは，1年死亡率が15％と高い（図1）[2]．実は，この報告の対象患者は，平均年齢が70歳代後半と高く，心不全患者が約30％含まれていた．すなわち，洞不全症候群全体の中で，ペースメーカ植込み術を受ける患者は背景の悪い群であると考えられる．

2）房室ブロック

先天性完全房室ブロックでは，15歳まで無症状で経過した102症例の臨床経過を調べた報告があり，40歳までに6症例（6％），60歳までにさらに5症例（合計11症例，11％）の死亡を認めた．また，30年以上の臨床経過が得られた40症例の中で，一度も失神発作やペースメーカ植込みを経験しなかった症例はわずかに4症例であった[3]．

後天性完全房室ブロックでは，少数症例を後向きに調べたデータが40年以上前に報告されている．36人の完全房室ブロック患者にペースメーカを移植後37カ月経過時点での死亡率は17％，薬物療法のみで経過観察された症例は42カ月経過時点で50％の死亡率であった[4]．

比較的最近の報告では，房室ブロック症例のペースメーカ植込み後，1年経過時の死亡率は5〜10％である（図2）[5]．

3 心房細動の予後

1）心房細動の罹患率

全米で推定約230万人の心房細動罹患者がいるとの報告があり，2050年には約560万人にまで増加すると予測している．このように社会の高齢化ととも

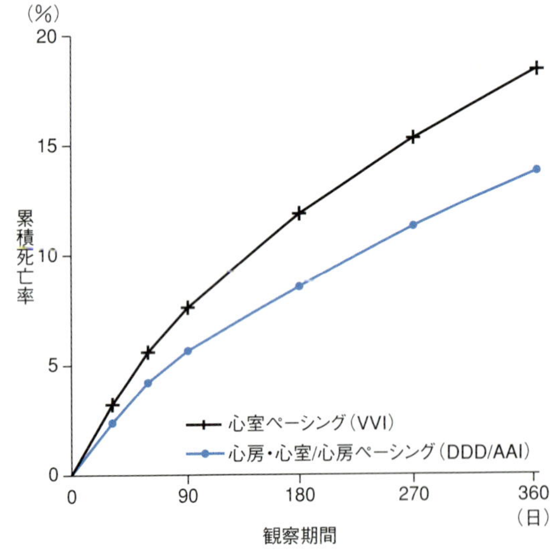

● 図1 1988〜1990年の洞不全症候群患者36,312人に対する新規ペースメーカ植込み後の累積死亡率
 心室ペーシング（VVI）対心房・心室/心房ペーシング（DDD/AAI）で比較
 （文献2より）

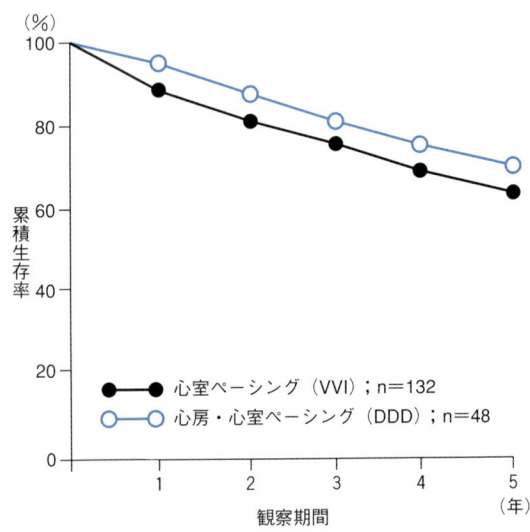

● 図2 高度房室ブロック患者に対する新規ペースメーカ植込み後の累積生存率を比較
 心室ペーシング（VVI，132人）対心房・心室/心房ペーシング（DDD，48人）
 （文献5より）

に，今後爆発的な罹患人口の増加が予測されている．

日本においても，健診時の心電図記録を集計した報告が複数ある．いずれも心房細動罹患者70万人強との報告であり，2020〜2030年に100万人を超えると予測している．いまや心房細動はcommon diseaseとして日常臨床でも頻繁に出会う不整脈であり，前述のShinken Databaseでも初診患者に占める心房細動患者の割合が10%を超えている．

心房細動罹患の最も重要なリスク因子は年齢である．さらに，心不全，心筋梗塞，弁膜症，心筋症などの基礎心疾患の存在に大きく左右される．一方で，**近年大きくクローズアップされてきたリスク因子は，高血圧，糖尿病，肥満などの生活習慣病である**．いわゆる動脈硬化のリスク因子が心房細動のリスク因子と共通点が多いという事実は，心房細動の病態そのものの理解に対しても大きなパラダイムシフトをもたらしている．

2）心房細動の予後

1948年に開始されたFramingham研究[6]によって報告された心房細動の初年度死亡率は，50〜64歳の男性で15.6%（vs 非心房細動 2.2%），女性で11.4%（vs 非心房細動2.9%），さらに85歳以上の男性では65.4%（vs 非心房細動13.1%），女性では45.3%（vs 非心房細動11.7%）と非常に高値であった．その主たる死因は，塞栓症および心不全であったと考えられる．しかし，1980年代以降，欧米を中心に数多くの塞栓症予防にかかわるエビデンスが世に出された．**ワルファリン投与によって塞栓症を60%以上も減少させられる**ことが明らかとなり，またリスク因子が同定されることによってハイリスク群への重点的な抗塞栓療法が可能となった．これは心房細動患者の予後改善に大きく寄与したものと考えられ，1990年代後半に施行されたランダム比較試験であるAFFIRM試験（図3）では，地域住民研究であるFramingham研究とは単純に比較できないものの，1年死亡率は約5%程度と大幅に低い値であった．日本人では欧米との患者背景や医療環境の違いもあってか，**1年の死亡率は約2%弱**（NIPPON DATA 80, Shinken Database）**と報告されている**．

なお，洞調律維持と心拍数維持という治療方針の選択によって予後の違いはみられないことが，AFFIRM, RACE, AF-CHF, J-RHYTHMなど複数の試験で示されている．むしろこれらの試験のサブ解析では，抗凝固療法を中心とした塞栓症予防や，背景疾患の管理の重要性が強調されている．

4 心室期外収縮，心室頻拍，心室細動

1）心室期外収縮

基礎心疾患を有さない症例での心室性期外収縮は，臨床経過に有意な影響を及ぼさないことが以前から指摘されている．明らかな心疾患を認めない連続症例101人を対象にHolter心電図を施行したところ，24時間あたり100以上のPVCを認めたのは4人とわずかであった．また，明らかな基礎心疾患を認めず，24時間あたり1,000拍以上のPVC（右室または左室流出路起源と考えられるもの）を認める患者239人を対象として平均5.6年追跡したデータでは，心血管イベントは1件も発生しなかった．

2）心室頻拍，心室細動

非持続性・持続性によらず心室頻拍を呈する患者においても，**基礎心疾患を有さない場合は一般に予後良好**であり，経過中に心血管イベントによって死亡することはほとんどない．基礎心疾患を有さない心室頻拍症例に対して，近年では有症候例を中心にカテーテルアブレーションによる根治術が積極的に行われている．右室流出路起源の心室頻拍，連続133症例の臨床経過を平均10年追跡調査した報告で

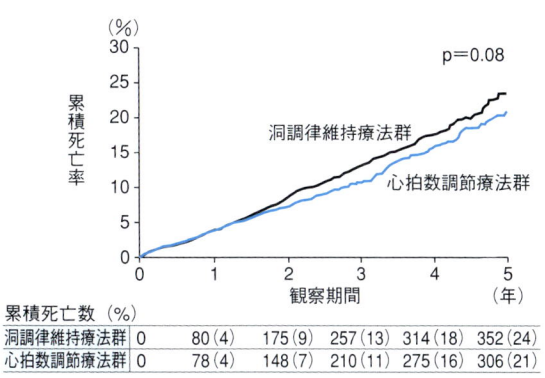

● 図3　洞調律維持療法（2,033人）対心拍数調節療法（2,027人）での心房細動患者の累積死亡率の比較
（文献7より）

は，71症例（53%）にカテーテルアブレーションが行われ（複数回施行を含む），投薬なしで再発を認めなかった症例が48例であった．経過中に6例の死亡を認めたが，いずれも心血管死ではなかった．

一方で，**基礎心疾患を有するもの，とりわけ低左心機能での心室頻拍症例の予後はきわめて不良である**．頻拍予防を目的とした抗不整脈薬投与について，CAST試験においてI群抗不整脈薬の投与がかえって予後を増悪させたことは大きな衝撃であった．一方で，心筋梗塞症例を対象としてBASIS試験，EMIAT試験，CAMIAT試験などの臨床試験が行われ，アミオダロンを中心としたIII群抗不整脈薬の有用性が証明された．心不全症例を対象としたものとしてはGESICA試験，CHF-STAT試験などがあるが，III群抗不整脈薬が生命予後を改善させるかどうかに関しては一定の見解が得られていない．

さらに，心室頻拍による突然死予防として，ICDの有用性を示す試験が発表されるようになった．致死性不整脈既往症例における生命予後改善に対して，ICDがアミオダロンよりも有力であることを示したAVID試験に続いて，致死性不整脈既往のない心筋梗塞症例に対する予防的なICDの植込みが有意に予後を改善することを示したMADIT試験は大きなインパクトを与えた．ただし，MADIT II試験のサブ解析より，心筋梗塞後の左室機能低下患者にICDを予防的に植込んだ場合の費用対効果比は235,000ドル/生存年であり，医療経済的な問題が残された．

＜文　献＞

1) Suzuki. S. et al.：Circ. J., 72：914-920, 2008
2) Lamas. G.A. et al.：Circulation, 91：1063-1069, 1995
3) Michaëlsson. M. et al.：Circulation, 92：442-449, 1995
4) Gadboys. H.L. et al.：JAMA, 189：97-102, 1964
5) Alpert. M.A. et al.：J. Am. Coll. Cardiol., 7：925-932, 1986
6) Benjamin. E.J. et al.：Circulation, 98：946-952, 1998
7) Wyse. D.G. et al.：N. Engl. J. Med., 347：1825-1833, 2002

第1章　不整脈の診療に必要な基礎知識

2. 不整脈の機序

高橋尚彦

Point

1. 洞不全症候群は洞結節の自動能低下，周囲組織も含めた変性や線維化が原因になる
2. 房室ブロックも変性や線維化が原因になるが，若年者にみられるWenckebach型2度房室ブロックは機能的なもので治療を要さない
3. 頻拍の機序は大きく"リエントリー"と"局所群発興奮"に分けられる
4. 局所群発興奮には，"異常自動能"と"遅延または早期後脱分極からのトリガードアクティビティ"がある
5. リエントリーには"解剖学的リエントリー"と"機能的リエントリー"がある

1 徐脈性不整脈

洞不全症候群は，洞結節やその周囲の変性，線維化によって生じる．洞不全症候群から心房細動へ移行する患者が多いことから，同時に近傍の心房筋の変性，線維化も進行していると考えられる．加齢に伴ってみられることが多い．

房室ブロックは機能的なものと器質的障害によるものがある．若年者にみられるWenckebach型2度房室ブロックは副交感神経活動亢進による機能的なものであり治療を要さない．一方，MobitzⅡ型2度房室ブロックおよび完全房室ブロックは器質的障害によって生じるためペースメーカが必要となることが多い．心筋梗塞急性期には完全房室ブロックが生じることが多い．特に下壁梗塞に多いが，これは房室結節が右冠動脈から分枝する房室結節枝で栄養されていることによる．再灌流されればブロックは通常解消される．一方，前壁中隔梗塞では梗塞範囲が広い場合に完全房室ブロックが認められ予後不良の徴候となる．

2 頻脈性不整脈

頻脈性不整脈の発生機序には，**リエントリー**（reentry），**異常自動能**（abnormal automaticity），**トリガードアクティビティ**（triggered activity，撃発活動）の3つがある．臨床的な観点からは異常自動能とトリガードアクティビティは"局所群発興奮"になる．したがって頻拍の機序は大きく"リエントリー"と"局所群発興奮"に分けて理解するとよい（図1）．

1）異常自動能

自動能を有するのは洞結節のみではない．房室結節，Purkinje線維などの刺激伝導系に属する細胞も自動能を有する．しかし通常の洞調律時には洞結節の自動能にoverdrive suppressionされており，他の部位の自動能が心拍を生じることはない．このように洞結節より下位の刺激伝導系から生じる緩徐な自動能は正常でもみられるものであり，洞結節からの自動能と合わせて正常自動能（normal automaticity）と呼ぶ．したがって，**異常自動能とは，①洞結節より下位の正常自動能が異常に亢進した場合，②洞結節以外の自動能をもたない組織の静止電位が浅くなり緩徐脱分極を示すようになった場合**，の2つがあり，かつこれらが洞結節からの自動能を凌駕し心拍を発生する場合である（図2）．

2）トリガードアクティビティ

トリガードアクティビティには，早期後脱分極（early afterdepolarization：EAD）および遅延後脱分極（delayed afterdepolarization：DAD）から生じるものがある（図3）．

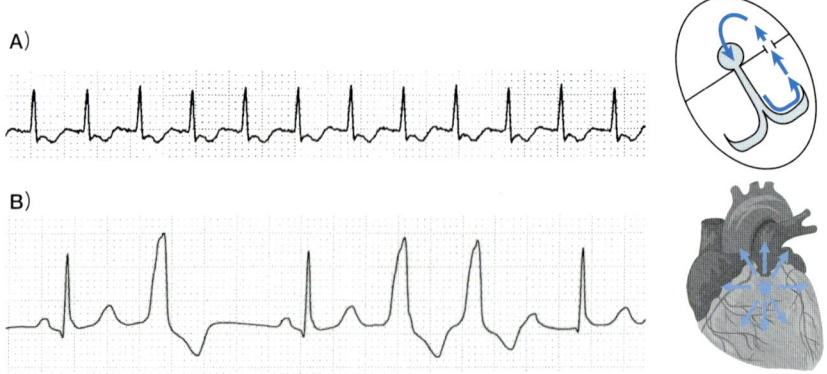

● 図1　リエントリーと局所群発興奮
　　A）WPW症候群患者にみられる発作性上室頻拍（リエントリー性）
　　B）右室流出路からの心室期外収縮（局所群発興奮）

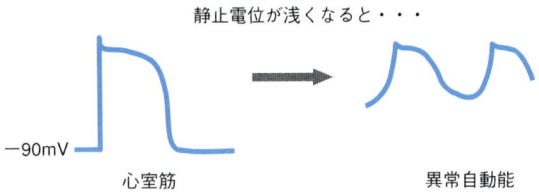

● 図2　異常自動能
　　自動能をもたない組織の静止電位が浅くなり、緩徐脱分極を示すようになり、異常自動能からの活動電位が生じている

a）EADからのトリガードアクティビティ

　先行する活動電位が著明に延長してくると、再分極時の膜電位が浅い電位にとどまり不安定な状態になり、容易にCaチャネル依存性の活動電位を発生するようになる。これがEADからのトリガードアクティビティである（図3A）。QT延長症候群のうち、LQT1とLQT2ではKチャネルの遺伝子異常による再分極相における外向きK$^+$電流減少、LQT3ではNaチャネルの遺伝子異常による再分極相における内向きNa$^+$電流の増加が異常な活動電位持続時間延長をもたらし、EADからのトリガードアクティビティが発生する。

b）DADからのトリガードアクティビティ

　DADは、先行する活動電位の再分極終了直後に振動性電位として認められ、これが閾値に達すると新たな活動電位、すなわちトリガードアクティビティを生じる（図3B）。DADが生じる機序は、非選択的に陽イオンを通す一過性内向き電流（transient inward current：I_{ti}）の活性化、またはNa$^+$-Ca^{2+}交換担体電流と考えられている。細胞内Ca^{2+}貯蔵部位である筋小胞体からは、本来、拡張期には細胞内へのCa^{2+}放出は生じないはずであるが、慢性心不全などによって拡張期にCa^{2+}の漏れ（リーク）が生じるとDADが誘発されやすくなる。ジギタリス中毒など細胞内Ca^{2+}過負荷が存在するとDADが生じやすい。

3）リエントリー

a）リエントリーの成立条件

　リエントリー回路が成立する条件として、①リエントリー回路が存在すること、②緩徐伝導部位が存在すること、および、③一方向性ブロックが生じることが必要である。図4は、古くから用いられているリエントリー成立のための模式図である。興奮が、分岐点で経路Aと経路Bに別々に進入すると考える。ただし、経路AはNaチャネル依存性に伝導する均一な経路であるのに対し、経路Bには途中、減衰伝導特性を有する障害部位（領域D）がある。洞調律時、経路Bの伝導は領域Dで遅くなるため経路Aの伝導より少し時間がかかる。そのため中央よりもやや経路BよりのC点で衝突し途絶・消滅する（図4①）。次に期外収縮が生じた場合を想定する。経路Bでの

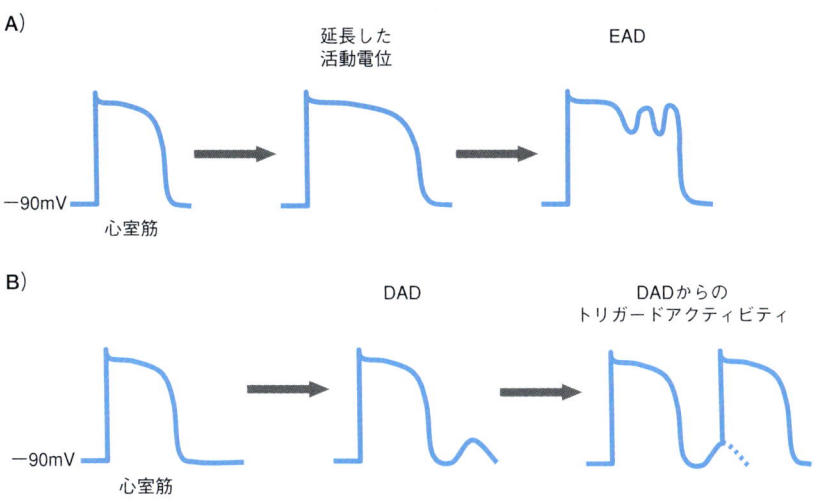

● 図3　EADとDAD
　A) 延長した活動電位の第2相，または第3相から生じるEADが生じている
　B) 先行する活動電位の終了直後に生じた振動性電位（DAD）が閾値に達してトリガードアクティビティが生じている

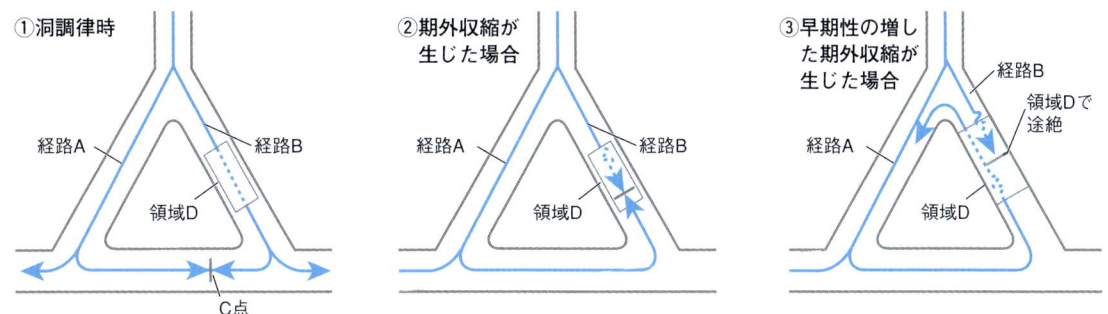

● 図4　リエントリー成立の模式図
　説明は本文参照

伝導が減衰伝導特性によって緩徐になるため，興奮の衝突部位が緩徐伝導部位の中になってしまう（図4②）．さらに早期性の増した期外収縮が生じた場合，経路Bでの伝導は領域Dで途絶してしまう．このとき，遅れて経路Aから到達した興奮は，領域Dの興奮性が回復しているため経路Bを逆行性に通過可能である．ここを抜けた興奮は，再度，分岐路に達するが，この時点で経路Aは不応期から脱しているため経路Aを下行する（図4③）．こうしてリエントリー回路が成立する．

b) 解剖学的リエントリーと機能的リエントリー

　リエントリーの成立には，"基盤"が必要であるが，これには解剖学的基盤または機能的基盤がある．解剖学的リエントリー（ordered reentry）の典型的な例は，三尖弁輪を反時計方向に旋回する通常型心房粗動である（図5A）．**興奮は不応期を残しながら旋回するが，興奮前面はすでに不応期を脱した部分（興奮間隙＝excitable gap）を追いかけるように進む**．機能的リエントリー（random reentry）の典型例は心房細動である．この場合，解剖学的基盤を必ずしも必要とせず，伝導速度や不応期の不均一性増大によってリエントリーが生じ，一拍ごとに経路が変化してゆく．機能的リエントリーを説明するためにいくつかの説が提唱されている．

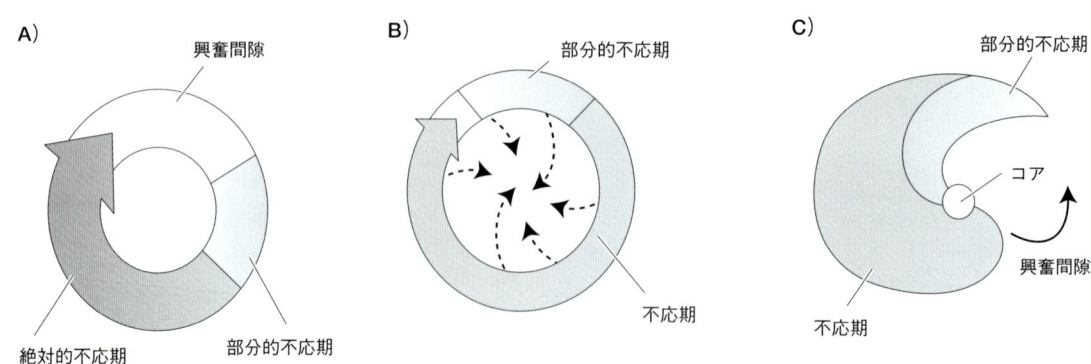

● 図5 解剖学的リエントリー（A）と機能的リエントリー（B，C）
説明は本文参照

「リーディング・サークル説」では，リエントリー旋回路の中心部は周囲からの興奮波の進入により興奮性が失われ，常に不応期の状態である．興奮前面は不応期を脱した終末部を追いかける形となり，興奮間隙は存在しない（図5B）．最近では，「スパイラル興奮波説」が注目されている．リエントリーの興奮前面は渦巻き様であり，中心部には，興奮可能であるが実際には興奮していないコア（core）領域が存在し，これがリエントリーの維持に必須であるとの説である．広い興奮間隙を有し，単一のスパイラル興奮波であっても，さまよい運動（meandering）や自己分裂を生じながらリエントリーが成立する（図5C）．

第1章 不整脈の診療に必要な基礎知識

3. 不整脈診断に用いる検査法

池田隆徳

Point

1. 不整脈の検査は，電気生理学的検査を除いてほとんどが非侵襲的に行うことができる
2. どの検査を選択するかは，患者の症状や基礎心疾患の種類などを考慮して決める
3. スクリーニングには，12誘導心電図，Holter心電図，運動負荷心電図などが有用である
4. 検出された不整脈が危険性の高いものであれば，心臓突然死の可能性を探ることになる
5. 心臓突然死の予知指標には，左室駆出率，T-wave alternans，心室late potentialsなどがある

1 不整脈診断のあり方

不整脈が疑われた患者では，不整脈の存在を確かめるのと同時に，その種類についても評価しなければならない．不整脈をすでに認めている患者では，それが危険性の高いものであるかを必ず吟味しなければならない．不整脈診断における一般的な検査の流れを図1に示した[1]．

不整脈診断における重要なポイントは，致死性の高い不整脈の検出はもちろんのことであるが，不整脈の背後に隠れている疾患や合併症の検索をしっかり行うことである．また，危険性が高い不整脈であれば，使用できる予知指標を駆使して心臓突然死の可能性を探ることである．

2 スクリーニング検査

日常臨床で活用されている検査を中心に解説する．

1）（標準）12誘導心電図

不整脈診断のためのファーストラインであることは言うまでもない．不整脈が認められなかったケースでは，波形診断に重点を置く．QRS幅拡大，T波陰転化，ST変化，QT時間延長の有無などを調べる．近年，話題となっているBrugada症候群（V1-V2誘導でのcoved型ST上昇）やQT延長症候群（QT時間延長）を見逃してはならない．また，最近注目されているQRS波の終末部で記録されるJ波とε波にも目を向ける．J波は下壁あるいは側壁誘導で記録されることが多く，特発性心室細動との関連性が指摘されている．ε波は右側胸部誘導で記録され，不整脈原性右室心筋症でみられやすい．

12誘導心電図から得られる指標のなかにも心臓突然死の予知に有用なものがいくつかある．

QT dispersion（QTD）とT peak-end（Tp-e）時間が代表的である．異常と判断する目安は，QTD

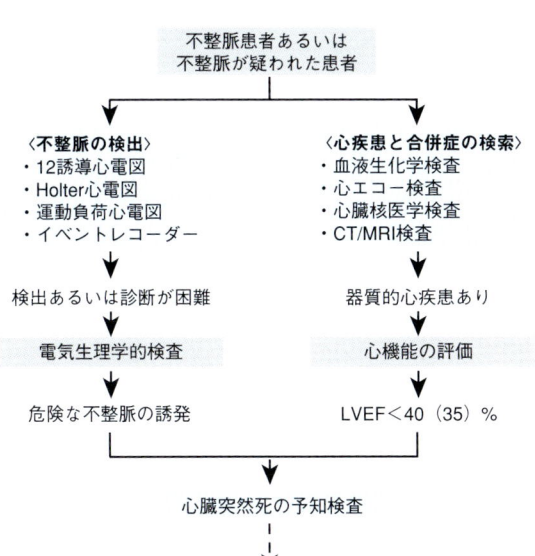

● 図1　不整脈診断における一般的な検査の流れ[1]

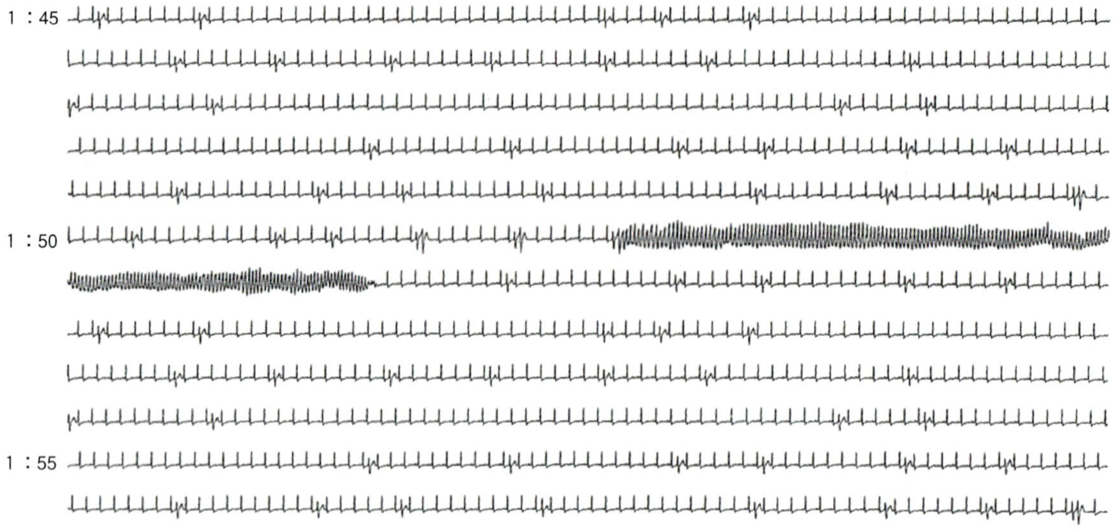

● 図2　Holter心電図記録中に発現した一過性心室細動
　　　心室期外収縮が頻発していた患者である．時おり失神発作をきたすことから，Holter心電図が施行された．記録中に一過性の心室細動が記録された

では＞65ms，Tp-eでは＞100msのときである．前者は心筋梗塞，後者はQT延長症候群との関連で有用との報告が出されている．

2）血液検査

血液検査は，不整脈の発現に関与する因子の検索において重要である．最も重要なのが電解質失調の有無の検索である．特に，**低K血症は重症の心室不整脈の要因となるので必ずチェックする**．近年，慢性腎臓病（chronic kidney disease：CKD）が心臓死との関連で注目されている．この状態が長く続くと危険な不整脈の発現が高くなる．CKDは糸球体濾過量＜60mL/min/1.73m^{2}と定義されている．

血液検査のなかにも心臓突然死の予知に活用されるものもある．代表的なのは，脳性利尿ペプチド（brain natriuretic peptide：BNP）である．心不全などで上昇する心機能低下を反映する血液マーカー（正常値：＜20ng/mL）であるが，この値が高度に上昇（目安として≧500ng/mL）した患者では，心不全死のみならず，心臓突然死もきたしやすいことが示されている．

3）心エコー

心エコーは日常臨床における画像検査の代表であり，簡便に行えることから不整脈診断においても有用性は高い．不整脈は器質的心疾患に伴って発現することが多いため，不整脈を有する患者においては必須の検査といえる．

心臓の器質的病変の検索以外にも，心エコーは心機能の評価としての重要な役割も担っている．心エコーで計測された左室駆出率（left ventricular ejection fraction：LVEF）は，心臓突然死の予知におけるゴールドスタンダードとなっている．LVEFの計測は，Mモード法で計測すると正確でないため，心尖部二腔あるいは四腔断面像でSimpson変法により計測することが勧められている．LVEF低下のカットオフ値は40％あるいは35％以下とすることが多い．

4）Holter心電図

Holter心電図は，不整脈を定性的かつ定量的に評価することに適する．発作性の症状（動悸や失神など）を有する患者においては，まず考慮されるべき検査と言える（図2）．最近では，Holter心電図は自律神経活動の評価にも応用されている．24時間の心拍変動を解析することで自律神経活動の全般的な変化や，迷走神経活動の状態を把握することが可能となっている．

心臓突然死との関連においては，**10個/分以上の**

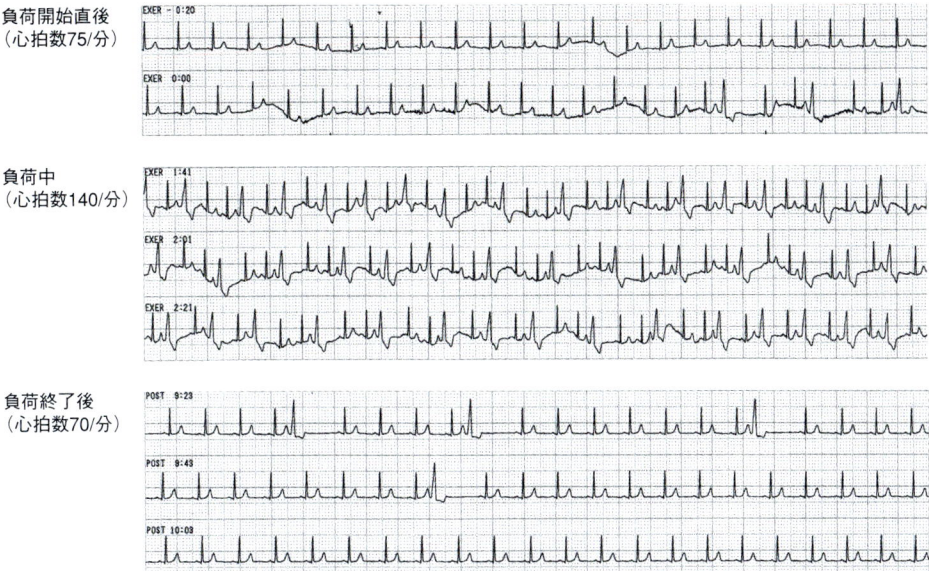

● 図3　トレッドミル運動負荷中に誘発された心室期外収縮
　　　　運動負荷により心拍数が上昇することで心室期外収縮が頻発し，負荷中は三段脈あるいは二段脈を呈している．負荷終了後には心室期外収縮は消失している

心室期外収縮の数と非持続性心室頻拍（nonsustained ventricular tachycardia：NSVT）の存在が予後規定因子として確立している．両者の比較では，NSVTの方がエビデンスレベルは高い．NSVTは，3発以上の心室期外収縮の連続で周期が100/分以上と定義される．

5）運動負荷心電図

不整脈診断においては，負荷中の心電図を連続記録することが可能なトレッドミル法またはエルゴメータ法が適している．マスター二階段法は心電図の連続記録ができないため，不整脈診断には適さない．運動時に症状を有する患者や不整脈が疑われた学童においては，まず考慮されるべき検査である．交感神経活動の緊張が関与する不整脈の検出にも用いられる．

検査中は，負荷量の増加に伴う不整脈の出現とその種類に目を向ける．運動誘発性の不整脈は，運動量に比例する傾向にあり，運動を開始すると徐々に出現し，停止すると徐々に消失するのが特徴である（図3）．

3　電気生理学的検査

電気生理学的検査（electrophysiologic study：EPS）は，不整脈診断に用いられる唯一の観血的な検査法である．スクリーニング検査で，不整脈の精査が必要と判断された場合に適応となる．最近では，EPSは単独で行われることは少なく，カテーテルアブレーションのスタンバイで行われることが多い．EPSを単独で行う場合の最もよい適応は，発作性上室頻拍または心房粗動の詳しい診断と，ペースメーカあるいは植込み型除細動器（implantable cardioverter befibrillator：ICD）の適応を評価する場合である．

洞（機能）不全症候群患者でのペースメーカ，心室頻拍患者でのICDの適応を評価したEPSの実際を，図4に示した．危険性が高いと判断され，めまいや失神などの症状を有する患者であれば，ペースメーカまたはICDの適応となる．

4　心臓突然死予知のための主な検査指標

心臓突然死の予知を行う場合は，LVEF，NSVT

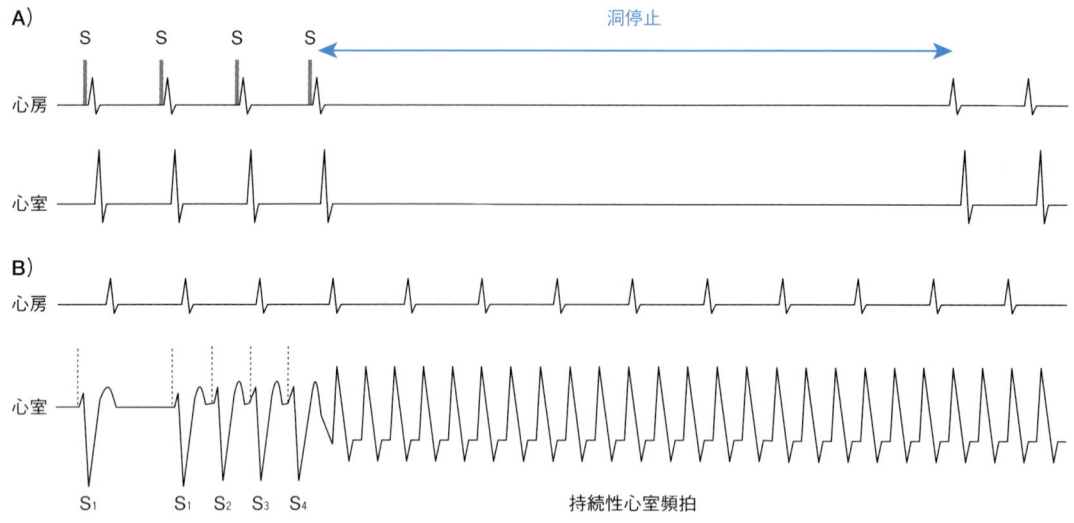

● 図4　EPSによる不整脈の誘発
　A) 洞不全症候群が疑われた患者での評価：右房からの頻回刺激（S）後に洞停止が誘発されている
　B) 心室頻拍が疑われた患者での評価：右室からの基本刺激（S_1）後の3連発早期刺激（S_2, S_3, S_4）で持続性心室頻拍が誘発されている

● 表1　心臓突然死の予知に活用される指標の疾患別有用度

	LVEF	NSVT	TWA	LP	HRV	HRT
心筋梗塞	◎	◎	◎	◎	◎	◎
虚血性心不全	◎	○	◎	○	○	○
拡張型心筋症	◎	○	○	△	○	○
肥大型心筋症	?	◎	△	△	?	?
不整脈原性右室心筋症	?	△	?	△	?	?
Brugada症候群	×	?	△	○	△	×
QT延長症候群	×	?	△	×	×	×
特発性心室頻拍	×	△	×	×	×	×
失神	△	○	△	△	△	△

◎：メタ解析あるいはランダム化した前向き研究で有用性が示されている．○：有用性は示されているものの◎ほどではない．△：有用性が示されている一方で，反論する報告もある，あるいは一部の病態においてのみ有用性が示されている．×：有用でないとする報告のみか，病態との関連で有用でない．?：明らかでない
LVEF：左室駆出率．NSVT：非持続性心室頻拍．TWA：T-wave alternans．LP：心室late potentials．HRV：心拍変動指標．HRT：heart rate turbulence

などの一般臨床で得られる指標以外に，予知指標と称されるいくつかの特殊検査指標を測定することが推奨されている．ここでは，日欧米ガイドラインで重視された指標を中心に解説する（表1）[2) 3)]．

1）T-wave alternans

T-wave alternans（TWA）は再分極過程の周期的な異常を反映する指標である．心電図で記録されるT波の交互現象を意味しており，形の異なるT波が1拍ごとに交互にみられる現象である．周波数（スペクトル）解析で検出されたTWAで多くのエビデンスが出されている．最近ではHolter心電図を用いて時系列解析で簡易に測定したTWAも活用されている．心筋梗塞，心筋症，心不全などの心疾患で推奨される．

2）心室 late potentials

心室 late potentials（LP）は脱分極（伝導）異常を反映する指標である．加算平均心電図を用いて計測される．以前は心筋梗塞患者で用いられることが多かったが，現在では主にBrugada症候群患者のリスク評価において活用されている．最近では，Holter心電図を利用してLPを持続記録できる装置が市販されており，すでに臨床で活用されている．

3）心拍変動解析指標

心拍変動（heart rate variability：HRV）は，自律神経活動を反映する指標であり，Holter心電図の正常心拍のRR間隔を用いて解析される．HRVには多くの解析指標があるが，簡便な全区間の正常心拍間隔の標準偏差（standard deviation of the NN intervals：SDNN）が最も有用とされている．心筋梗塞患者のリスク評価において推奨される．

4）heart rate turbulence

heart rate turbulence（HRT）は，自律神経活動を反映する指標ではあるが，交感神経と副交感（迷走）神経の2つの神経系のバランスをみる指標と言える．心室期外収縮後の心拍の変化を解析することで得られる．心筋梗塞，拡張型心筋症などの心疾患において推奨される．

<文　献>
1）「これでわかる危険な不整脈の診かたと治療　心臓突然死を予防するノウハウを知る」（池田隆徳 著），南江堂，2008
2）「心臓突然死の予知と予防法のガイドライン2005」（日本循環器学会），Circ. J., 69（Suppl IV）：1209-1265, 2005
3）J. Am. Coll. Cardiol., 48（5）：e247-e346, 2006

第2章

治療法の選択と基本方針

1. 不整脈治療の目的	30
2. 薬物療法に必要な知識	33
3. 非薬物療法に必要な知識	38

第2章　治療法の選択と基本方針

1. 不整脈治療の目的

井上　博

Point

1. 不整脈の存在そのものが直ちに治療の必要性を意味するものではない
2. 不整脈は，自覚症状（動悸，胸部不快感など），心臓ポンプ機能の障害（心不全の誘発，増悪），不整脈死をきたす可能性がある
3. 上記の軽減，抑制によりQOL，運動耐容能，生命予後を改善することが不整脈治療の目的となる

1　なぜ不整脈を治療するのか？

　健康な人を集めて長時間心電図を記録すると，程度の差はあっても何らかの不整脈が認められる．しかし，これらの人の不整脈を治療することはまずない．不整脈のために何か困ることがあるから，あるいは起こりうるから治療が必要になるのであって，困ることがなければその不整脈を治療する必要はない．この点をまず押さえておくことが，不整脈治療の第1歩となる．

　不整脈は**自覚症状**，**心臓ポンプ機能の障害**，**不整脈死**を起こすことがある．したがって不整脈治療の目的（図1）は，これらの軽減，抑制を図ることであり，その結果，**QOL**，**運動耐容能**，**生命予後**の改善が得られる．

　このほかに心房細動では心原性塞栓症の予防が重要な課題となるが，これは第3章5で触れられるので本稿では説明を省くこととする．

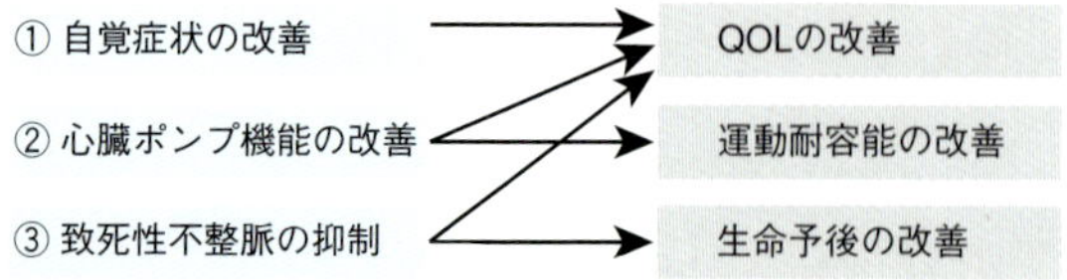

2　自覚症状の改善

　不整脈によって生じる**自覚症状**（動悸，呼吸困難，胸痛，倦怠感，めまい，失神，精神・心理的症状）があって日常生活に支障がある場合，これを改善することは臨床の現場では重要な課題である．抗不整脈薬を用いて不整脈の抑制を図れば問題は解決するように思われるが，対応が難しいことも多い．

　一見すると不整脈によると思われる症状がありながら，心電図では不整脈が記録されないこと（つまり正常洞調律であること）も日常診療の現場ではしばしば認められる（表1）[1]．また不整脈による自覚症状のために不安が高じてパニック発作を起こすこともみられる．

　心室期外収縮を例にとると，1日にわずか数百拍（健康な成人では1日の総心拍数は10万拍前後）しか出ていなくても，動悸を執拗に訴える例がある．その一方で心室期外収縮が1日に1万拍以上出ていても自覚症状を訴えない例も多い．

　図2は，心室期外収縮の治療前後で，不整脈による自覚症状と期外収縮の変化（Holter心電図で評価）の関係を検討した結果である[2]．おおよその傾向として，期外収縮の減少度が高いと自覚症状の改善度もよいことがわかる．つまり，自覚症状の強い例では抗不整脈薬によって期外収縮を抑制すると，自覚症状の改善がみられる可能性が高いといえる．ところが，期外収縮が十分抑制されている（75％以上）のに，自覚症状の改善がみられないこともあり，逆

① 自覚症状の改善　　　　　QOLの改善
② 心臓ポンプ機能の改善　　運動耐容能の改善
③ 致死性不整脈の抑制　　　生命予後の改善

● 図1　不整脈治療の目的

● 表1　不整脈を示唆する症状発生時に記録された不整脈

Brown. A.P. et al.		Antman. E.M. et al.		Wu. C.C. et al.	
心房細動	10.0%			心房細動・粗動	7.0%
上室頻拍	3.0%	上室頻拍	26.2%	上室頻拍	6.5%
心室頻拍	1.0%				
心房期外収縮の連発	3.0%			心房期外収縮	14.0%
心室期外収縮の連発	9.0%	心室性不整脈	4.9%	心室期外収縮	12.0%
期外収縮	27.0%				
徐脈性不整脈	6.0%	房室ブロック	4.9%	徐脈性不整脈	6.6%
洞頻脈	10.0%			洞頻脈	30.0%
		洞調律	11.5%	洞調律	36.0%
使用記録なし	31.0%	記録なし	52.5%		
		ペースメーカー不調	8.2%		

自覚症状が出た際に，電話伝送心電図あるいはイベント・レコーダで記録された心電図の解析で，洞調律がかなりの頻度でみられる
（文献1より一部改変）

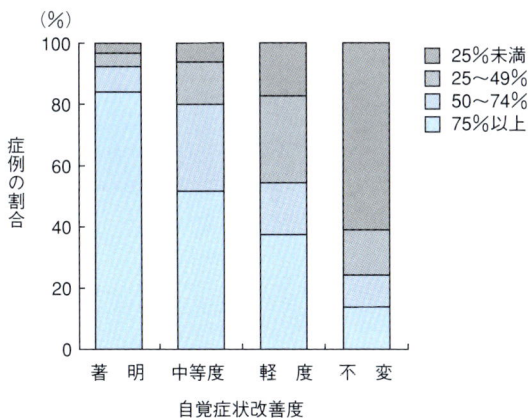

● 図2　自覚症状の変化と心室期外収縮の変化の関係
自覚症状の改善度を著明，中等度，軽度，不変の4群に分け，それぞれの群の不整脈改善度を示した．自覚症状が著明に改善した群（左端）では，期外収縮数の75％以上減少した例が80％以上を占めた．一方，自覚症状が治療後に変わらなかった群（右端）では60％以上の例で期外収縮数減少は25％未満に留まっていた
（文献2より）

に期外収縮がほとんど抑制されていないのに自覚症状が著明に改善した例もある．このような例では，自覚症状が不整脈によることは疑わしい．

以上のように自覚症状の改善は不整脈治療の重要な目的の1つであるが，臨床現場ではしばしば難しいことが多いことに注意したい．

3　心臓ポンプ機能の改善

心臓のポンプ機能は洞調律の際に最も効率がよく，不整脈があるとその種類・重症度に応じてポンプ機能が障害される（心拍出量が低下する）．著しい徐脈（房室ブロック，洞不全症候群）や頻脈（心室頻拍・細動，稀に心房粗動・細動や上室頻拍）では，血行動態が維持できなくて失神，突然死をきたす．このような病態は当然，治療が必要になる．

心房細動頻脈では，心房の補助ポンプ機能の喪失，頻脈（心室に血液が充満する拡張期の短縮），絶対性不整脈，房室弁逆流のために，心拍出量が25〜30％低下する（図3）[3]．このため，器質的心疾患合併例や高齢者では心不全が惹起されたり増悪したりする．心室拍数を適切にコントロールするか除細動して洞調律に戻すことにより，心房細動例のポンプ機能低下を改善することができる．

心房細動頻脈や頻発する心室期外収縮が持続すると，一見して拡張型心筋症に似た病像を呈するよう

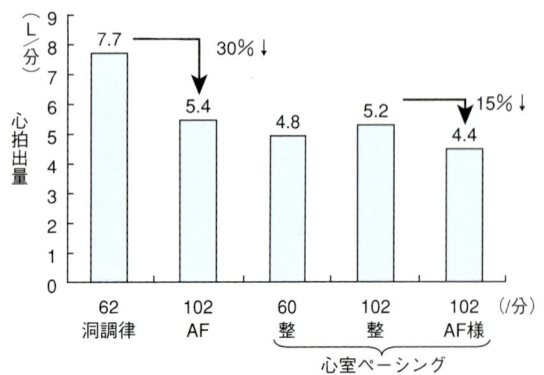

● 図3　心房細動と心拍出量
　洞調律では心拍出量（CO）は7.7L/分であったが，心房細動（AF）になると5.4L/分へ30％低下した．右の3つの棒グラフは心室ペーシング中のCOで，規則正しい60/分のペーシングと102/分のペーシングでは大きな変化はない．しかし心室ペーシングをAF様に不規則にして102/分の頻度でペーシングすると心拍出量は15％低下した（全く不規則な心拍自体でCOが低下することがわかる）
（文献3より作成）

になる．これを**頻脈誘発性心筋症**※と呼ぶ[4]．このような例では，心房細動や心室期外収縮の治療により心機能の改善がみられる．

> **memo　Adams-Stokes発作**
> 英国のAdams. R.（1827年）とStokes. W.（1846年）はそれぞれ徐脈と脳卒中様発作が認められた症例を記載した．そこで徐脈に伴う意識消失発作をAdams-Stokes発作と呼ぶようになった．わが国では頻脈性不整脈に伴う意識消失も広義のAdams-Stokes発作に含めることもある．

4　不整脈死の予防

　心臓性突然死の際に偶然記録されたHolter心電図を検討すると，心臓性突然死の際に80％前後の例で心室頻拍や細動が認められている[5]．心室頻拍・細動の既往がある場合には当然予防手段を講じる必要がある（二次予防）．しかし，将来起こりうる不整脈死をあらかじめ評価し，対策を立てること（一次予防）は容易ではない．
　例えば心筋梗塞後に心室期外収縮（頻発や連発するもの，多形性のもの）があると不整脈死の危険が高くなる．しかし心筋梗塞後の心室期外収縮を抑制して，その後の生命予後を改善しようとする試みは，成功しなかった（CAST[6]，p110など）．これは，**心室期外収縮仮説**（心室期外収縮→心室頻拍・細動）が誤っていたためで，心室期外収縮は予後不良の指標ではあっても，直接の原因ではないためである．
　非持続性心室頻拍も同様であり，一般には器質的心疾患のない例では生命予後を悪化する要因ではない．しかし心筋梗塞後や肥大型心筋症などの基礎心疾患をもつ例では，予後不良の要因となるので，対応が必要となる．
　QT延長症候群やBrugada症候群では，その危険性に応じて不整脈死予防の対策を図る[7]．

＜文　献＞
1）「不整脈で困ったら」（山下武志 著），メディカルサイエンス社，pp102，2009
2）碓井雅博，ほか：心電図，18：824-829，1998
3）Clark. D.M. et al.：J. Am. Coll. Cardiol., 30：1039-1045，1997
4）Shinbane. J.S. et al.：J. Am. Coll,. Cardiol., 29：709-715，1997
5）Bayes. de Luna. A. et al.：Am. Heart J., 117：151-159，1989
6）Echt. D.S. et al.：N. Engl. J. Med., 324：781-788，1991
7）「QT延長症候群（先天性，二次性）とBrugada症候群の診療に関するガイドライン」（日本循環器学会），Circ. J., 71（Suppl Ⅳ）：1205-1253，2007

※ **頻脈誘発性心筋症**
心房細動頻脈（心室拍数＞120/分），発作性上室性頻拍，頻発する心室期外収縮（1日あたり5,000〜10,000拍以上）が原因となる．心臓の拡張がみられ，心室壁は菲薄化していることもあれば厚さが保たれていることもある．その機序として，エネルギーの枯渇・利用障害，心筋虚血，Caハンドリングの異常，アポトーシス，炎症，酸化ストレスなどの関与が示唆されている．

第2章 治療法の選択と基本方針

2. 薬物療法に必要な知識

村川裕二

Point

1. QT延長作用のある薬剤とない薬剤を区別できる．高齢者や心機能に不安のある症例では前者の使用はできるだけ避けたい
2. 器質的背景があるときI群抗不整脈薬による予後の改善は期待できない．むしろ予後を悪化させる傾向がある
3. 重篤な不整脈には主にアミオダロンが用いられるが，非薬物治療に匹敵する予後改善効果は得にくい

イオンチャネルの動態と抗不整脈薬の薬理作用は in vitro の観察に基づいて説明されることが多く，種差や条件の限界から臨床的効果に関連づけることは容易でない．それゆえ，抗不整脈薬の作用機転を熟知しない限り抗不整脈薬を使えないということは過大な要求と思われる．むしろ，催不整脈作用や陰性変力作用に伴うマイナスを回避するための基本的な知識を会得し，無理のない治療選択を心がける方が現実的である．

1 抗不整脈薬の分類

この30余年，Vaughan Williams分類が広く用いられてきた（表1）．Vaughan Williams分類は薬剤のおおよその性格と対象となる不整脈をシンプルに分類したものであり，簡便で理解しやすいというメリットをもっていた．しかし，薬剤の数が増えるにつれ，1つの群にチャネルの選択性などの面で不均一な薬剤が混在するようになった．こうした限界を補うために，1990年より新しい分類（Sicilian Gambit分類，表2）が提唱されている[1]．Sicilian Gambit分類は，薬剤の性質をイオンチャネル，自律神経の受容体，あるいは心電図変化などに応じて網羅的に表したものである．この分類はそれぞれの薬剤の特徴を確認するのに有用であり，薬物選択の一助となる．

なお，日常診療ではいまだにVaughan Williams分類が繁用されており，以下はVaughan Williams分類に基づいて抗不整脈薬の概要を述べる．

2 I群抗不整脈薬

I群抗不整脈薬はNaチャネルの遮断を主たる作用とする薬剤である．Naチャネルを遮断すれば心筋の伝導性が低下する．I群抗不整脈薬はさらに活動電位持続時間（APD）への作用に基づいて，Ia，Ib，Icの3群に分かれる．当初のキニジンとプ

● 表1　Vaughan Williams分類

	主作用	APD	
Ia	Naチャネル遮断	延長	キニジン プロカインアミド ジソピラミド シベンゾリン ピルメノール
Ib	Naチャネル遮断	短縮	リドカイン メキシレチン アプリンジン
Ic	Naチャネル遮断	不変	フレカイニド プロパフェノン ピルジカイニド
II	β遮断		インデラル メトプロロール
III	活動電位延長		アミオダロン ソタロール ニフェカラント
IV	Ca拮抗作用		ベプリジル ベラパミル ジルチアゼム

● 表2　Sicilian Gambit分類

薬剤	イオンチャネル						受容体				ポンプ	臨床効果			心電図所見		
	Na			Ca	K	If	α	β	M₂	A₁	Na-K ATPase	左室機能	洞調律	心外性	PR	QRS	JT
	Fast	Med	Slow														
リドカイン	○											→	→	●			↓
メキシレチン	○											→	→	●			↓
プロカインアミド		Ⓐ			●							↓	→	●	↑	↑	↑
ジソピラミド			Ⓐ		●				○			↓	→	●	↑↓	↑	↑
キニジン		Ⓐ			●		○		○			→	↑	●	↑↓	↑	↑
プロパフェノン		Ⓐ						●				↓	↓	○	↑	↑	
アプリンジン		Ⓘ		○	○	○						→	→	●			→
シベンゾリン			Ⓐ	○	●				○			↓	→	○			→
ピルメノール			Ⓐ		●				○			↓	↑	○	↑	↑	↑↓
フレカイニド			Ⓐ		○							↓	↓	○	↑	↑	
ピルジカイニド			Ⓐ									↓→	→	○	↑	↑	
ベプリジル	○			●	●							?	↓	○	↑	↑	↑
ベラパミル	○			●					●			↓	↓	○	↑		
ジルチアゼム				●								↓	↓	○	↑		
ソタロール					●			●				↓	↓	○	↑		↑
アミオダロン	○			○	●		●	●				→	↓	●	↑	↑	↑
ニフェカラント					●							→	→	○			↑
ナドロール								●				↓	↓	○	↑		
プロプラノロール	○							●				↓	↓	○	↑		
アトロピン									●			→	↑	●			
ATP										■		?	↓	○	↑		
ジゴキシン									■		●	↑	↓	●	↑		↓

遮断作用の相対的強さ：○低　◐中等　●高
Ⓐ＝活性化チャネルブロッカー　Ⓘ＝不活性化チャネルブロッカー
■＝作動薬

ロカインアミドに加えて，ジソピラミド，シベンゾリン，ピルメノールなどが開発された．薬物代謝や副作用の面で使いにくいキニジンや経口のプロカインアミドは現在ほとんど使用されない．Ｉｂ群抗不整脈薬にはリドカイン，メキシレチンのほかにアプリンジンも含まれる．アプリンジンのみは心房の不整脈に有効であり，Vaughan Williams分類と対象不整脈との対応にずれが生じている．Ｉｃ群抗不整脈薬として，フレカイニド，プロパフェノン，ピルジカイニドが使用されている．Naチャネル以外のチャネルへの影響も実験的には認められても，臨床的にはQT延長は少ない．

それぞれのⅠ群抗不整脈薬を特徴づける要素として以下の3点がある．
①活性化チャネルブロッカーか不活性化チャネルブロッカー
②Naチャネルとの結合・解離の速さの差
③Naチャネル以外のイオンチャネルへの作用

1）活性化チャネルブロッカーと不活性化チャネルブロッカー

Ⅰ群抗不整脈薬は活性化状態のチャネルと不活性化状態のチャネルへの親和性の差によって，それぞれ活性化チャネルブロッカーと不活性化チャネルブロッカーに分けられる（図1）．Ⅰa群抗不整脈薬は活性化チャネルブロッカーであり，主に活性化状態のNaチャネルを抑制する．Ⅰb群抗不整脈薬のリドカインやメキシレチンは不活性化チャネルブロッカーであり，Naチャネルが不活性化状態の時間が短い心房筋ではNaチャネルと結合できる時間は限られている．これに対し，活性化チャネルブロッカーは心房，心室いずれのNaチャネルも有効にブロックできるので，心房と心室いずれの不整脈にも効果を現わしやすい．

2）結合と解離のカイネティックス

Naチャネルとの結合と解離の速さも薬剤により

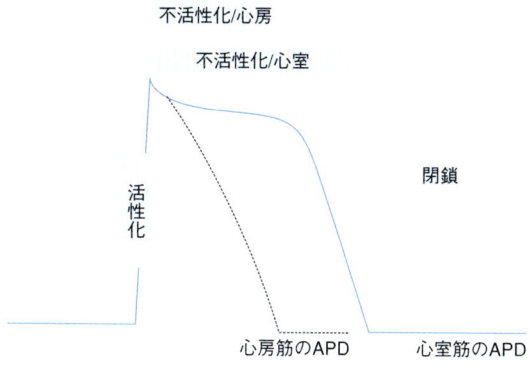

● 図1 活性化状態と不活性化状態
心房筋と心室筋では不活性化状態の時間が異なり，不活性化チャネルブロッカーのⅠb群抗不整脈薬は心房の不整脈に効果を発揮しにくい

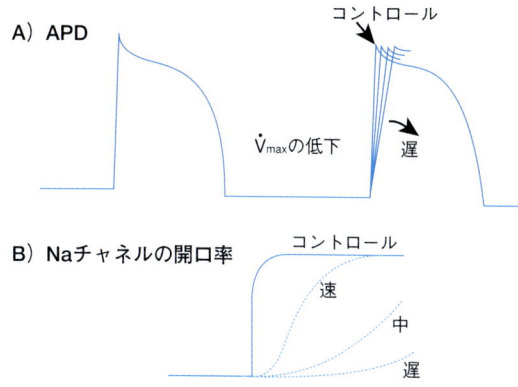

● 図2 Naチャネルの回復時定数と0相の傾き
活動電位APDの0相はNa⁺電流の開口率により傾きが異なり，心筋伝導は急峻な傾きの方が速い．Ⅰ群抗不整脈薬はそれぞれNaチャネルを遮断した後，徐々に解離し，Naチャネルは回復する．回復時定数が長い，すなわち結合が遷延する薬剤ではAPDの0相が傾いてくる

異なる（図2）．Ⅰa群抗不整脈薬とNaチャネルとの結合はⅠb群抗不整脈薬のリドカインやメキシレチンと比べると緩徐であり，解離にも時間がかかる．リドカインとジソピラミドのNaチャネル遮断後の回復時定数は，それぞれ0.19秒と43秒と差がある．リドカインやメキシレチンでは，通常の心拍数ではひとたびNaチャネルがブロックされても，すぐにブロックが解除されるため（図2の"速"にあたる），洞調律下のQRS幅は拡大しない．一方，回復時定数が長い抗不整脈薬は洞調律のQRS幅も拡大する（図2の"遅"にあたる）．なお，頻脈になれば，リドカインやメキシレチンもQRS幅を拡大するため，抗不整脈薬が投与されているときは心拍数によりQRSの形が大きく変化することがある．

3）Naチャネル以外のイオンチャネルへの作用

Ⅰa群抗不整脈薬はAPDを延長することが分類の条件となっているが，この性質は主にⅠa群抗不整脈薬がKチャネルへの作用を併せもつことと関連している．Kチャネルはその性質（膜電位への依存性や開口を促す物質の差異，あるいは不活性化のモードなど）により，複数のチャネルに分類されているが，それぞれの薬剤が作用するKチャネルには選択性がある（表3）．その全容が明らかとなっているわけではないが，遅延整流K⁺電流のうち緩徐に出現するコンポーネント（I_{kr}）を遮断する薬剤が多い．Ⅰa群抗不整脈薬ではQT延長とそれに伴うtorsades de pointesの発生に注意を要するが，高齢者や心筋障害，薬剤代謝の面でリスクがある症例での使用は避けたい．ST-T部分の変形や心室期外収縮にとどまるうちに，薬剤の減量や中止が望ましい（図3）．

3 Ⅱ群抗不整脈薬（β遮断薬）

β遮断薬も一部の不整脈に対し有効であり，Vaughan Williams分類ではⅡ群抗不整脈薬となる．不整脈の発生部位にかかわらず交感神経活動が関与するものに有効であるが，とりわけ房室結節伝導の抑制には効果を発揮する．使用目的によって投与回数の異なるものを使う．頓用で用いるなら，短時間作用型のインデラルを用いる．長期的な維持投与には長時間型の薬剤が好まれる．

4 Ⅲ群抗不整脈薬

Ⅲ群はAPDの延長を主な作用とする抗不整脈薬である．本邦で使用されるものはKチャネル抑制に

● 表3 抗不整脈薬のKチャネルの遮断作用

		I k1	I to	I kur	I kr	I ks	I k,ATP	I k,Ach
Ia	ジソピラミド	−	+	−	+	−	+	+
	シベンゾリン	+	−	−	+	−	+	+
Ib	リドカイン	−	−	−	−	−	−	−
	メキシレチン	−	−	−	−	−	−	+
	アプリンジン	−	−	+	−	−	−	−
Ic	フレカイニド	−	+	−	+	−	−	−
	プロパフェノン	−	+	+	+	+	−	+
	ピルジカイニド	−	−	−	−	−	−	−
III	アミオダロン	+	−	−	+	+	+	+
	ソタロール	+	−	−	+	−	−	+
	ニフェカラント	+	+	−	+	−	+	+
IV	ベプリジル	+	+	+	+	+	+	+

(文献2より)

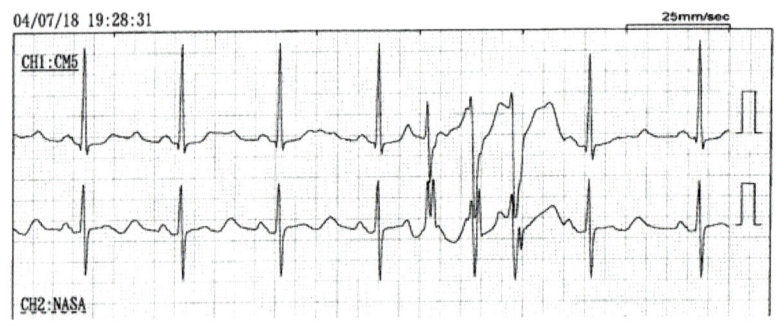

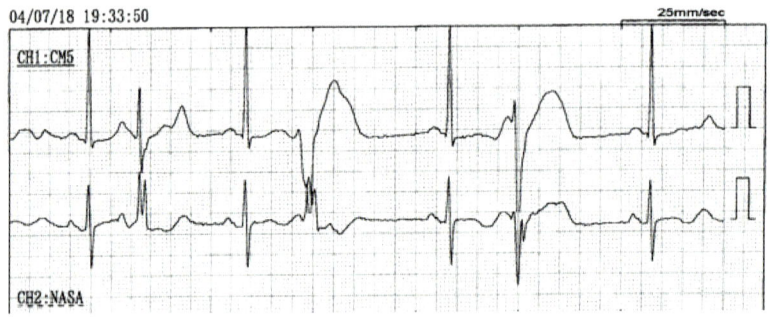

● 図3 Ia群抗不整脈薬によるQT延長
ST-Tの変形があり，QT時間を測定できない．再分極異常による心室期外収縮が出現している

よりAPDを延長するが，それ以外の機序（Naチャネルの不活性化からの回復過程の阻害）によってAPDを延長させるものもこの群に入る．現在，国内ではアミオダロン，ソタロール，静注の塩酸ニフェカラントが使用可能である．

アミオダロンはKチャネルの遮断作用のみならず，Naチャネル，Caチャネル，β受容体の遮断作用も備えており，臨床的な効果も高い．最近，静注アミオダロンが使用されるようになったが，薬理作用は経口のときとは異なることが知られている．ソタロールはKチャネルへの作用のほかにβ遮断作用をもつ．

5 IV群抗不整脈薬

Ca拮抗作用をもつベラパミル，ジルチアゼム，

およびベプリコールが抗不整脈薬とみなされている．ベプリコールはさらにNaチャネル遮断作用やK$^+$電流への影響も有し，Ⅰ群抗不整脈薬やⅢ群抗不整脈薬にも近似する．Caチャネルを経由したCaの細胞内への流入は，心筋の収縮機転の引き金となる．また，伝導速度の低い洞房間や房室接合部の伝導を担う．房室接合部やそれに似た伝導特性をもつ心筋が不整脈の回路に含まれているとき，抗不整脈効果を発揮しやすい．特発性心室頻拍のベラパミル感受性VTはその一例となる．

Ca拮抗作用をもつ薬剤でもニフェジピンのように抗不整脈効果をもたないものがある．その理由はそれぞれのCa拮抗薬が作用する臓器（血管か心筋か）の選択性とともに，チャネルとのブロックにおける使用依存性（use-dependent block）の有無によると考えられている．ベラパミルとジルチアゼムは房室伝導の抑制に用いることが多いが，ベプリコールは心房細動への効果があり，Ⅰ群抗不整脈薬と似た使い方をされている．

6 EBMに基づいた不整脈治療

1）Ⅰ群抗不整脈薬

CAST-Ⅰ study[3]の目的は心筋梗塞後のPVCを薬物で減少させることが予後の改善に結びつくか否かを知ることであったが，結果は逆にエンカイニドとフレカイニドのいずれも生存率を低下させた．CAST-Ⅱではモリシジンの効果が追跡されたが，ここでも実薬群がプラセボ群を上回る結果は得られなかった．患者像の詳細な解析により急性虚血と薬剤との相互作用による突然死が示唆された．少なくとも心筋梗塞後にPVCを抑制するための薬物治療は勧められないことになった．その後のトライアルにおいても，予後改善に結びつくⅠ群抗不整脈薬は見当たらない．欧米でのⅠ群抗不整脈薬の使用頻度は本邦よりも低い．

2）Ⅲ群抗不整脈薬

アミオダロンを用いた大規模臨床試験が多く行われている．個々の試験で相反する点もあったが，メタ解析ではアミオダロンが心筋梗塞後の重症心室不整脈患者の突然死率も全死亡率も低下させるという結論が得られている．また，β遮断作用を欠くd-ソタロールを用いたSWORD study[4]では実薬群の方の死亡率が高く，単にⅢ群薬としての性質のみでは予後改善に結びつかないことが示された．アミオダロンと現在市販されているd,l-ソタロールでは，Ⅲ群作用に加えβ遮断作用があり，この付随的薬理作用の重要性が示唆されている．

一方，近年の非薬物治療，ことに植込み型除細動器（ICD）の臨床応用は薬物治療に比べて格段の予後改善効果が確認されており[5]，基本的に致死的心室不整脈はICDの植込みを優先し，薬物治療はICDの作動頻度を減らすための補助的治療となっている．ただし，虚血性か非虚血性か，あるいは心機能の程度によってはICDとアミオダロンが拮抗することもある．

<文　献>
1）小川　聡，ほか：メディカルプラクティス，16：1230-1236，1999
2）佐藤俊明，ほか：Kチャネル遮断作用，「抗不整脈薬のすべて」（小川　聡，ほか 編），先端医学社，pp76，2003
3）Echt. D.S., et al.：N. Engl. J. Med., 324：781, 1991
4）Waldo. A.L., et al.：Lancet, 348：7, 1996
5）清水昭彦：メディカルプラクティス，18：251-255，2001

第2章 治療法の選択と基本方針

3. 非薬物療法に必要な知識

大塚崇之

Point

1. 不整脈に対する非薬物治療にはカテーテルアブレーション，ペースメーカ，電気ショックがある
2. 非薬物治療は侵襲的な治療法であるため，適応や方法，合併症を熟知し，患者に対し十分なインフォームドコンセントを行う必要がある
3. カテーテルアブレーションは頻脈性不整脈に対する治療法であり，近年は心房細動や心室頻拍等にも適応が広がっているが，成功率や合併症の問題があり，おのおのの施設で適応を十分に考慮する必要がある
4. 植込み型除細動器（ICD）は不適切作動に対する対処方法を身につけておく必要がある

1 はじめに

不整脈に対する非薬物治療は近年になり，種々の大規模臨床試験結果や手技・機器の進歩による適応拡大などにより大きなウエイトを占めるようになってきた．しかしながら非薬物治療は侵襲を伴う治療方法であるため，その方法や適応，合併症などを熟知し，施行に際し患者に十分な情報を与えておく必要がある．本稿では不整脈の非薬物治療であるカテーテルアブレーション，ペースメーカ，ICD（電気的除細動・カルディオバージョン）の基本的な知識に関して概説する．

2 カテーテルアブレーション

1）目的と治療効果

カテーテルアブレーションは頻脈性不整脈に対する治療方法であり，薬物療法と異なり不整脈の根治を主な目的として施行される．通常は検査用の電極カテーテルを経静脈的に必要な部位（右房，His束，右室，冠状静脈洞など）に留置し，心内心電図記録やプログラム刺激により頻拍の機序を診断する電気生理学的検査と組合わせて行われ，カテーテルアブレーションの施行は電気生理学の知識なくして不可能である．カテーテルアブレーションはWPW症候群や房室結節リエントリー頻拍，房室ブロック作成にはじまり，心室頻拍や心房粗動，さらには三次元マッピングシステム※の向上等により基質的な異常を伴う心房頻拍や心室頻拍，心房細動などあらゆる頻脈不整脈に対する治療が可能となってきている．

頻脈性不整脈に対するカテーテルアブレーションの有効性は不整脈の種類により異なっている（表1）．WPW症候群や房室結節回帰性頻拍に対してはほぼ確立された治療方法となっており，比較的短

※ 三次元マッピングシステム

カテーテルアブレーションに際し，複雑な不整脈では焼灼ポイントの決定に解剖学的な情報が不可欠である．従来は器質的な異常を有する心房頻拍や心室頻拍にはX線透視下のみの解剖学的情報を頼りに施行していたが，三次元マッピングシステムの登場により解剖学的情報と電気生理学的情報が融合できるようになり飛躍的に治療法が発展した．
現在日本で使用できるのはCARTOシステム（図1A）とEnsiteシステム（図1B）である．CARTOシステムは透視台の下に設置した磁場発生装置と専用のカテーテルの先端に埋込まれたセンサーにより三次元的位置情報を構築するシステムであり，カテーテルを目的とするチャンバーに留置して1点1点の電位を記録していくものである．近年はCT画像と融合させることにより，より正確な解剖学的情報が得られるようになってきている．一方Ensiteシステム（Ensite Array）は図1Bのごとくバルーン上のカテーテルを目的とするチャンバーに留置することでカテーテルを動かすことなくマッピングを行うことが可能である．

い術時間で高い成功率（＞95％）が得られる．また通常型心房粗動に対しても三尖弁輪－下大静脈間の解剖学的峡部に対する線状焼灼を行うことで根治が可能である．しかしながら心房細動や器質的異常を伴う心房頻拍・心室頻拍に関しては，①施設や術者により方法や術時間，成功率が異なること，②上記不整脈のように1回で高い成功率が得られないため複数回の治療や他の治療法との併用を要することもあること等の問題点があるため，施行に際しては適応を考慮し，しっかりとしたインフォームドコンセントを行う必要がある．

2）合併症

カテーテルアブレーションは血管を通じて心内にカテーテルを留置し，高周波エネルギーを用いて心筋を焼灼する侵襲的治療法であるため，合併症の発生に対する注意が必要である．合併症の種類としては，①血管穿刺部位に関する合併症，②心内カテーテル操作に起因する合併症，③高周波通電に伴う合併症に大別される（表2）．以下に①〜③の詳細を述べる．

①血管穿刺に起因する合併症は通常の心臓カテーテル検査と同様に出血や血腫，血管損傷，仮性動脈瘤，動静脈瘻，鎖骨下静脈穿刺時の気胸等があげられる．カテーテルアブレーション時には複数の

● 表1　主なカテーテルアブレーション適応疾患

	成功率	術時間	難易度
WPW症候群	高い	短い	比較的易
発作性上室性頻拍症	↑	↑	↑
房室リエントリー頻拍	｜	｜	｜
房室結節リエントリー頻拍	｜	｜	｜
通常型心房粗動	｜	｜	｜
特発性心室頻拍	｜	｜	｜
心房頻拍	｜	｜	｜
発作性心房細動	｜	｜	｜
持続性心房細動	｜	｜	｜
慢性心房細動	↓	↓	↓
器質的心疾患に伴う心室頻拍	低い	長い	難

A）CARTOシステム

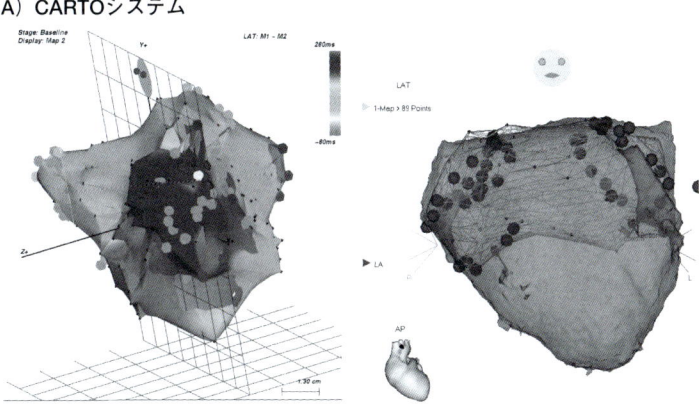

B）Ensiteシステム

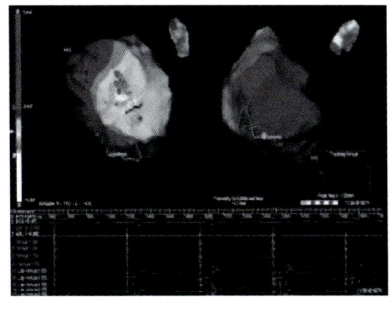

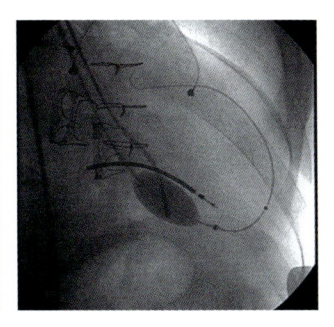

● 図1　三次元マッピングシステム（p.7, Color Atlas ❶参照）

シースを同じ静脈から挿入することが多いため，穿刺に際しては血管損傷しないよう十分に注意する必要がある
② カテーテル操作時に生じる合併症には，血管損傷や心タンポナーデ，弁損傷などがある．カテーテル操作時に抵抗があるときは透視を確認のうえ無理な力を加えないことが重要である．また術後は心嚢液貯留や弁損傷のチェックのため心エコーを施行する必要がある
③ 高周波通電に起因する合併症には塞栓症や心タンポナーデなど過度の焼灼により生じるものや，焼灼に伴う隣接臓器の損傷（特に心房細動治療時の食道損傷，横隔神経麻痺，肺静脈狭窄など），焼灼部位に伴う合併症（房室ブロックなど）があげられる．対処方法としては高出力，長時間の焼灼を避け，合併症の危険性を有する部位では出力を下げるもしくは焼灼を行わないことが重要である

カテーテルアブレーションは不整脈の種類によっては高い有効性を有する一方で，心タンポナーデや塞栓症などの重篤な合併症をきたしうる治療法である．経験のない施設での施行は不成功に終わるばかりでなく重篤な合併症を併発する可能性もあり，施行に際しては，十分に経験のある施設での研修を受けてから行うことを強くお勧めする．

3 ペースメーカ

ペースメーカは徐脈性不整脈（洞不全症候群や房室ブロック）に対する治療方法である．ペースメーカ植込み術の適応に関しては第5章を参考にされたい．本稿では植込み術に際した合併症を中心に概説する．

● 表2 カテーテルアブレーションに関連する主な合併症

① 血管穿刺部位
出血，血腫，血管損傷，仮性動脈瘤，動静脈瘻，気胸（鎖骨下静脈穿刺時），深部静脈血栓症
② カテーテル操作
血管損傷，心タンポナーデ・心穿孔，弁損傷
③ 高周波通電
血栓・塞栓症，心タンポナーデ，房室ブロック 食道損傷，横隔神経麻痺，肺静脈狭搾（心房細動治療時）

1）術前合併症

主な術中合併症は，① 気胸・血胸，② リードによる穿孔，③ 不整脈等がある．以下に ①〜③ の詳細を述べる．

① 気胸・血胸は，鎖骨下静脈穿刺を施行した際に生じる可能性がある．気胸は 0.6〜2％ 程度に発生する可能性があるが，静脈切開法や胸郭外穿刺法などにより回避することが可能である

② 穿孔はペーシングリードの操作により静脈や心房，心室の穿孔をきたすことがある．左鎖骨下静脈から挿入した場合は腕頭静脈から上大静脈への合流部での穿孔が多く，同部の穿孔は前縦隔に血腫を生じる．またスクリューインリードを心房に用いるときにも右房穿孔に留意する必要がある．右室穿孔は稀であるがリードを深く進める際に穿孔を起こすことがある．心室穿孔が起きると閾値の上昇や，通常刺激での横隔膜刺激が出現することがあり，穿孔発見のきっかけとなることもある

③ 不整脈（心停止・心室細動など）はリードを留置する際には注意する必要がある．完全房室ブロックでQRS幅の広い接合部調律を呈している症例では心室への機械的刺激により容易に心停止をきたすため，心室にリードが挿入できたら直ちにペーシングを行える準備をしておく必要がある．場合によってはあらかじめ体外ペーシングや体表面ペーシングをスタンバイすることも考慮する．また低心機能症例では機械的刺激により心室頻拍や心室細動をきたすことがあるため，リードペースメーカ挿入時の過度の刺激は避けるべきである

2）術後合併症

術後合併症には，① リードの移動・断線，② ポケット内血腫，③ 感染・皮膚壊死等がある．術後早期にはリードの移動や脱落が出現しペーシング不全やセンシング不全をきたすことがある．以下に ①〜③ の詳細を述べる．

① 通常は胸部X線でリードの位置を確認するとともに，プログラマーを用いてペーシング閾値とセンシングを確認する．リード断線は鎖骨下クラッシュ症候群等の原因により生じる．リードの皮膜に損傷が起きるとリード抵抗が減少して，電池消耗の原因となるが，完全に断線するとリード抵抗が上昇してペーシング不全やセンシング不全をきたす

② ポケット内血腫は，通常術中の止血をしっかり行うことで予防できるが，ワルファリンや抗血小板薬等を内服中の患者では血腫を生じやすい．血腫が小さい場合は経過観察のみで自然に吸収されることが多いが，増悪傾向が認められる場合には再度創部を開けて止血し直す必要がある．ポケット内の血腫を穿刺して吸引する方法もあるが，安易な穿刺は感染の原因となる可能性がある

③ 植込み部の感染が出現し，保存的な治療で改善しない場合は感染したジェネレーター，リードを抜去し，対側に新たなシステムを植込む必要がある．また，皮膚壊死は高齢者やポケットの体表面側の皮下組織が薄い場合に生じやすい．皮膚が薄く，皮下組織が少ない症例では大胸筋下にポケットを作成することで皮膚壊死を予防することも可能である

4 電気的除細動・カルディオバージョン，ICD

1）電気的除細動・カルディオバージョン

電気的除細動またはカルディオバージョンは体内に直流電流を流すことで心臓に電気ショックを与えて頻脈性不整脈の停止を図る方法である．通常は体表面にパドルやパッチを右前胸部と心尖部，もしくは前胸部と背面に当て放電する方法が一般的であるが，除細動用の電極カテーテルを用いて心腔内から除細動を行う方法もある（ICDも心腔内より除細動を行う）．

適応は頻脈性不整脈であるが，放電時には疼痛を伴うため意識のある患者には通常チオペンタール等を用いて鎮静下で行う必要がある．心室細動には心電図同期を行わずに電気ショックを行うが，それ以外の不整脈（心室頻拍や心房細動など）には通常心電図にてR波に同期させて放電を行うカルディオバージョンが行われる．R波に同期させる理由としては，T波上で放電を行うと心室細動を誘発する恐れがあるからである．

また心房細動に対してカルディオバージョンを行う際は，施行前に経食道心エコーで左房内血栓の有無をチェックし，十分な抗凝固療法を行ったうえで施行することが塞栓症発症予防に重要である．

2）ICD

ICDは，心室細動（VF）や器質的心疾患に伴う持続性心室頻拍（VT）に対する二次予防を主とした目的で植込み術が施行される．適応に関しては第4章を参考にされたい．ICDはペースメーカとしての機能のほか，心室細動に対する除細動機能，心室頻拍に対する抗頻拍ペーシング・カルディオバージョン機能を有するデバイスである（図2）．

① 除細動（defibrillation）：心室細動に対し直流通電を行う

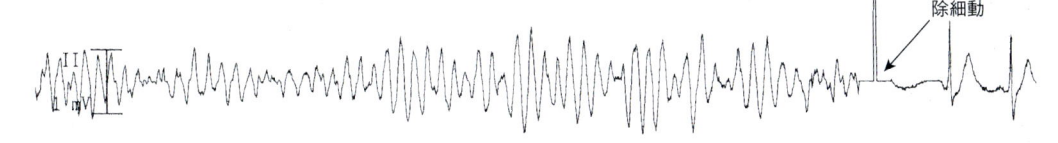

② カルディオバージョン（cardioversion）：心室頻拍に対し，QRSに同期して直流通電を行う

③ 抗頻拍ペーシング：心室頻拍よりも短い周期でペーシングを行うことで心室頻拍を停止させる

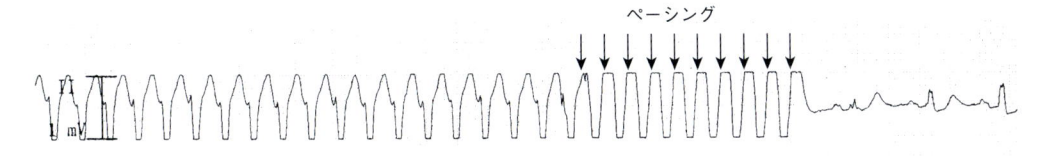

④ ペースメーカ機能

● 図2　ICDの主な機能

植込み術に関する合併症はほぼペースメーカと同様であるが，フォローアップに際しては不適切作動という重大な合併症が生じることが大きな違いである．ICDの不適切作動はVFやVTが出現していないにもかかわらずショックがかかる状態であり，多くの場合，患者の覚醒時に生じるため大きな苦痛を伴う．

　ICDが誤認識し不適切な治療が行われる原因としては，①洞性頻脈や上室性頻拍，心房細動などの上室性不整脈，②ノイズの混入（リード断線，職場環境など），③T波の誤認識などがある．最も多い原因は上室性不整脈，特に心房細動による不適切作動であり，このような場合はVTもしくはVFの検出ゾーンのレートや検出時間等を変更する，または房室伝導を抑制するβ遮断薬やCa拮抗薬，ジギタリス等を用いて心室応答を抑える等の対策が必要である．また，シングルチャンバー（心室リードのみ）のICDであれば心房リードを追加することで不適切作動を回避することもある程度可能である．リード断線時にはノイズの発生により頻回のショックがかかることもあり，断線による不適切作動が疑われた場合には直ちにICD機能をOFFにし適切な処置を行う必要がある．ICD植込みに際しては，術中の合併症に注意を払うことは言うまでもないが，適応や術後の起きうる合併症に際し十分説明を行い適切なフォローアップを行うことが重要である．

5　おわりに

　不整脈に対するカテーテルアブレーションおよびデバイス治療はこの10年間に飛躍的に向上している治療法である．最新の治療法に関心をもつばかりでなく，適応や安全面にも十分配慮し，日常臨床に活かしていただきたい．

第3章

上室性不整脈の治療

1. 心房期外収縮	44
2. 上室頻拍	53
3. 心房粗動	61
4. 発作性心房細動	72
5. 持続性心房細動	88

第3章　上室性不整脈の治療

1. 心房期外収縮

患者抄録

安喰恒輔

Point

1. 心房期外収縮は日常臨床で最も頻繁に遭遇する不整脈であり，健常人にも多い
2. 心房期外収縮があるというだけでは，精査も治療も必要ない．背景に基礎心疾患がある場合には，その治療を行う
3. 症状が強く，日常生活に支障をきたす場合に治療を考慮する．病態を説明して心配のないことを明確に告げることが重要である．さらに期外収縮の増悪因子の除去に努める
4. 非薬物治療が無効な場合は，抗不安薬・β遮断薬・Ⅰ群抗不整脈薬が用いられる．必要最小限の投与量にとどめ，症状が安定したら漸減・中止する

1 疫学

予定されている正常洞性心拍よりも早期に生じる脱分極を**期外収縮**（extrasystole）と定義する．このうち，洞結節を除く心房から発生する異所性興奮を**心房期外収縮**（premature atrial contraction：PAC），房室接合部から生じるものを**房室接合部性期外収縮**（premature junctional contraction）といい，両者を総称して**上室期外収縮**（supraventricular premature contraction）と呼ぶ．

心房期外収縮は日常臨床で最も頻繁に遭遇する不整脈である．加齢とともに，また器質的心疾患が存在すると頻度が増加するが，健常人にも多く認められる．健常人におけるHolter心電図では，新生児で4〜14％，若年者で約60％，高齢者では約90％，90歳以上の超高齢者では全例に心房期外収縮が認められる[1]．

2 特徴

心電図では，予定される洞性P波より早期に出現する異所性P波を認める（図1A）．期外収縮の起源が洞結節に近いときP波形は洞性P波と類似し，冠静脈洞入口部近傍を起源とするものではⅡ，Ⅲ，aVF誘導で陰性P波を呈する．Ⅰ，aVL誘導の陽性P波は右房起源，陰性P波は左房起源の心房期外収縮を示唆する．通常，QRS波形は洞調律時と同一であるが，期外収縮の連結期が短い場合には，心室内刺激伝導系の一部が相対不応期にあるため，心室内伝導様式が変化しQRS波形が変形する．この現象を「**変行伝導**（aberrant conduction）」と呼ぶ（図1B）．QRS波が広くなるため心室期外収縮との鑑別が問題となる（表1）．

連結期がさらに短縮し，房室結節の絶対不応期に入ると心室へ伝導できなくなり，QRS波を伴わないP波を呈する（非伝導性心房期外収縮：blocked PACまたはnon-conducted PAC）（図1C）．非伝導性心房期外収縮では先行する心拍のT波とP波が重なって認識しにくいことがあり，洞徐脈や房室ブロックと間違いやすい．

P波とQRS波との相対的位置関係は，期外収縮の起源，連結期長，心房内興奮伝導様式に依存して変化する．洞結節と房室結節は右房のほぼ対極に位置するため，期外収縮起源−房室結節間距離は洞結節−房室結節間距離より短いことが多く，したがってPQ時間もやや短縮することが多い．しかし，心房内興奮遅延や房室結節内減衰伝導が生じれば，PQ時間は延長する．房室接合部性期外収縮では逆行性のP波がQRS波に重なり，あるいはQRS波の後に出現する．

心室期外収縮と同様，正常洞性調律1拍ごとに心房期外収縮1拍が反復して出現するものを二段脈

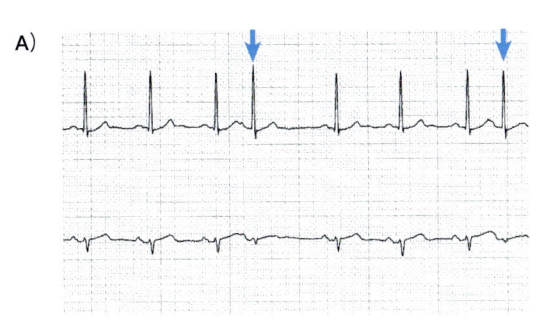

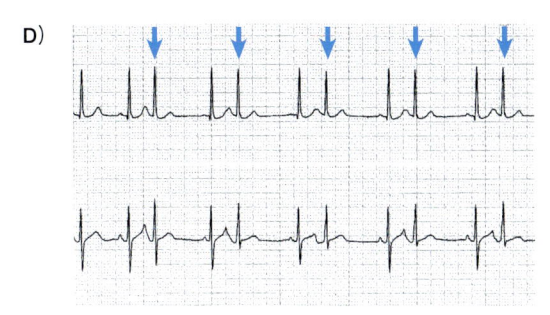

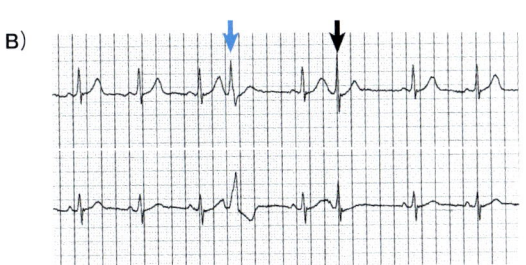

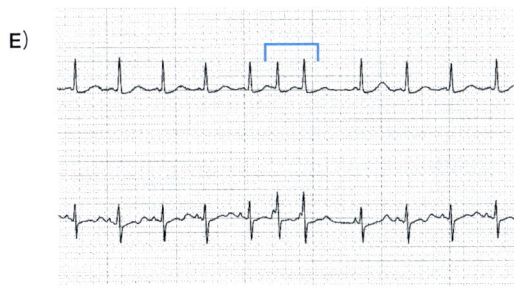

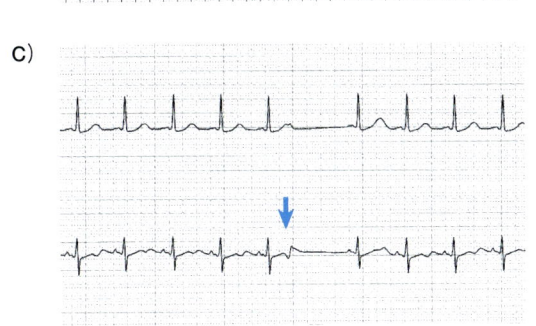

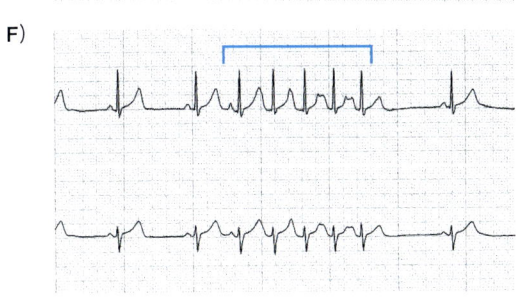

● 図1 心房期外収縮の出現様式

A) 単発性心房期外収縮. 第4拍, 第8拍（▼）が予定より早期に出現し, 期外収縮と診断される. QRS波は幅が狭く, 先行P波を伴う

B) 心房期外収縮の変行伝導. 第4拍（▼）, 第6拍（▼）が期外収縮である. 第4拍はQRS幅が広く, 一見心室期外収縮と思われるが, 第3拍のT波に重なるP波を認めることから, 変行伝導と診断できる. 第6拍では期外収縮の連結期がわずかに長いため, 変行伝導の程度が軽く, 洞調律時の波形とは若干異なるもののQRS幅は狭い

C) 非伝導性心房期外収縮. 第5拍後にRR延長がみられる. 第5拍のT波が変形しており, P波が重なっていることから（▼）, 非伝導性心房期外収縮と診断できる

D) 心房期外収縮の二段脈. 正常洞性調律1拍ごとに心房期外収縮（▼）1拍が反復して出現している

E) 心房期外収縮2連発. 第6拍, 第7拍（⎯⎯）と心房期外収縮が連発している

F) 心房期外収縮のshort run. 心房期外収縮が5発連続（⎯⎯）している

● 表1　心房期外収縮の変行伝導と心室期外収縮との鑑別

心電図波形	心房期外収縮の変行伝導	心室期外収縮
QRS波形	右脚ブロック型（rsR'）が多い 初期ベクトルが通常のQRS波と同じ 連結期が短いほど幅が広い	不定 初期ベクトルが通常のQRS波と異なる 連結期の影響を受けない
P波	QRS波に先行し, P on Tが多い	QRS波と無関係あるいは逆行性P波
PQ時間	洞調律時と同じか, やや長いことが多い	一定せず, しばしば洞調律時より短い

（bigeminy，図1D），正常洞性調律2拍ごとに心房期外収縮1拍が反復して出現するものを三段脈（trigeminy）と呼ぶ．2拍連続するものを2連発（couplet or pair of PACs，図1E），3拍以上連続する心房期外収縮をshort run （of PACs）と呼ぶが，持続の短い発作性心房細動や上室頻拍との鑑別はしばしば困難である（図1F）．

> **memo 変行伝導**
> 変行伝導は多くの場合脚レベルで生じ，不応期長は右脚が左脚より長いため，変行伝導を生じたQRS波は右脚ブロック型を呈することが多いが，左脚ブロック型の変行伝導も稀ではない．期外収縮の連結期が短いほど，また期外収縮の連結期と先行RR間隔との比が小さいほど変行伝導は生じやすく，QRS波の変形も著しい（Ashman現象）．

3 治療のメカニズムとストラテジー

心房期外収縮は基本的に無症候性である．心房期外収縮の存在自体は生命予後に影響しないため，単に心房期外収縮がみられるというだけでは，精査も治療も必要ない．基礎心疾患があれば，その治療を行う．高血圧はしばしば期外収縮の原因であり，あるいは症状増悪の要因ともなりうるので，血圧コントロールは非常に重要である．ときに心房細動や上室頻拍，非常に稀に心室頻拍のトリガーとなることがあるが，心房期外収縮を抑制することで頻拍をコントロールすることは困難であり，カテーテルアブレーションなどの頻拍自体に対する治療が優先されるべきである．ごく稀に非伝導性心房期外収縮の二段脈が持続することによって，徐脈症状を呈することがある．徐脈であるにもかかわらず，Ⅰ群薬などの抗不整脈薬投与の適応となる．

動悸・結滞や胸部不快感といった症状が強く，quality of lifeが損なわれている場合に，期外収縮をターゲットとした治療を行う．症状の強い患者では，不安感が症状悪化の一因となっていることが多い．病態を説明して心配のないことを明確に告げることが肝要で，これのみで症状が軽快する場合も多い．同時に期外収縮の増悪因子（不眠，ストレス，飲酒，喫煙，カフェイン，アドレナリン作動薬など）を同定し，除去するよう努める．

非薬物治療が無効な場合，薬物治療が考慮される．一般にジギタリス，Ca拮抗薬，Ⅰb群抗不整脈薬は無効で，抗不安薬，β遮断薬，ⅠaおよびⅠc群抗不整脈薬が用いられる．限定された症例ではⅢ群抗不整脈薬を用いることもある．いずれの薬剤を投与する場合も，必要最小限の投与量にとどめ，長期の投薬は避け，症状が安定したら漸減・中止する．稀に頻発性の薬剤抵抗性心房期外収縮はカテーテルアブレーションの適応となる[2]．

4 処方の実際

1）クロチアゼパム（リーゼ®）5mg錠，1日3錠，1日3回，毎食後

現実の期外収縮数は少ないが症状が強い患者では，心理的因子の関与が強い．このような例では抗不整脈薬よりも抗不安薬が奏功する．処方例を表2に示す．これらのベンゾジアゼピン系抗不安薬は，急性狭隅角緑内障，重症筋無力症の患者では禁忌である．一部の薬剤では過敏症の既往，HIVプロテアーゼ阻害薬投与例も禁忌となる．しばしば眠気や注意力・集中力・反射運動能力等の低下が起こるの

● 表2　心房期外収縮に対する抗不安薬の処方例

薬品名		投与量	作用強度	作用持続時間
一般名	商品名（剤形）			
クロチアゼパム	リーゼ®（5 mg錠）	10〜15mg/日，分2〜3	弱い	短い
メダゼパム	レスミット®（2 mg錠，5 mg錠）	4〜20mg/日，分2〜3		長い
アルプラゾラム	ソラナックス®（0.4mg錠）	0.4〜1.2mg/日，分2〜3	中等度	やや長い
エチゾラム	デパス®（0.5mg錠）	1〜1.5mg/日，分2〜3		短い
ブロマゼパム	レキソタン®（1 mg錠，2 mg錠）	2〜6mg/日，分2〜3	強い	やや長い

で，自動車運転等危険を伴う機械の操作を避けるよう指導する．有効最小量を用い，漫然と継続することなく，症状が軽快するとともに漸減・中止する．

2）メトプロロール（セロケン®）20mg，2錠，1日2回，朝夕食後．または3錠，1日3回，毎食後

β遮断薬は期外収縮を減少するのみならず，期外収縮に伴う症状を軽減する．ただし，期外収縮が非伝導性となって，その結果，脈の不規則性が亢進した場合は症状が悪化することもありうる．

少なめの量から開始し，効果が不十分であれば，徐脈や心不全の悪化に注意しながら徐々に増量する（表3）．特に心不全例では極少量から開始する必要がある．気管支喘息，閉塞性動脈硬化症，褐色細胞腫では禁忌となる．冠攣縮性狭心症の患者では，十分量のCa拮抗薬や亜硝酸薬が投与されていることを確認した後に，少量より注意深く開始する．糖尿病患者では低血糖症状の出現に注意する．

3）ジソピラミド（リスモダンR®）150mg，2錠，1日2回，朝夕食後．あるいはピルジカイニド（サンリズム®）50mg，3錠，1日3回，毎食後

抗不安薬やβ遮断薬が無効な場合や，症状の改善には期外収縮数の大幅な減少が必要と考えられる場合，Ⅰ群抗不整脈薬を投与する．Ⅰb群抗不整脈薬は一般に無効で，Ⅰa群抗不整脈薬ないしⅠc群抗不整脈薬が用いられる．期外収縮を効果的に抑制するが，陰性変力作用と催不整脈作用という抗不整脈薬特有の副作用に十分注意する．特に，うっ血性心不全を伴う場合は原則として禁忌であり，心不全症状がなくとも左室機能低下を認める場合には投与を避けることが望ましい．

ジソピラミド（リスモダン®，リスモダンR®）やシベンゾリン（シベノール®），ピルメノール（ピメノール®）には抗コリン作用があるため，緑内障，尿閉傾向，麻痺性イレウスを有する患者では禁忌となる．Ⅰa群抗不整脈薬では，さらにQT延長にも留意する．アプリンジン（アスペノン®）はⅠb群抗不整脈薬に分類されるが，例外的に心房性不整脈にも有効である（表4）．Ⅰc群抗不整脈薬は最も抗不整脈作用が強力であるが，伝導障害や催不整脈作用も強い．症状が軽快すれば，積極的に減量・中止を試みる．

5 おわりに

心房期外収縮は最も頻繁に遭遇する不整脈である．診断の際には，変行伝導を伴う心房期外収縮と心室期外収縮との鑑別，非伝導性心房期外収縮と徐脈性不整脈との鑑別に注意する．病的意義に乏しく，治療を要することは稀で，患者の不安をつのらせることのない，過不足のない対応が要求される．

● 表3　心房期外収縮に対するβ遮断薬の処方例

薬品名		投与法	特徴
一般名	商品名（剤形）		
メトプロロール	セロケン®，ロプレソール®（20mg錠，40mg錠）	40〜120mg/日，分2〜3	β1選択性 ISA（−）
メトプロロール（徐放剤）	セロケンL®，ロプレソールSR®（120mg錠）	120mg/日，分1	
アテノロール	テノーミン®（25mg錠，50mg錠）	25〜50mg/日，分1	
ビソプロロール	メインテート®（2.5mg錠，5mg錠）	2.5〜5mg/日，分1	
アセブトロール	アセタノール®，セクトラール®（100mg，200mgカプセル）	200〜400mg/日，分2	β1選択性 ISA（＋）
プロプラノロール	インデラル®（10mg錠，20mg錠）	20〜60mg/日，分2〜3	β1非選択性 ISA（−）
プロプラノロール（徐放剤）	インデラルLA®（60mgカプセル）	60mg/日，分1	

ISA：内因性交感神経刺激作用

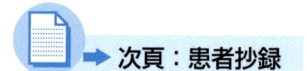

● 表4 心房期外収縮に対するⅠ群抗不整脈薬の処方例

薬品名		投与量	禁忌	備考
一般名	商品名(剤形)			
ジソピラミド	リスモダン®(50mg, 100mgカプセル)	200～300mg/日, 分2～3	高度伝導障害, うっ血性心不全, 緑内障, 前立腺肥大, スパルフロキサシン投与中	Ⅰa群抗不整脈薬 抗コリン作用を有する 低血糖, QT延長に注意
ジソピラミド徐放剤	リスモダンR®(150mg錠)	300mg/日, 分2		
シベンゾリン	シベノール®(50mg, 100mg錠)	200～300mg/日, 分2～3	高度伝導障害, うっ血性心不全, 緑内障, 前立腺肥大, スパルフロキサシン投与中, 透析中	
ピルメノール	ピメノール®(50mg, 100mgカプセル)	100～200mg/日, 分2	高度伝導障害, うっ血性心不全, 緑内障, 前立腺肥大, 本剤過敏症	
アプリンジン	アスペノン®(10mg, 20mgカプセル)	20～40mg/日, 分2	高度伝導障害, うっ血性心不全, 妊婦	Ⅰb群抗不整脈薬 肝機能障害, 無顆粒球症に注意
ピルジカイニド	サンリズム®(25mg, 50mgカプセル)	150mg/日, 分3	高度伝導障害, うっ血性心不全	Ⅰc群抗不整脈薬 心抑制作用は比較的弱い 神経系副作用が少ない 比較的半減期が短い
フレカイニド	タンボコール®(50mg, 100mg錠)	100～200mg/日, 分2	高度伝導障害, うっ血性心不全, 心筋梗塞後の無症候性心室期外収縮および非持続性心室頻拍, 妊婦, リトナビル・テオリダジン投与中	Ⅰc群抗不整脈薬 不整脈抑制作用が強い
プロパフェノン	プロノン®(100mg, 150mg錠)	200～300mg/日, 分2～3	高度伝導障害, うっ血性心不全, リトナビル投与中	Ⅰc群抗不整脈薬 心抑制作用は比較的弱い

<文　献>
1) Goldberger. J.J. et al.:「Cardiac arrhythmia: Mechanisms, diagnosis, and management」(Podrid. P.J. et al.), Williams & Wilkins, Baltimore, 768-789, 1995
2) Marchlinski F.:「Harrison's principles of internal medicine. 17th eds.」(Kasper. D.L. et al.), The McGraw-Hill Companies, New York, 1425-1443, 2008

➡ 次頁:患者抄録

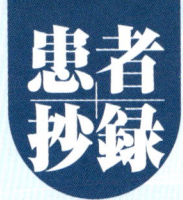

心房期外収縮に対して抗不安薬を処方した例

患者抄録

【患　者】64歳女性

1. 診　断　心房期外収縮
2. 主　訴　胸部不快感
3. 既往歴　特記事項なし
4. 家族歴　父親：高血圧，糖尿病，心筋梗塞で72歳時死亡
   　　　　兄：高血圧，高脂血症，狭心症（60歳時PCI施行）
5. 生活歴　職業：主婦，喫煙歴：なし，飲酒歴：機会飲酒
6. 現病歴

    2007年5月の人間ドックで心房期外収縮を指摘された．6月中旬から，特に夜間就寝時に「胸がつまるような」胸部不快感を自覚するようになった．7月3日に近医を受診したところ，「たぶん心配ないだろう」と言われた．胸部不快感は徐々に頻回となり，亜硝酸薬は無効であった．7月29日午後7時頃から胸部不快感が持続するため，午後10時30分当院救急外来を受診，経過観察のために入院となった．

7. 入院時現症

    身長158cm，体重53kg（BMI 21.2kg/m^2），意識清明，血圧120/70mmHg，脈拍数86/分・不整（二段脈様），体温36.5℃，SpO$_2$ 99%（room air）
    眼球結膜・眼瞼結膜に貧血・黄疸なし，甲状腺：腫脹・結節なし
    胸部：S1（→）S2（→）S3（−）S4（−），心雑音なし
    腹部：異常所見なし　四肢：異常所見なし

8. 入院時検査成績

    ① 血　算：WBC 5,100/μL, RBC 410×10^4/μL, Hb 12.6g/L, Hct 38.6%, Plt 29.1×10^4/μL
    ② 生化学：TP 7.9g/dL, Alb 4.5g/dL, LDH 214IU/L, AST 21IU/L, ALT 18IU/L, γGTP 27IU/L, ALP 358IU/L, T-Bil 1.1mg/dL, BUN 9.3mg/dL, Cr 0.53mg/dL, Na 140mEq/L, K 3.8mEq/L, Cl 103mEq/L, UA 4.9mg/dL, CK 106IU/L, T-Chol 220mg/dL, HDL-Chol 89.7mg/dL, TG 95mg/dL, FBS 88mg/dL, BNP 18.2pg/dL
    ③ 凝固系：PT-INR 0.84, APTT 30.5秒
    ④ BGA：測定せず
    ⑤ 尿一般検査：SG 1.010, pH 5.5, Prot（−）, Glu（−）, Ket（−）, OB（−）, WBC（−）, Uro（±）
    ⑥ 胸部単純X線：CTR 42%，心陰影・肺野に異常なし
    ⑦ 心電図（図1）：HR 60/分，心房期外収縮二段脈
    ⑧ 経胸壁心エコー：左室壁運動異常なし，AR（−），MR trace, TR trace, PR（−）
    　AoD 28mm, LAD 34mm, IVSTd 8 mm, LVPWTd 8 mm, LVDd/s 44/28mm, EF 66%, %FS 36, E/A 0.65/0.51m/s, DcT 196ms, IVC 11.0/5.0mm

9. 入院後経過

    症状は「胸がつまるような」胸部不快感で，労作とは無関係で，夜間就寝時に多い．持続は数分から数時間．放散痛はない．症状から心筋虚血は否定的と考えられたが，濃厚な家族歴があり，冠動脈疾患の可能性を除外するため，入院翌日トレッドミル運動負荷試験を施行した．Bruce Ⅲ度1分，下肢疲労のため終了．最高血圧190/102mmHg，最大心拍数 132/分にて有意のST-T変化はみられず，陰性と判断した．Holter心電図検査では，心房期外収縮 604個/日，short run 1回（最大3連発），心室期外収縮 10個/日，連発なし，心筋虚血を示唆するST-T変化なし，症

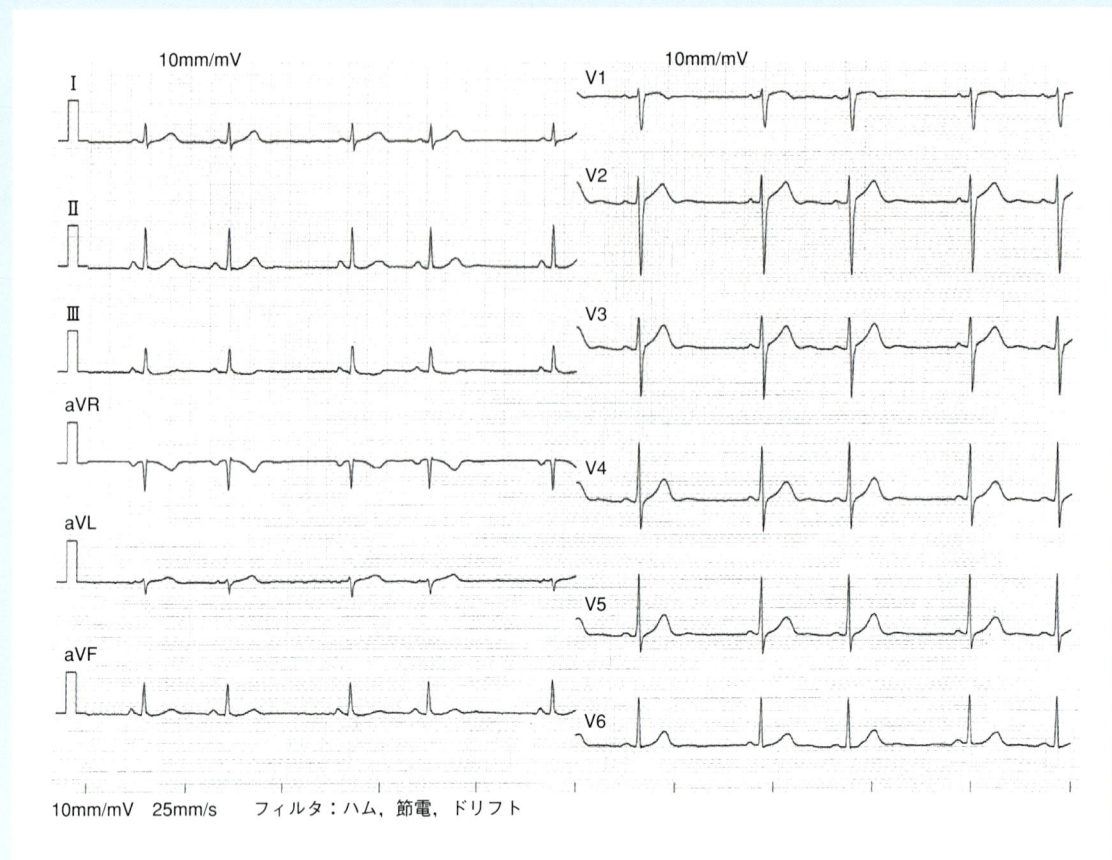

図1　12誘導心電図
心房期外収縮の二段脈を認めた．1拍ごとにP波形が変化する（Ⅱ，Ⅲ，aVF誘導で著明）ことに注目．これにより，洞不整脈やWenckebach周期を伴う洞房ブロックは否定される

状・イベント操作時に心房期外収縮の多発傾向あり，との結果であった（図2）．症状の原因は心房期外収縮と考えられ，基礎心疾患もないことから，基本的には治療不要と考えられた．しかし，本人の不安感が強く，日常生活に支障をきたしていると考えられたため，①症状は心房期外収縮とよばれる不整脈によるものであること，②心筋梗塞や狭心症などの心疾患は見当たらないこと，③心房期外収縮自体は珍しいものではなく，危険なものではないこと，④したがって，通常は治療不要であるが，症状がつらいときには薬物治療を行ってもよいとされることを説明し，さらに抗不安薬を開始して外来で経過観察することとした．

10．退院時処方
アルプラゾラム（ソラナックス®）0.4 mg錠，2錠/日，1日2回

11．考　察　▶ Advice from Professional ❶参照
　心房期外収縮は健常人にも多く認められ，病的意義に乏しいが，ときに基礎心疾患を背景として出現する．したがって基礎心疾患の検索は重要と考えられる．本症例は理学的に異常なく，心電図・胸部X線が正常で，病歴上も狭心症や心不全は否定的であったが，家族歴の冠危険因子がみられ，患者の希望も強いことから心エコー検査と運動負荷試験を施行し，いずれも正常であった．
　基礎心疾患がない場合，症状が日常生活に支障をきたすほどのものであれば，治療が考慮される．最も重要なのは病態を説明して心配のないことを明確に告げ，患者の不安感を和らげることである．また，期外収縮の増悪因子があれば，それを除去することも重要である．本例では明ら

A) 単発性上室期外収縮の時刻別出現頻度

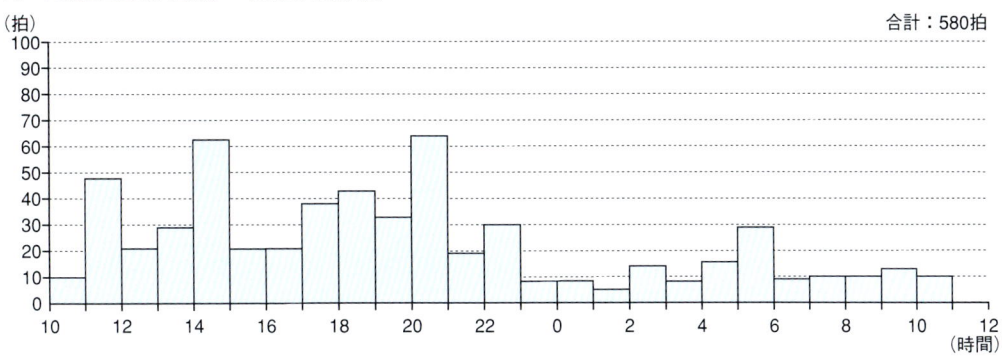

合計：580拍

B) 心拍数トレンドグラム

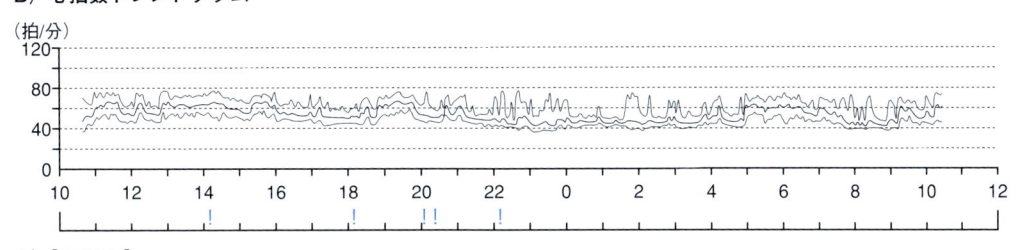

C) [EVENT]

図2 Holter心電図
　A) 単発性上室期外収縮の出現頻度を1時間ごとに表示したヒストグラム
　B) 心拍数トレンドグラム
　C) イベント・マーカー（！）の出現時刻．イベント・マーカーと期外収縮の出現頻度は比較的良好に一致し，症状と期外収縮との関連性がうかがわれる

かな期外収縮の増悪因子は指摘できなかったが，虚血性心疾患の濃厚な家族歴を有し，心疾患に対する不安感が強かったことが症状を悪化させる要因となったと思われる．検査結果と病態を入念に説明したところ納得できたようであったが，患者の希望もあり，抗不安薬による薬物治療を開始することとした[1) 2)]．

【文献】　▶ Advice from Professional 2参照

1) Goldberger. J.J. et al.：Atrial premature depolarizations, junctional premature depolarizations, multifocal atrial tachycardia, and atrial tachycardia.「Cardiac arrhythmia：Mechanisms, diagnosis, and management」（Podrid. P.J. et al.），Williams & Wilkins, Baltimore, 1995, 768-789
2) Marchlinski. F：The tachyarrhythmias.「Harrison's principles of internal medicine. 17th eds」（Kasper. D.L. et al.），The McGraw-Hill Companies, New York, 2008, 1425-1443

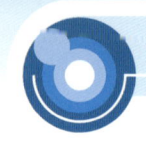

Advice from Professional

1 考察ポイント

Point 1
期外収縮は基本的に良性の不整脈である．期外収縮単独では，症状が強くない限り治療の必要はない．基礎心疾患の検索は必須であるが，狭心症状や心不全症状がみられず，心電図・胸部X線が正常であれば，それ以上の精査は必要ない．基礎疾患がある場合には，まずその治療を行うべきである．

Point 2
症状が強く，quality of life が損なわれている場合に治療を行う．最も重要なのは，病態を説明して心配のないことを明確に告げ，患者を安心させることである．期外収縮の増悪因子があれば，それを除去することも重要である．非薬物治療が無効な場合に薬物治療を考慮する．抗不安薬・β遮断薬・Ⅰ群抗不整脈薬が用いられる．

Point 3
心房期外収縮に対して治療を行う場合には，「症状が強く，quality of life が損なわれていたため」といったように，その必要性を明確に記載する．

2 押さえておきたい論文

文献1：Goldberger. J.J. et al.：「Cardiac arrhythmia：Mechanisms, diagnosis, and management」（Podrid. P.J., Kowey. P.R.），Williams & Wilkins, Baltimore, 768-789, 1995

不整脈学のテキスト．機序，疫学，心電図所見，理学的所見，治療まで詳細な解説がなされている．

文献2：Marchlinski. F.：「Harrison's principles of internal medicine. 17th eds.」（Kasper DL, et al.），The McGraw-Hill Companies, New York, 1425-1443, 2008

著名な教科書であるハリソン内科学の頻脈性不整脈の稿．臨床医が知っておくべきエッセンスが簡潔明瞭に解説されている．

memo

第3章 上室性不整脈の治療

2. 上室頻拍

庭野慎一

Point

1. 発作性上室頻拍は頻拍起源に心房を含む頻拍の総称で，一般に正常QRS幅・RR間隔が整の心電図を呈する
2. カテーテルアブレーションが有用な症例が多く，根治を望む症例では積極的に適用する
3. 頻拍予防治療のための薬物は，頻拍の機序と心機能を考慮して選択する

1 病態の特徴・疫学

発作性上室頻拍（PSVT）は，頻拍の維持に心房を必須とする頻拍の総称で，房室結節リエントリー頻拍（AVNRT），WPW症候群における房室リエントリー頻拍（AVRT），洞結節リエントリー頻拍（SNRT），心房内リエントリー頻拍（IART），自動能性異所性心房頻拍（AAT）を機序とする[1)2)]．PSVTの90％は，AVNRTまたはAVRTである．上室頻拍の多くは，心室興奮が房室結節-His束-Pukinje線維の正常刺激伝導系を経由した興奮を示す．そのため，心電図では正常QRS幅（narrow QRS）を呈するが，逆行性房室リエントリー頻拍※や，頻拍時に心室内伝導障害をきたす症例では幅の広いQRS波（wide QRS）を呈する場合がある．頻拍の起源は安定していることが多く，RR間隔は一般に整である．

PSVTでは，心拍数が150〜200/分を呈する場合が多いが，頻拍起源や自律神経等の環境によって，より速いまたは遅い心拍数を呈することがある．**発作時の血行動態は一般に保たれており，動悸，胸部不快などの症状を呈する**．失神など重篤な状態を呈することは稀であるが，血行動態の悪化（収縮期血圧≦80mmHgや肺水腫）をきたしている場合は緊急的な処置を要する[1)]．また発作が頻回ないし長時間持続する場合には，頻拍による心不全（頻拍性心筋症）をきたす場合もある．

2 頻拍のメカニズムと治療戦略

1）PSVTのメカニズム

a）洞結節リエントリー頻拍（SNRT）

洞結節内で興奮旋回（リエントリー）が維持される病態である．心房の興奮ベクトルは洞調律と同一であるため，心房波形で洞頻拍と判別することは困難である[3)4)]．一般にリエントリー性頻拍の開始や停止は急激であるため，臨床的には前後の洞調律心拍数と大きく逸脱する頻拍が突然始まり突然停止することから診断される．洞結節内組織は遅線維（slow fiber）で構成され，自律神経支配を強く受けていることから，β遮断薬やCa拮抗薬に抑制効果を期待できる．カテーテルアブレーションにも効果を期待できるが，洞結節の興奮を阻害する場合があるため慎重に適用すべきである[5)]．

b）房室結節リエントリー頻拍（AVNRT）

房室結節組織内に興奮旋回（リエントリー）が維持される病態である．ここで言う房室結節組織とは，いわゆる古典的房室結節（compact AV node）以外

※ 逆行性房室リエントリー頻拍
WPW症候群におけるPSVTは，正常幅QRS波形を呈することが多い．これは，興奮が房室結節を順行しKent束を逆行する旋回路を形成し，心室の興奮が正常刺激伝導系を介するためである．この頻拍は，房室結節の興奮が順行であることから順行性房室リエントリー頻拍と呼ばれる．しかし，逆回りの旋回路を形成する場合は心室興奮がKent束経由興奮で形成されるため，wide QRS波形を呈する．この際，房室結節の興奮が逆行性であることから，これを逆行性房室リエントリー頻拍と呼ぶ．

に心房中隔の後方から合流してくる線維も総称している．この後方入力線維を遅伝導路（slow pathway），古典的房室結節を速伝導路（fast pathway）とする二重伝導路が存在することが，頻拍発生の基盤となる．速伝導路と遅伝導路がリエントリー回路を形成するために，両伝導路間の心房が頻拍回路の一部として関与する状態である．

一般に速伝導路の方が不応期が長く，心房性期外収縮を発端として頻拍が発生することが多いため，遅伝導路を順行路，速伝導路を逆行路とするAVNRTの頻度が高く（86%），これを通常型という（図1B）．遅伝導路を逆行路，速伝導路を順行路とする頻拍は希有型と呼ばれる（8%）．希有型では遅伝導路どうしで旋回路を形成する場合もある．心電図上，通常型はP波とQRS波の時相が一致するためP波は認められないが，希有型ではQRS波に先行する時相にP波が認められ，心房頻拍との鑑別を要する．AVNRTの回路の大部分は遅線維で構成され，また自律神経の支配を強く受けているため，β遮断薬，Ca拮抗薬，アデノシンに停止効果を期待できる．また，遅伝導路の心房端は速伝導路やHis束と2〜3cm離れているため，遅伝導路を目標にしたカテーテルアブレーションも適用できる[6]．

c）**WPW症候群における房室リエントリー頻拍（AVRT）**

心房，心室，房室結節，副伝導路のすべてによって構成されるマクロリエントリーである．房室結節を順行（副伝導路を逆行）するリエントリーによる場合を順行性AVRT，房室結節を逆行（副伝導路を順行）するリエントリーによる場合を逆行性AVRTと呼ぶ．心電図上，順行性AVRTは正常幅QRS頻拍で，QRS波に引き続いて逆行P波が記録されるが（図1C），逆行性AVRTは波形が一定のwide QRS頻拍を呈し，心室頻拍と鑑別を要する．

副伝導路の離断によってリエントリー回路は消失するため，慢性期の治療としてはカテーテルアブレ

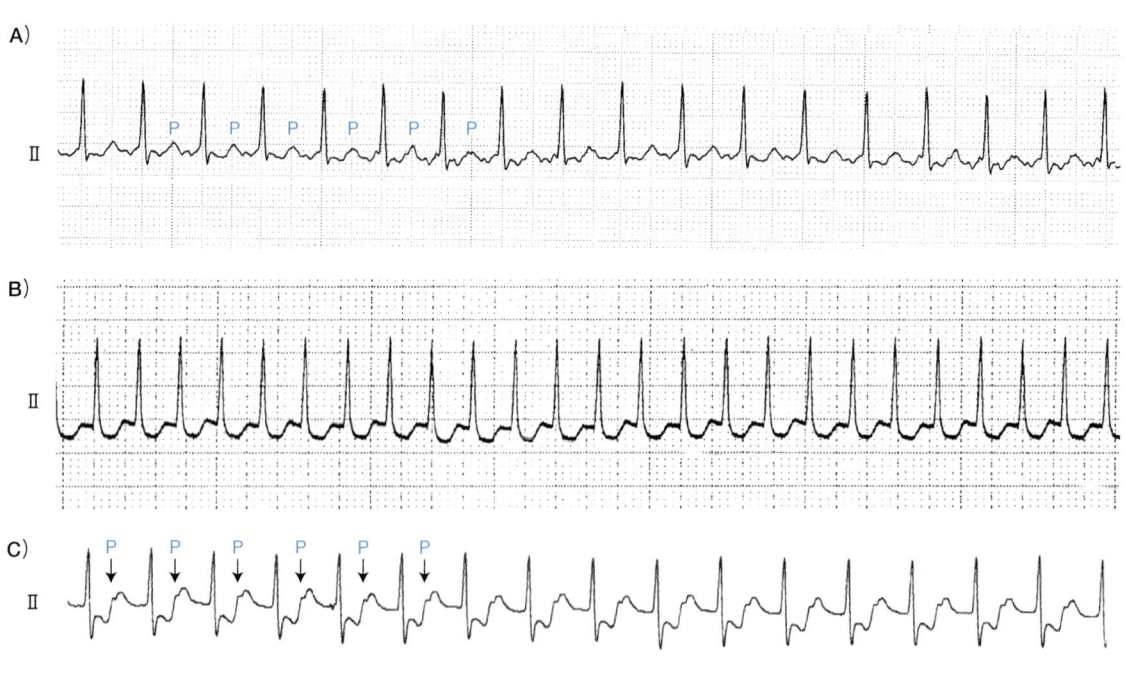

● 図1　発作性上室頻拍の心電図
　A）心房頻拍では正常QRS波形に，洞調律とは異なる波形のP波が先行する．P波形の比較には12誘導心電図記録が望ましい．希有型AVNRTでも，QRS波にP波が先行して認められるため，鑑別を要する
　B）通常型AVNRTではP波がQRS時相に一致するため，P波が認められない
　C）AVRTでは，QRS波に引き続き逆行P波が記録される．P波は，しばしばT波の変形との鑑別を要するため，12誘導心電図での確認が望ましい

ーションが有用である．発作の停止には，房室結節，副伝導路，いずれの伝導抑制もリエントリーの停止を期待できる[6]．房室結節伝導抑制には，β遮断薬，Ca拮抗薬，アデノシンが有用であり，副伝導路伝導抑制にはIa群抗不整脈薬またはIc群抗不整脈薬（Naチャネル遮断薬）が有効である．顕性WPW症候群の場合，発作性心房細動発生による心室の頻回応答（偽性心室頻拍）の発生の予防も考慮する必要があり，薬物で長期間予防する場合には副伝導路の伝導抑制作用を有するKチャネル遮断薬やNaチャネル遮断薬を優先する必要がある．

d）心房内リエントリー頻拍（IART）

心房内にリエントリー回路が形成されることで発生する．心電図上は，QRS波にP波が先行する頻拍を呈する（図1A）．心房筋の伝導抑制効果をもつIa群抗不整脈薬またはIc群抗不整脈薬（Naチャネル遮断薬）が有効である．起源が特定できればカテーテルアブレーションも有用である[5]．

e）自動能性異所性心房頻拍（AAT）

しばしばIARTと鑑別を要するが，心房筋局所の自動能が異常亢進した状態である．心電図波形はIARTと同様である．発作の開始時と停止時には，おのおの自動能亢進の特徴であるwarm up現象（心拍数が徐々に速くなる）またはcool down現象（徐々に心拍数が遅くなる）が認められる場合がある．自動能亢進には交感神経緊張が促進的に作用するため，β遮断薬が有用である．起源が特定できればカテーテルアブレーションも有用である．

2）PSVTの治療

PSVTの治療は，発作時の停止治療と慢性期の予防治療に分けられる．

a）PSVTの停止

図2に，PSVTの停止のための治療選択アルゴリズムを示した[1)2)6]．診断の如何にかかわらず，血行動態悪化が認められる場合は直流除細動（DCショック）を要する．血行動態が安定していれば，迷走神経刺激手技（Valsalva手技）または静注薬物による治療を試みる．侵襲や副作用が少ない順に治療選択を行う意味で，迷走神経刺激手技，房室結節伝導抑制薬静注を順次行う．頻拍維持に房室結節が関与しない心房頻拍ではNaチャネル遮断薬投与を必要とするが，房室結節伝導抑制薬を投与することで房室解離（心房拍数と心室拍数が一致しない状態）

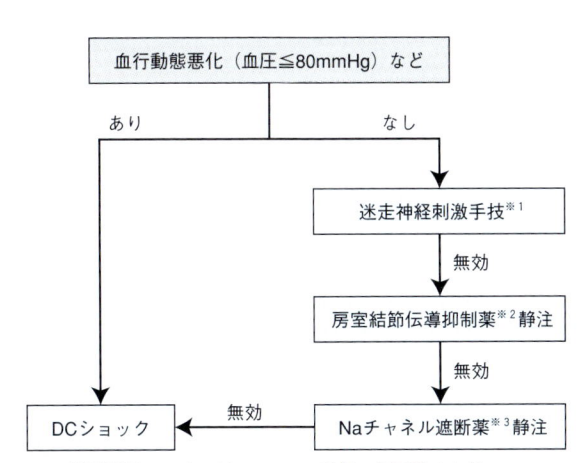

※1 頸動脈洞マッサージ，Valsalva手技，顔面浸水など
※2 ベラパミル，アデノシン（ATP），ジルチアゼム
※3 プロカインアミド，ジソピラミド，シベンゾリン，ピルジカイニド，フレカイニド，アプリンジン

● 図2　PSVT停止治療選択のアルゴリズム
自然停止しないPSVTにおいて，血行動態悪化が認められれば直ちにDCショックを試みる．血行動態が安定していれば，迷走神経刺激手技，房室結節伝導抑制薬，Naチャネル遮断薬の静注を順次行い，それでも無効の場合はDCショックで停止する．発作と停止後の所見から基礎疾患を診断し，慢性期の治療方針（発作予防治療）を決定する[1]

が起これば，心拍数コントロールで症候が軽快するとともに，P波が明瞭に確認されて診断が容易になる．

治療は発作停止のための治療と慢性治療（発作の予防）に分けられる．すべての治療が無効の場合，血行動態が安定していてもDCショックによる停止を考慮する．陰性変力作用や血圧低下などの副作用発現の可能性があるため，過量の薬剤使用は避ける[6]．

b）PSVTの予防

図3に，発作性上室頻拍の予防のための治療選択アルゴリズムを示した．慢性期の予防治療については，ほとんどの頻拍でカテーテルアブレーションが良好な成績（有効率90〜97％）を上げていることから，**症候性の発作既往があれば原則的にカテーテルアブレーションの適応となる**[5)6)]．カテーテルアブレーション無効例やカテーテル手技の禁忌がある症例，あるいは侵襲的手技を希望しない症例では継続的な薬物治療による予防を考慮する．頻拍の診断が確定している場合，頻拍基盤の抑制作用を有する薬物を選択するが，確定していない場合は発作時の心電図所見，洞調律時のデルタ波（WPW症候群における心室早期興奮）の有無から機序を推定し，薬物を選択する．

長期内服を前提に考える場合，基礎疾患と心機能低下の有無が重要であり，中等度以上の心機能低下を認める症例では，陰性変力作用の強い薬剤やβ遮断作用のある薬剤の使用を避ける[1)7)]．房室結節が頻拍機序に関与する症例では，房室結節伝導抑制作用を有するβ遮断薬（II群抗不整脈薬），Ca拮抗薬（IV群抗不整脈薬），ジギタリスが有効であり，AVNRT，潜在性AVRTに積極的に適応となる．顕

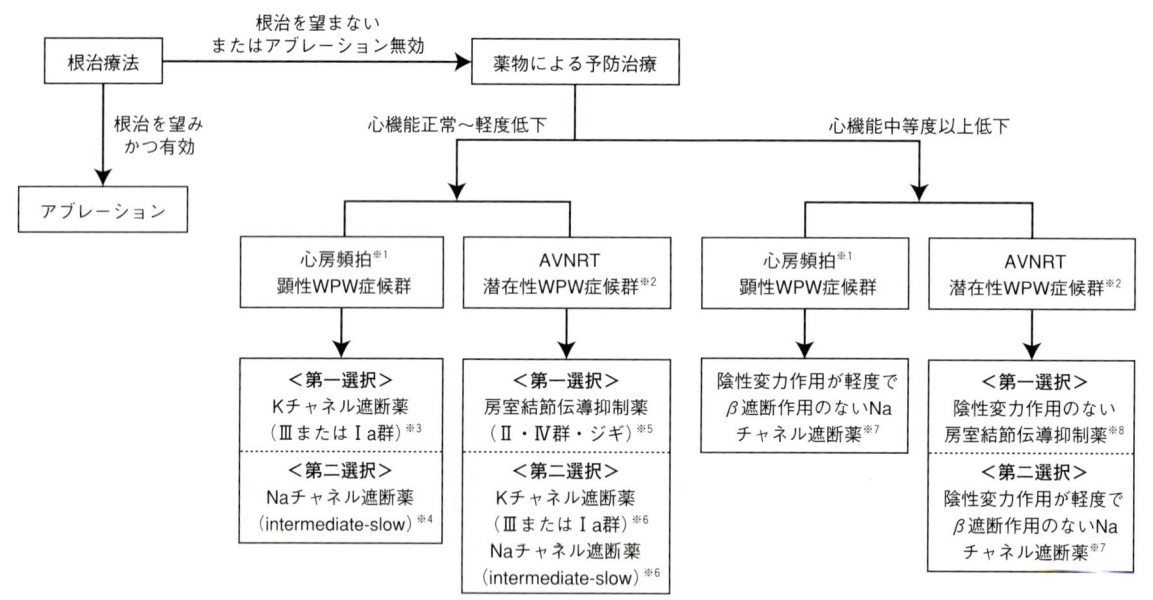

※1 頻拍中のP波がQRS波直前の頻拍として診断
※2 頻拍中のP波がみえないか，QRS直後にみられる頻拍として診断
※3 プロカインアミド，キニジン，ジソピラミド，シベンゾリン，ベプリジル，ピルメノール，ソタロール
※4 ピルジカイニド，プロパフェノン，アプリンジン
※5 β遮断薬，ジゴキシン，ベラパミル，ジルチアゼム，ベプリジル
※6 プロカインアミド，キニジン，ジソピラミド，シベンゾリン，ベプリジル，ピルメノール，ソタロール，ピルジカイニド，プロパフェノン，アプリンジン
※7 プロカンアミド，キニジン，アプリンジン
※8 ジゴキシン

● 図3　PSVT予防治療選択のアルゴリズム

PSVTにはカテーテルアブレーションによる根治療法が有用であり，原則的に根治を目標にする．根治を希望しない症例では，発作の基盤に応じて房室結節伝導抑制または心房筋（副伝導路）不応期延長や伝導抑制薬を選択するが，心機能低下のある症例では選択肢が限定される[1)]．

性AVRTにおいても房室結節伝導抑制薬は有効であるが，発作性心房細動が発生した場合には無効であり，特にジギタリスは自律神経作用を介して心房細動を安定化させる可能性があり禁忌である．顕性WPW症候群では，副伝導路伝導抑制作用を有するKチャネル遮断薬やNaチャネル遮断薬を優先的に選択する[1)7)]．

3 処方の実際（図2・3参照）

a）AVNRT（通常型/希有型）・潜在性AVRT
  ① ベラパミル（ワソラン®）40mg錠，3～6錠，1日3回，毎食後
  ② ビソプロロール（メインテート®）2.5mgまたは5mg錠，1錠，1日1回，朝食後
  ③ ジゴキシン（ジゴシン®）0.125mgまたは0.25mg，1錠，1日1回，朝食後

注意点
  ① ベラパミルでは，低血圧や腸管運動低下による便秘などの副作用に注意する
  ② β遮断薬は，低血圧，心不全，意欲減退を生じることがある
  ③ ジギタリスでは，腎機能低下例における加療投与に注意する

b）顕性AVRT・心房頻拍
  ① シベンゾリン（シベノール®）100mg錠，3錠，1日3回，毎食後
  ② ピルジカイニド（サンリズム®）50mg錠，3錠，1日3回，毎食後

注意点
  ① シベンゾリンは，抗コリン作用による口渇，尿閉をきたすことがある
  ② I群抗不整脈薬はすべて陰性変力作用を有するため，心機能低下例では心不全を誘発する場合がある

c）診断未確定の，頻拍中にP波がみえない，またはQRS波直後に見える頻拍（顕性WPW症候群を除く）
  ① ベラパミル（ワソラン®）40mg錠，3～6錠，1日3回，毎食後
  ② ビソプロロール（メインテート®）2.5mgまたは5mg錠，1錠，1日1回，朝食後

d）診断未確定の，頻拍中にQRS波にP波が先行する頻拍および顕性WPW症候群
  ① シベンゾリン（シベノール®）100mg錠，3錠，1日3回，毎食後
  ② ピルジカイニド（サンリズム®）50mg錠，3錠，1日3回，毎食後

4 おわりに

　PSVTの分類と機序に基づいた治療選択と処方の実際について概説した．PSVTの多くは直ちに致死的となる不整脈ではないが，カテーテルアブレーションによる根治療法が非常に発達している疾患群であるため，症候性の発作既往のある症例では積極的に根治療法を考慮すべきである．カテーテルアブレーションが無効な症例やこれを希望しない症例では長期的な薬物治療を考慮するが，心機能や基礎疾患を評価し，長期的に副作用を発現しない薬物を選択する必要がある．

<文　献>
1) 「不整脈薬物治療に関するガイドライン（2009年改訂版）」（日本循環器学会）
   http://www.j-circ.or.jp/guideline/pdf/JCS2009_kodama_h.pdf
2) 吉岡公一郎，ほか：発作性上室頻拍．「循環器内科治療ガイドライン－最新の治療指針－」（田邊晃久 編），総合医学社，127-131, 2008
3) Lipman. B.S. et al.：「Clinical Electrocardiography. 7th ed.」Year Book Medical Publishers, Inc., Philadelphia, 1984
4) Gabriel. Khan. M.：「Rapid ECG Interpretation 2nd ed.」（WB Saunders.），Philadelphia, 2003
5) Josephson. M.E.「Clnical Crdiac Electrophysiology. 2nd ed.」（Josephson ME ed.），Lea & Febiger, Philadelphia, 181-274, 1993
6) 庭野慎一：「新・目でみる循環器病シリーズ　7．不整脈」（小川　聡 編），メジカルビュー社，275-290, 2005
7) 庭野慎一：「抗不整脈薬の新たな展開」（新　博次 編），医薬ジャーナル，122-129, 2003

→ 次頁：患者抄録

頻拍発作を呈する房室結節リエントリー頻拍

【患　者】 62歳女性

1. 診　断　発作性上室頻拍（房室結節リエントリー頻拍：AVNRT）
2. 主　訴　動悸発作
3. 既往歴　特記事項なし
4. 家族歴　母：胆嚢癌で60歳時に手術
5. 生活歴　職業：主婦，喫煙歴：なし，飲酒：機会飲酒のみ
6. 現病歴

　　55歳頃，突然に生じた動悸のために救急隊を要請したことがある（詳細不明）．2年前，同様の症状があり，当院に救急搬送された．来院時，血圧108/60mmHg，PR 160/分，微弱，心電図上心拍数158/分の正常QRS・RR整の頻拍を認め（図A），発作性上室頻拍（PSVT）と診断した．アデノシン（アデホス®）10mg静注で洞調律に復帰し（図B），症状も消失した．洞調律復帰後の心電図ではデルタ波等の異常は認められなかった．カテーテルアブレーション治療について説明したが，希望されず，経過観察の方針とした．本年になり，月に1〜2回の発作を呈するようになり，カテーテルアブレーションを希望して再受診・入院となった．

7. 入院時現症

　　身長156cm，体重48kg，意識清明，血圧136/80mmHg，脈拍86/分・整，体温36.6℃，結膜に貧血・黄疸なし，頸静脈怒張なし．甲状腺腫なし
　　胸部：心音・呼吸音：異常なし．過剰心音・ラ音なし
　　腹部：異常所見なし．肝・脾触知なし．前脛骨浮腫なし

A）発作時心電図

B）発作停止後心電図

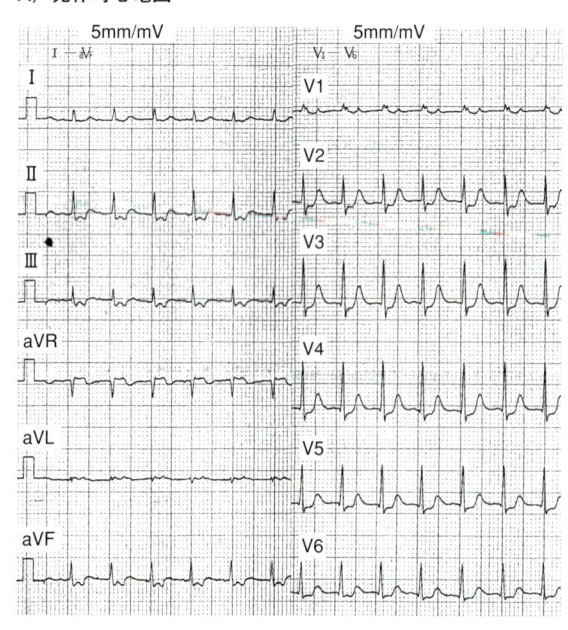

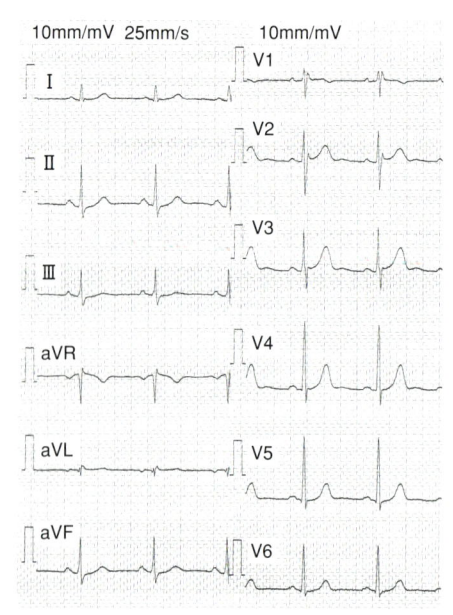

図　頻拍発作を呈するAVNRTの症例の心電図

8．入院時検査成績
　①血　算：WBC 6,600/μL，RBC 397万/μL，Hb 13.2g/dL，Hct 38.9%，Plt 21.2万/μL
　②生化学：TP 7.3g/dL，Alb 3.8g/dL，AST 21IU/L，ALT 15IU/L，LDH 179IU/L，ALP 214IU/L，γGTP 36IU/L，CK 58IU/L，CK-MB 0.3IU/L，トロポニンT＜0.01ng/mL，BNP 12.4pg/mL，BUN 10mg/dL，Cr 0.57mg/dL，Na 141mEq/L，K 4.0mEq/L，Cl 109mEq/L，CRP＜0.03μg/dL，T-Bil 0.6mg/dL，C-Bil 0.2mg/dL，LDL-Cho 117mg/dL，HDL-Cho 63mg/dL，TG 112mg/dL，Glu 82mg/dL，HbA1c 5.1%
　③凝固系：PT-INR 1.03
　④尿一般検査：pH 7.03，SG 1.004，Glu（−），Pro（−），Ket（−），WBC（−），RBC（−）
　⑤胸部単純X線：CTR 41.6%，心拡大なし，肺うっ血なし
　⑥心電図：入院時正常洞調律，心拍数75/分デルタ波など異常波形なし
　　　　　　発作時心電図は158/分の正常幅QRS，RR間隔整の頻拍であり，P波は明らかでない
　⑦経胸壁心エコー検査：AoD 28mm，LAD 31mm，LVDd/LVDs 46/27mm，IVSth/PWth 8/7mm，LVEF 73%，左室壁運動に異常なし．ドプラ上弁逆流なし．IVC 13/8mm

9．入院後の経過
　①心臓カテーテル検査と電気生理学的検査（EPS）
　　　入院2日目に，心臓カテーテル検査とEPSを実施した．冠動脈造影検査では有意狭窄なし．EPSでは，高位右房からの単発早期刺激で，AH時間のJump up現象を認め（600/280ms），房室結節二重伝導路の存在が示唆された．600/260ms-600/220msでPSVTが誘発され，心房心室電位がほぼ同時相で，最早期心房興奮がHis束電位記録部位であること，頻拍中の心室早期刺激で心房興奮のリセット（奇異性心房補足）が認められないことから，通常型AVNRT（common AVNRT）と診断された．洞調律中に，Koch三角内に遅伝導路電位（slow pathway potential）を同定し，同部に高周波通電を行った．通電部位は，冠状静脈洞入口部上縁より5mm上方，His束電位記録部より12mm下方であった．通電中，房室結節調律の出現を認め，通電後は心房早期刺激時のAH時間jump up現象，およびPSVTの誘発は消失し，カテーテルアブレーションは有効と考えられた．
　②術後経過
　　　6時間の絶対安静後に止血を確認し，ベッド上安静とし，翌朝の止血確認の後に歩行可とした．安静解除後の血行動態変化がないこと，モニター上頻拍の再発を認めないことを確認し，術後2日目に退院となった．

10．退院時処方
　　　定時内服なし．ベラパミル（ワソラン®）40mg，1T，発作時頓服，5回分

11．考　察　▶Advice from Professional ➊参照
　　　本症例は，頻拍発作とその心電図記録でPSVTの存在が診断された．発作時心電図は，正常QRS幅，RR整の頻拍で発作中にP波が認められないことから，心房と心室の興奮がほぼ同時相であることが推定され，通常型AVNRTが疑われた．アデノシンが発作停止に有効であったこともこの所見と矛盾しない．頻拍発作は，症候性・再発性であり，AVNRTに対するカテーテルアブレーションの手技はすでに確立している方法であることから，本例では患者にカテーテルアブレーションを勧めた．結果的に，EPSで診断が確認され，カテーテルアブレーションによって頻拍は根治した．しかし，有効なカテーテルアブレーションの後でも5%以下の再発が報告されていることから，今後は発作の再発の有無に注意して経過観察を継続する必要がある．
　　　なお，本症例では発作予防目的に房室結節伝導を抑制する抗不整脈薬を継続的に内服する治療を行う選択肢もあったが，カテーテルアブレーションの有効性と合併症危険率，薬物を継続内服

する場合の経済負担と副作用出現のリスクを十分説明した結果，患者はカテーテルアブレーションを選択した．結果的に根治という有用な結果が得られたが，合併症リスクがゼロではない治療であることから，十分な説明の上に治療を実施していく必要があるものと考えられた．

【文 献】　▶ Advice from Professional ❷参照

1) 「不整脈薬物治療に関するガイドライン（2009年改訂版）」（日本循環器学会）
   http://www.j-circ.or.jp/guideline/pdf/JCS2009_kodama_h.pdf
2) Josephson. M.E：「Clnical Crdiac Electrophysiology. 2nd ed.」(Josephson. M.E. ed.), Lea & Febiger, Philadelphia, 181–274, 1993

Advice from Professional

❶ 考察ポイント

Point 1
頻拍発作の心電図によって，不整脈基盤の存在が明らかとなった．動悸という症候は，洞頻拍を含め，さまざまな二次的要因によっても生じるため，鑑別のためには発作時の心電図記録が何よりも重要である．

Point 2
本症例は幸運にも発作時の心電図を記録することができたが，器質的基盤による頻拍発作を疑いながらも心電図を記録できない症例では，長時間心電図や発作時心電計（カルジオホン®など）を活用し，可能な限り早期に診断を確定する．

Point 3
器質的基盤を有する頻拍症例におけるカテーテルアブレーションの適応は，ガイドラインに明記されている．本症例は，症候性再発性の発作を有し，カテーテルアブレーション有効性の高いAVNRTないし潜在性WPW症候群を疑ったため，積極的にカテーテルアブレーションを勧めた．

❷ 押さえておきたい論文

文献1：「不整脈薬物治療に関するガイドライン（2009年改訂版）」（日本循環器学会）
http://www.j-circ.or.jp/guideline/pdf/JCS2009_kodama_h.pdf

本邦における不整脈薬物治療のガイドラインであり，疾患別にカテーテルアブレーションの意義と有用性をもとにした適応基準が記載されている．また，それらの根拠となった多くの文献が記載されており，さらに深く勉強するための文献検索にも適している．

文献2：Josephson. M.E.「Clnical Crdiac Electrophysiology. 2nd ed.」(Josephson. M.E. ed.), Lea & Febiger, Philadelphia, 181–274, 1993

EPSとカテーテルアブレーションの基本手技について記載されている最も標準的な教科書である．本書の和訳や，本邦で記載された別の教科書もあり，カテーテルアブレーションの原理や適応について理解する目的でこれらを読んでおくことが望ましい．

3. 心房粗動

奥村　謙

Point

1. 症候は心室レートに依存する．頻脈になると動悸，めまい，心不全（頻脈誘発心筋症）などをきたすが，頻脈でなければ無症候のことが多い
2. 稀ながら，1：1房室伝導のためにレートが約300拍/分に増加し，失神や突然死をきたす
3. 心房細動の約3分の1の頻度で血栓塞栓症を合併する
4. 薬物による再発予防効果は，アミオダロン以外は低い
5. 推奨される治療戦略は，まず薬物によりレートコントロールを行い，次いでカテーテルアブレーションで根治することである

1 病態の特徴・症候・疫学

1）特徴

心房粗動は心房レートが240〜440/分の上室頻拍と定義される．心房レートにより240〜340/分の典型的粗動（type 1）と，340〜440/分の非典型的粗動（type 2）に分類されるが[1]，臨床的にはtype 1が多い．type 1はさらに陰性鋸歯状の粗動波（F波）を呈する通常型粗動とこれ以外の非通常型粗動に分類される（表1，図1A・B）．双方とも多くは，下大静脈と三尖弁輪間の解剖学的峡部を含む三尖弁輪を興奮が周回する右房内リエントリーを機序とする（峡部依存性心房粗動，図2A）[2][3]．興奮が反時計方向に旋回すれば陰性鋸歯状のF波を，時計方向に旋回すれば陽性のF波を呈する（図1A・B）．一部は右房上部や右房自由壁，左房内でのリエントリーを機序とする．

type 2は心房細動に近い頻拍で（図1C），その機序は個々の例で異なる．開心術既往例にみられる心房粗動は，峡部依存性のこともあれば切開創を周回するリエントリー（図2B）のこともある．

診断は心電図で行う．下壁誘導（Ⅱ，Ⅲ，aVF）またはV1でF波を見出せば診断は容易である．房室伝導比が低い場合は明瞭であるが，2：1や1：1伝導ではF波が不明瞭となり，診断が難しくなる（図1A）．ポイントとして，約150拍/分の上室頻拍をみた場合，常に心房粗動を考慮に入れ，F波の有無に着目することが肝要である．

2）症候

心房粗動の症候は粗動時の房室伝導に依存する．2：1房室伝導では心室レートが約150/分となり，動悸や呼吸困難，胸痛，血圧低下などをきたす．頻脈が持続すると心不全をきたす（頻脈誘発性心筋症）．稀ながら，1：1伝導のために心室レートが300/分にも達し，血圧低下や失神など重篤な状態に陥る．一方，4：1伝導で心室レートが100/分以下になると無症候となることが多い．なお心房細動の約3分の1の頻度で左房内血栓形成に基づく血栓塞栓症を合併する[4]．

3）疫学

発症年齢は心房細動と同様に60歳以上に多く，

●表1　心房粗動の分類

分類	心房レート	特徴	
type1 （典型的粗動）	240〜340/分	通常型粗動	陰性鋸歯状の粗動波（F波）を呈する
		非通常型粗動	陽性F波など，通常型以外の波形
type2 （非典型的粗動）	340〜440/分	心房細動に近い頻拍	

A) type 1 通常型心房粗動（陰性 F 波）

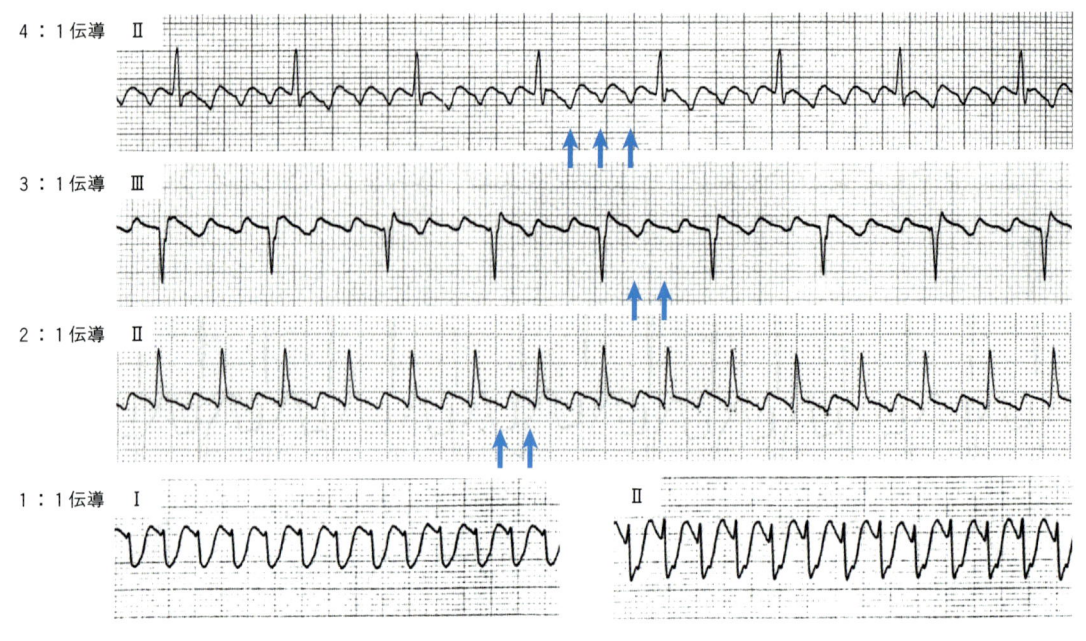

4：1伝導 Ⅱ

3：1伝導 Ⅲ

2：1伝導 Ⅱ

1：1伝導 Ⅰ　　　　　　　　　　Ⅱ

B) type 1 非通常型心房粗動（陽性 F 波）

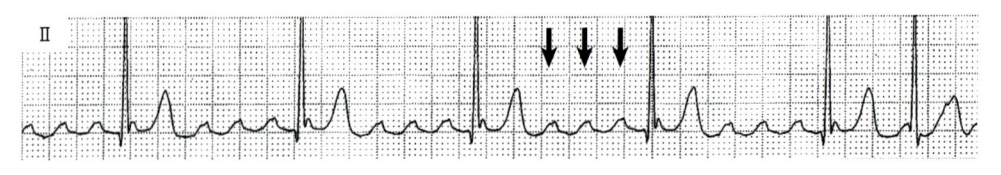

Ⅱ

C) type 2 心房粗動

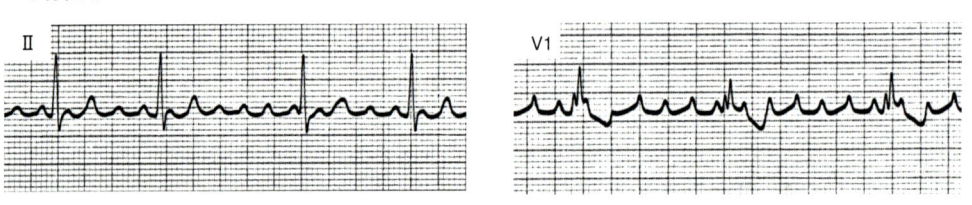

Ⅱ　　　　　　　　　　V1

● 図1　心房粗動の心電図
type 1 の通常型は典型的な陰性鋸歯状の粗動波（→）を示し，非通常型はそれ以外の波形を示す（→）．type 2 はレートが速く，粗動波形はさまざまである

基礎心疾患や開心術の既往を有する例を認めることが多いが，孤立性の場合も少なくない．心房細動に合併する場合も多い．心房細動に対するⅠ群抗不整脈薬，特にⅠc群抗不整脈薬投与後に細動が粗動化する場合も認められる（Ⅰc粗動と呼ばれる）．

2 治療のメカニズムとストラテジー

治療には頻脈に対するレートコントロールと，洞調律復帰・維持（再発予防）のためのリズムコントロールがある．適応があれば血栓塞栓症予防のための抗凝固療法を行う．心房粗動を助長する全身的要因（心不全，虚血，甲状腺機能亢進症，貧血など）

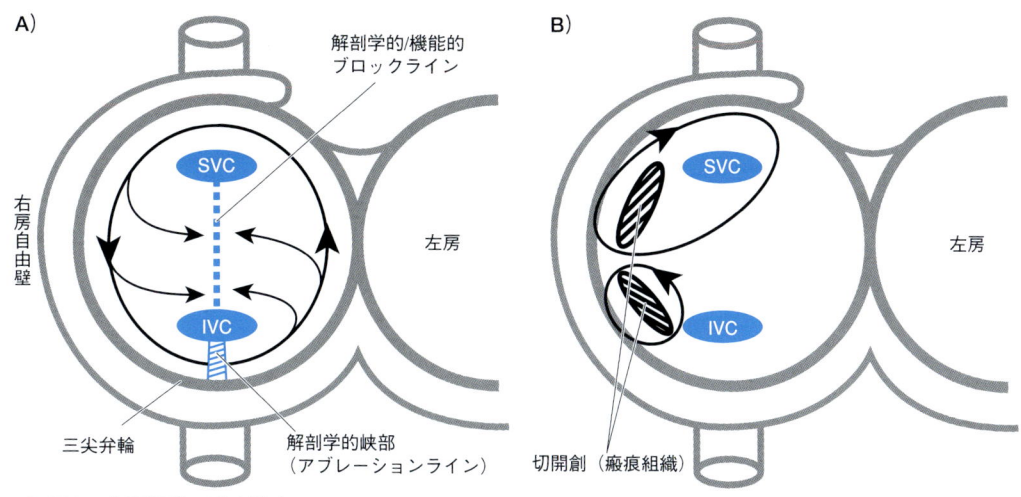

● 図2　心房粗動の発症機序
　A）通常型粗動（反時計方向旋回型）で，前方の三尖弁輪と後方の解剖学的/機能的ブロックライン
　　を障壁として旋回する右房内リエントリーを機序とする
　B）心房切開後に生じる心房粗動で，切開創間の間隙を通るリエントリーを機序とする
　IVC：下大静脈，SVC：上大静脈

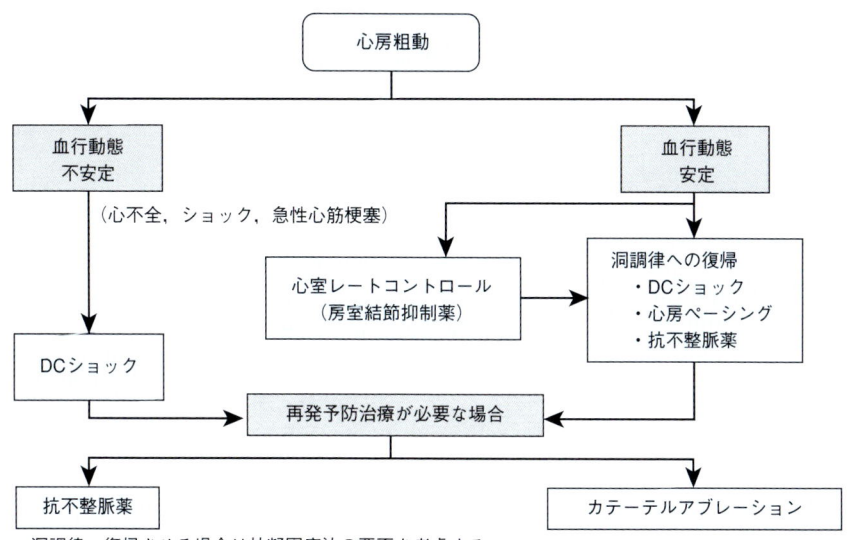

● 図3　心房粗動治療の進め方
　　　（文献5より引用）

があればこれを治療する．「不整脈薬物治療に関するガイドライン（2009年改訂版）」（日本循環器学会）[5]で推奨されている心房粗動の治療の進め方を図3に示す．

1）心房粗動発作時の治療

頻脈のために血行動態が不安定となれば直流通電で停止させる．

頻脈でも血行動態が安定していれば，心電図モニター下にジゴキシン，ベラパミル，β遮断薬を静注し，房室結節伝導を抑制して3：1〜4：1伝導に

● 表2　心房粗動の治療に用いられる抗不整脈薬

薬剤	投与量および投与方法	作用機序	注意点
発作性心房粗動			
発作時の治療			
a）レートコントロール目的			
ジゴキシン	0.25mg，静注（10分間）	房室伝導抑制	ジギタリス中毒
ベラパミル	5.0mg，静注（5分間）	房室伝導抑制	血圧低下
＊経口薬は下記の慢性心房細動（レートコントロール）に記載			
b）洞調律復帰目的			
ジソピラミド	50～100mg，静注（5～10分間）	伝導抑制と不応期延長	血圧低下，QRS幅延長，QT延長など
ピルジカイニド	1.0mg/kg，静注（10分間）	伝導抑制	QRS幅延長など
フレカイニド	50mg，静注（10分間）	伝導抑制	QRS幅延長など
再発予防のための治療			
シベンゾリン	300mg，経口投与（分3）	上記および期外収縮抑制	QT延長，低血糖など
ピルジカイニド	150mg，経口投与（分3）	上記および期外収縮抑制	伝導抑制など
フレカイニド	200mg，経口投与（分2）	伝導抑制および期外収縮抑制	伝導抑制，心機能抑制など
慢性心房粗動（レートコントロール）			
ジゴキシン	0.25mg，経口投与（分1）	房室伝導抑制	ジギタリス中毒，徐脈など
ベラパミル	60～120mg，経口投与（分3）	房室伝導抑制	血圧低下
ビソプロロール	5.0mg，経口投与（分1）	房室伝導抑制	徐脈，低血圧

＊上記投与量は心不全のない例に対する一般的用量であり，患者の状態（年齢，心不全の有無，服薬歴など）によっては半量より投与する

する（表2）．頻脈がコントロールされれば（99拍/分以下），洞調律に復帰させるか，粗動のままレートコントロールするか，カテーテルアブレーションで根治させるかを考慮する．

洞調律に復帰させる治療として，Ⅰ群抗不整脈薬の静注が用いられる（表2）．フレカイニドの停止効果が高いとされるが，それでも30％以下である[5]．注意すべきこととして，抗不整脈薬投与により心房レートが低下すると房室伝導が高まり，逆に頻脈となることがあるので上記の房室伝導抑制薬をあらかじめ投与しておく．直流通電を行う場合は静脈麻酔後，QRS波に同期して50Jで通電する．

2）再発予防のための治療

a）薬物治療

Ⅰ群抗不整脈薬とβ遮断薬が用いられる（表2）．これらの薬剤は心房粗動の引き金となる心房期外収縮を抑制し，また伝導抑制によりリエントリーの成立を抑制する．Ⅰc群抗不整脈薬のフレカイニドが比較的に有効で（再発抑制率50％），他の薬剤の効果はこれ以下である[5]．

b）非薬物治療

通常型心房粗動の再発予防に最も有効な治療はカテーテルアブレーションで，その有効性，安全性は確立されている[6]．リエントリー回路内の必須伝導部位である解剖学的峡部を三尖弁輪から下大静脈まで線状に焼灼する（図2 A）．急性期成功率は90％以上で，再発率は10％以下と少ない．「不整脈の非薬物治療ガイドライン（2006年改訂版）」（日本循環器学会）[7] では，以下をclass Ⅰ適応に位置づけている．

① 1：1房室伝導，失神や心不全などの強い症状を伴う頻拍発作，またはQOLの著しい低下を伴う場合
② 症状があり，薬物治療が無効または副作用のため使用不能な場合

通常型以外の心房粗動に対するカテーテルアブレーションの効果は施設，設備（三次元マッピング，memo 参照），術者の経験等により異なる．特に左房にリエントリー回路を有する粗動のカテーテルアブレーションは容易ではないが，最新の技術を駆使すれば，根治も十分に可能である．

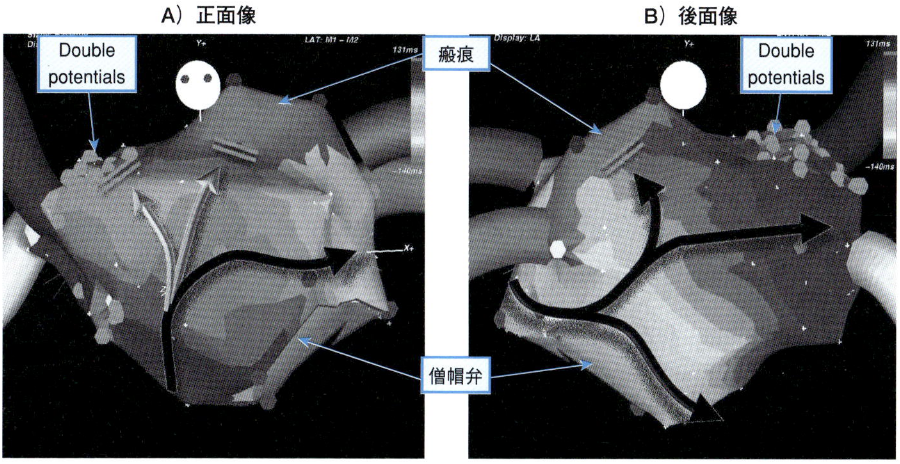

● 図4　左房粗動のCARTOマッピング所見（p.7，Color Atlas ❷参照）

> **memo 三次元マッピング（CARTOシステム）による局在診断**
> GPSと同様の原理で心臓の立体画像をコンピューター上に構成する．この画像上に電位をプロットすることにより頻拍中の興奮伝播が表示され，頻拍の起源やリエントリー回路の局在診断が可能となる．また電位波高の解析により異常（瘢痕）組織が立体画像上に表示され，不整脈発生の基質の診断が可能となる．図4は左房粗動のCARTOマッピング所見で，興奮が僧帽弁輪に沿って，赤→橙→黄→緑→水→青→紫色の順で時計方向に旋回しているのがわかる．

3）慢性心房粗動に対するレートコントロール

洞調律復帰を目指さない場合は心室レートコントロールを行う．房室結節伝導抑制を目的とし，ジゴキシン，ベラパミル，β遮断薬（β1受容体選択性遮断薬）の経口投与を行う．

4）抗凝固療法

心房細動と同様に血栓塞栓症のハイリスク例（CHADS2スコア2点以上）にはワルファリンを投与し，PT-INR 2.0～3.0でコントロールする（第3章4参照）．

3　処方の実際

再発予防のための治療薬の選択を図5に示す[5]．まず心機能を評価し，薬剤を選択する．心機能が正常～軽度低下の場合，第一選択薬は心房不応期を延長させ，房室伝導を抑制するKチャネル遮断薬であるが，ベプリジル，ソタロールともに保険適用となっていない．処方する際はQT延長に十分注意する．第二選択薬は緩徐伝導を抑制し，心房期外収縮を抑制するI群抗不整脈薬であるが，前述の理由により房室結節抑制薬との併用が必要である．第三選択薬はアミオダロンである（肥大型心筋症に合併した場合に保険適用）．

心機能が中等度以上低下している例では，WPW症候群がなければ第一選択薬はジゴキシンで，これと併用する形でプロカインアミドかキニジンが第二選択，アミオダロンが第三選択となる．筆者はアミオダロンを第一選択として用いている．レートコントロールにも洞調律維持にも有効で，少量であれば副作用の回避も可能と思われる．

WPW症候群に伴う心房粗動のレートコントロール法は，心房細動と同様にジゴキシン，ベラパミルは避け，β遮断薬を投与する．再発抑制のためにはWPW症候群と心房粗動の双方に対してカテーテルアブレーションが推奨される．

1）レートコントロールを目的とした治療

a）ビソプロロール（メインテート®）5 mg，1日1回，朝食後

β1選択性交感神経遮断薬である．レートコントロールに優れているが，逆に徐脈となることもあるので効果により用量を調整する．引き金となる心房

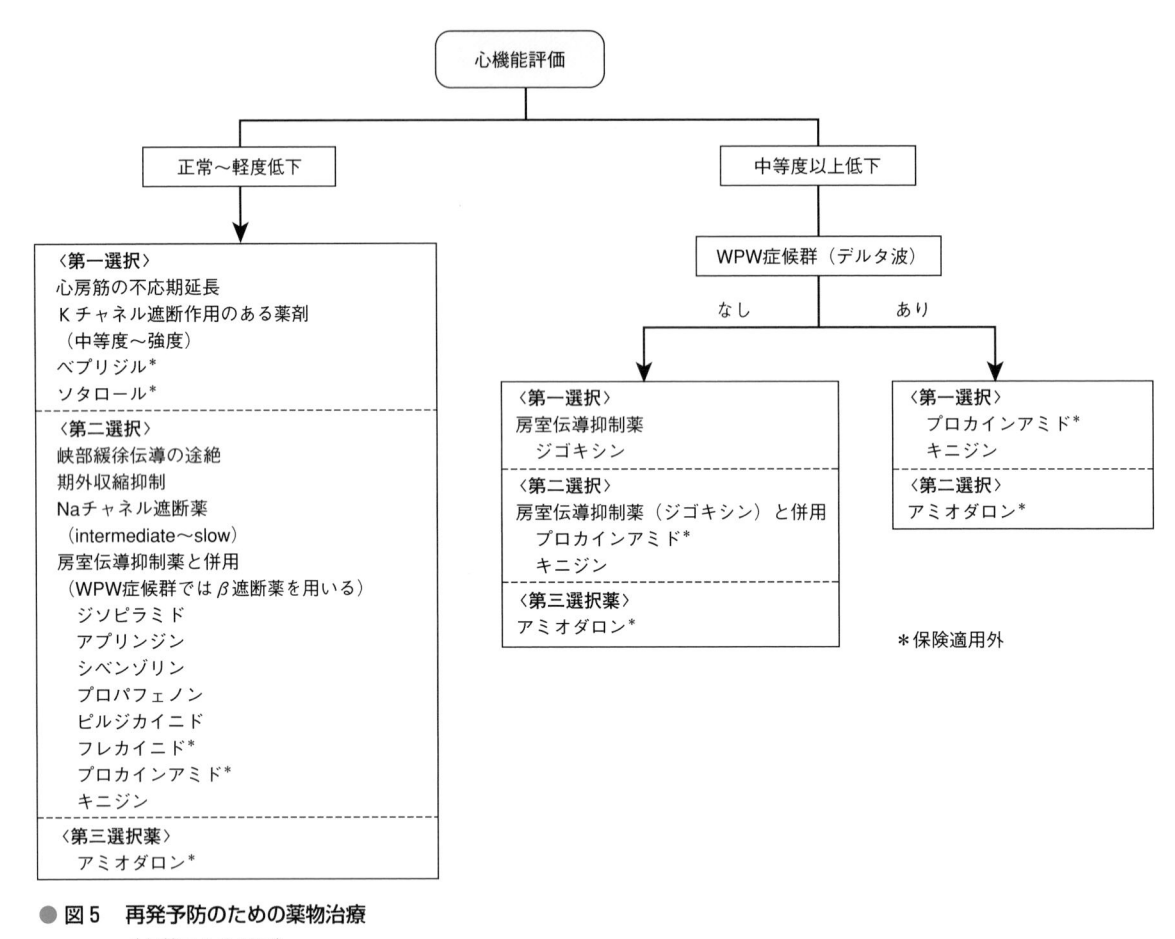

```
                          ┌─────────────┐
                          │  心機能評価  │
                          └──────┬──────┘
                ┌────────────────┴────────────────┐
         ┌──────┴──────┐                   ┌──────┴──────┐
         │ 正常〜軽度低下 │                   │ 中等度以上低下 │
         └──────┬──────┘                   └──────┬──────┘
                                            ┌────┴────┐
                                            │WPW症候群（デルタ波）│
                                            └────┬────┘
                                          なし ┌─┴─┐ あり
```

┌─────────────────────────────┐   ┌─────────────────┐ ┌─────────────────┐
│〈第一選択〉   │   │〈第一選択〉   │ │〈第一選択〉   │
│ 心房筋の不応期延長   │   │ 房室伝導抑制薬   │ │ プロカインアミド* │
│ Kチャネル遮断作用のある薬剤 │   │   ジゴキシン   │ │ キニジン   │
│ （中等度〜強度）   │   ├─────────────────┤ ├─────────────────┤
│ ベプリジル*   │   │〈第二選択〉   │ │〈第二選択〉   │
│ ソタロール*   │   │ 房室伝導抑制薬（ジゴキシン）と併用│ │ アミオダロン*   │
├─────────────────────────────┤   │ プロカインアミド*│ └─────────────────┘
│〈第二選択〉   │   │ キニジン   │
│ 峡部緩徐伝導の途絶   │   ├─────────────────┤   ＊保険適用外
│ 期外収縮抑制   │   │〈第三選択薬〉   │
│ Naチャネル遮断薬   │   │ アミオダロン*   │
│ （intermediate〜slow）   │   └─────────────────┘
│ 房室伝導抑制薬と併用   │
│ （WPW症候群ではβ遮断薬を用いる）│
│ ジソピラミド   │
│ アプリンジン   │
│ シベンゾリン   │
│ プロパフェノン   │
│ ピルジカイニド   │
│ フレカイニド*   │
│ プロカインアミド*   │
│ キニジン   │
├─────────────────────────────┤
│〈第三選択薬〉   │
│ アミオダロン*   │
└─────────────────────────────┘

● 図5　再発予防のための薬物治療
　　　（文献5より引用）

期外収縮の抑制効果も期待できる．**徐脈，低血圧，心不全に注意する**．

b）ベラパミル（ワソラン®）40〜80 mg，1日3回，食後

　Ca拮抗薬で，房室結節に対して伝導抑制作用を示す．半減期が短く，3回以上の投与を要する．洞徐脈，洞停止，房室ブロックの発生，血圧低下に注意する．特にI群抗不整脈薬と併用する場合は徐脈やブロックに注意が必要である．

2）再発予防を目的とした治療

a）シベンゾリン（シベノール®）100 mg，1日3回，食後

　Ia群抗不整脈薬で，Naチャネル遮断効果とKチャネル中等度遮断効果を有し，強い伝導抑制と不応期延長作用を示す．注意事項として，**器質的心疾患例，心機能低下例，腎機能低下例には投与を避ける．血液透析例には禁忌である．投与後は心電図のQRS幅，QT間隔に注意する．低血糖発作を起こすことがある．**

b）フレカイニド（タンボコール®）50〜100 mg，1日2回，食後

　Ic群抗不整脈薬で，強力なNaチャネル遮断効果により強い伝導抑制作用を示す．再発抑制効果はI群抗不整脈薬の中でもっとも高い．注意事項はシベンゾリンと同様である．

c）アミオダロン（アンカロン®）．導入期（1〜2週間）は400 mg，維持期は100〜200 mg．1日1回，朝食後

　III群抗不整脈薬に分類されるが，Kチャネルのみでなく，Naチャネル，Caチャネル，β受容体などもブロックする．最近のLADIP研究の結果では，

平均13カ月間の粗動再発予防効果は70.5%であった[8]．心機能低下例にも投与可能である．**肺毒性（間質性肺炎），肝機能障害，甲状腺機能障害に注意する．**

d）カテーテルアブレーション

抗不整脈薬とカテーテルアブレーションの効果の比較検討では，平均21カ月後の洞調律維持率は薬剤群が36%，カテーテルアブレーション群が80%であった[9]．LADIP研究では，アミオダロンとカテーテルアブレーションの効果を比較検討している．平均13カ月間の再発率はアミオダロン群が29.5%，カテーテルアブレーション群が3.8%で，カテーテルアブレーション治療が有効であった[8]．以上のエビデンスより，心房粗動の基本的治療はカテーテルアブレーションと言える．

4 おわりに

臨床心臓電気生理学の進歩により，心房粗動の機序はほぼ解明されている．さらにカテーテルアブレーションやマッピング技術の発達により，ほとんどの症例で根治可能となっている．一方，抗不整脈薬の粗動停止効果，予防効果は必ずしも良好とは言えない．心房粗動治療の基本はカテーテルアブレーションによる根治であるが，今後，左房粗動などの非定型的粗動やtype 2粗動に対する治療戦略を確立する必要がある．

<文　献>

1) Wells. J.L. et al.：Circulation, 60：665-673, 1979
2) Olshansky. B. et al.：J. Am. Coll. Cardiol., 16：1639-1648, 1990
3) Kalman. J.M. et al.：Circulation, 94：398-406, 1996
4) Lip. G.Y. et al.：Eur. Heart. J., 22：984-987, 2001
5) 「不整脈薬物治療に関するガイドライン（2009年改訂版）」（日本循環器学会）
   http://www.j-circ.or.jp/guideline/pdf/JCS2009_kodama_h.pdf
6) ACC/AHA/ESC guidelines for the management of patients with supraventricular arrhythmias. Executive summary. Circulation, 108：1871-1909, 2003
7) 「不整脈の非薬物治療ガイドライン（2006年改訂版）」（日本循環器学会）
   http://www.j-circ.or.jp/guideline/pdf/JCS2006_kasanuki_h.pdf
8) Costa. A.D. et al.：Circulation, 114：1676-1681, 2006
9) Natale. A. et al.：J. Am. Coll. Cardiol., 35：1898-1904, 2000

➡ 次頁：患者抄録

患者抄録

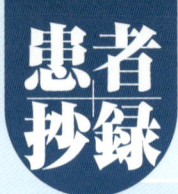

僧帽弁狭窄に対する僧帽弁交連切開術後の非通常型心房粗動

【患　者】65歳男性

1．診　断　①僧帽弁狭窄，②僧帽弁交連切開術（OMC）後，③経皮的僧帽弁交連切開術（PTMC）後，④通常型心房粗動，⑤非通常型心房粗動，⑥洞不全症候群，⑦ペースメーカ植込み後
2．主　訴　頻脈による動悸，呼吸困難
3．既往歴　42歳時に僧帽弁狭窄に対し僧帽弁交連切開術施行
　　　　　　63歳時にPTMC施行
　　　　　　63歳時に通常型心房粗動に対して三尖弁下大静脈間峡部アブレーション施行
　　　　　　64歳時に洞不全症候群に対してペースメーカ植込み
4．家族歴　父：高血圧，母：糖尿病
5．生活歴　職業：農業，喫煙歴：なし，飲酒歴：機会飲酒
6．現病歴
　　　　2年前に労作時呼吸困難を自覚，当院で僧帽弁狭窄の増悪と診断されPTMCを受けた．その3カ月後に頻脈を自覚，通常型心房粗動の診断でカテーテルアブレーション治療を受けた．その後は症状なく経過していたが，昨年めまいを自覚し，洞不全症候群の診断でペースメーカ（DDD）が植込まれた．本年6月，以前と同様の頻脈感と軽度の呼吸困難を自覚し，当科外来を受診した．心電図にて心房粗動による頻脈を指摘され，治療目的で入院となった．なお僧帽弁狭窄と心房粗動に対してワルファリンが投与されており，PT-INRは2.0～3.0でコントロールされていた．また心不全治療目的で，利尿薬（フロセミド20 mg/日）が投与されていた．
7．入院時現症
　　　　身長166 cm，体重62 kg，BMI 22.5，意識清明，血圧106/80 mmHg，脈拍数140/分・整で緊張はやや減弱，体温36.4℃
　　　　結膜に貧血・黄染なし
　　　　胸部正中にOMCによる手術痕あり，肺野は清音で呼吸音に異常認めず，心音はⅠ音亢進と僧帽弁開放音（OS）を聴取，左側臥位で心尖部に拡張期ランブルをLevineⅡ度聴取
　　　　肝脾触知せず，前脛骨部浮腫なし
8．入院時検査成績
　　①血　算：WBC 5,800/μL，RBC 362万/μL，Hb 12.1 g/dL，Hct 37.3%，Plts 21万/μL
　　②生化学：TP 7.0 g/dL，Alb 3.8 g/dL，AST 20 IU/L，ALT 16 IU/L，LDH 182 IU/L，ALP 97 IU/L，γGTP 42 IU/L，CK 112 IU/L，CK-MB 6.1 IU/L，BNP 124 IU/L，BUN 28 mg/dL，Cr 0.7 mg/dL，Na 142 mEq/L，K 3.8 mEq/L，Cl 105 mEq/L，CRP 0.1 mg/dL，T-Bil 0.7 mg/dL，LDL-Cho 123 mg/dL，HDL-Cho 52 mg/dL，TG 88 mg/dL，Glu 105 mg/dL，HbA1c 4.8%
　　③凝固系：PT-INR 2.4
　　④尿一般検査：糖（−），タンパク（+），ウロビリノーゲン（±），WBC（−），RBC（−）
　　⑤胸部X線写真：CTR 56%，肺うっ血なし
　　⑥心電図（図1A）：レート132拍/分のnarrow QRS, regular tachycardia
　　⑦経胸壁心エコー：左室収縮はほぼ正常，左房拡大あり（48 mm），僧帽弁DDR低下あり，僧帽弁口面積1.7 cm^2
　　⑧経食道心エコー：左房内血栓認めず

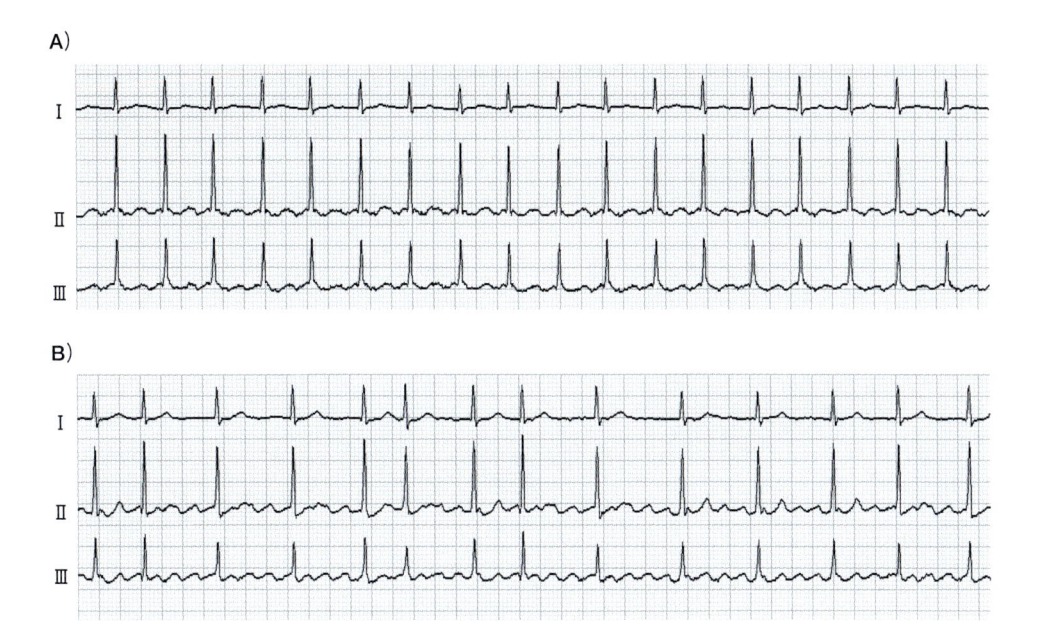

図1 入院時（A）およびβ遮断薬投与後（B）の心電図

9．入院後の経過

　　入院時に心拍数が約140拍/分の規則正しい頻拍を認め，心電図はnarrow QRS regular tachycardiaであった（図1 A）．粗動波は非定型的であり，非通常型心房粗動と診断した．心不全と動悸の症状は比較的に軽度であったため，β遮断薬（ビソプロロール 2.5 mg/日）の経口投与を行った．数日後より心拍数は減少し，75〜100拍/分の不規則な脈拍となった（図1 B）．症状が消失したため，ビソプロロールを 3.75 mg/日に増量し，後日カテーテルアブレーションを予定し，1週間後に退院となった．

10．退院時処方

　　①ワルファリンカリウム（ワーファリン®）1.5 mg，1日1回，朝
　　②フロセミド（ラシックス®）20 mg，1日1回，朝
　　③ビソプロロール（メインテート®）3.75 mg，1日1回，朝

11．退院後の経過

　　症状は軽快していたが，非通常型心房粗動（図1 B）が持続するため，本年8月，カテーテルアブレーション目的で当科入院となった．電気生理学的検査およびCARTOマッピングの結果，左房粗動と診断された[1]．機序は左肺静脈周囲を旋回するリエントリーで（図2），左右の上肺静脈間の左房ルーフと僧帽弁左下肺静脈間峡部に対する線状アブレーション（図中赤点）で頻拍は消失した．現在，洞調律またはペースメーカ（AAI作動）調律で外来通院中である．なお内服薬は同内容で継続している．

12．考　察　（▶ Advice from Professional ①参照）

　　本例は僧帽弁狭窄により左房拡大を認め，さらに開心術による右房切開，左房切開も有しており，種々の上室頻拍・粗動の基質を有する．まず，2年前に通常型心房粗動を発症し，三尖弁下大静脈間峡部に対するカテーテルアブレーションで根治されたが，今回新たに非通常型心房粗動（図1）が出現した．本例の場合，右房切開創に関連するリエントリー（incisional reentry）と左

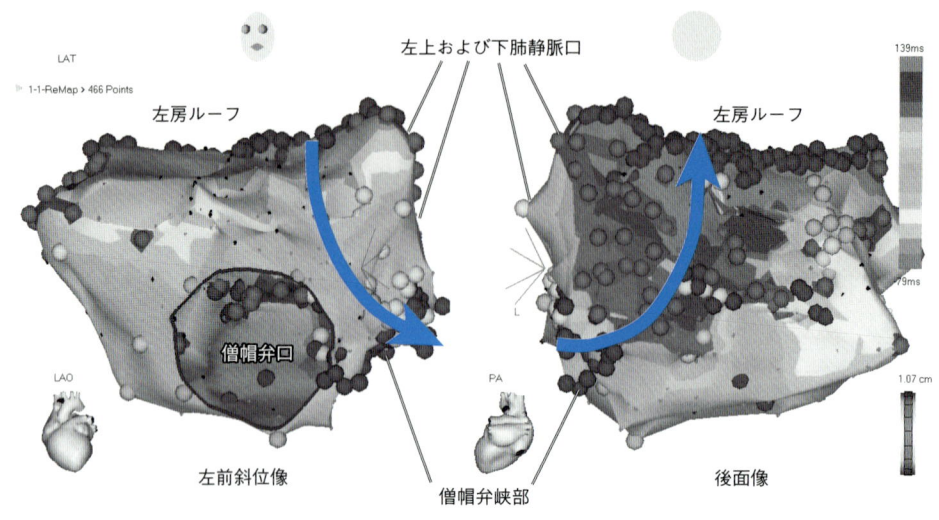

図2 心房粗動中の左房CARTOマッピング（p.8, Color Atlas ❸参照）
赤点：アブレーションライン．→はリエントリーを示す

　房内リエントリーの双方が想定された．CARTOマッピングの結果，図2のように左肺静脈周囲を旋回する左房内リエントリーが証明され，左房ルーフと僧帽弁峡部に対するアブレーションにより心房粗動は消失した．

　本例に対する治療方針として，僧帽弁狭窄自体は2年前のPTMCである程度軽減していたが，頻脈になると心不全が増悪するため，レートコントロールが必要となる[2]．本例では非通常型心房粗動による頻脈に対してβ遮断薬が奏効し，レートはコントロールされ（図1 B），症状は軽快した．このままで経過観察してもよいと考えられる．一方，心房粗動は血栓塞栓のリスクであり[3]，さらに本例は僧帽弁狭窄を有すため，血栓塞栓のハイリスク例と考えられる．心房粗動に対する治療戦略として抗不整脈薬とカテーテルアブレーションがあるが，複数の臨床試験によりアブレーションの有効性が示された[4]．心房粗動の根治により血栓塞栓のリスクがどの程度軽減されるかは明らかでないが，血行動態的にも粗動の状態よりも改善されることが期待される．頻脈の根治の可能性と血栓塞栓症のリスク軽減の可能性を説明し，同意を得たため，左房アプローチによるカテーテルアブレーションを施行した．本例はβ遮断薬によるレートコントロールとカテーテルアブレーションによる粗動の根治療法の双方が奏効した症例と考えられた．

【文 献】　▶ Advice from Professional ❷参照

1) Jais. P. et al.：Circulation, 101：2928-2934, 2000
2) 「不整脈薬物治療に関するガイドライン（2009年改訂版）」（日本循環器学会）
　　http://www.j-circ.or.jp/guideline/pdf/JCS2009_kodama_h.pdf
3) Dunn. M. I.：Am. J. Cardiol., 82：638, 1998
4) Costa. A. D. et al.：Circulation, 114：1676-1681, 2006

Advice from Professional

1 考察ポイント

Point 1
僧帽弁狭窄では頻脈は拡張期を短縮し，肺うっ血を悪化させるためレートコントロールが必要である．

Point 2
心房粗動のレートコントロールに使用される薬剤として，ジゴキシン，β遮断薬，Ca拮抗薬（ベラパミル，ジルチアゼム）がある．特に頻脈のコントロールには，作用時間が長く，効果も安定しているβ遮断薬がよい適応となる．

Point 3
心房粗動では心房細動の約3分の1程度の血栓塞栓症のリスクを認める．さらに僧帽弁狭窄は血栓塞栓症の大きなリスク要因であり，したがってワルファリンの投与は不可欠である．

Point 4
心房粗動は，通常型であればカテーテルアブレーションで容易に根治される．一方，非通常型心房粗動の根治は必ずしも容易でなく，三次元マッピングを駆使した詳細な発症機序の検討とこれに基づくアブレーション部位決定が必要となる．特に本例のような左房拡大，右房および左房切開の既往を有する例では，右房のみでなく左房内リエントリーも十分に考えられ，その双方に対応できる体制（設備）でアブレーションに臨まなければならない．

Point 5
考察については，病態（心臓弁膜症，開心術後，頻脈性不整脈）をよく理解し，これらを解決するにはどのような治療法をどのような根拠で組立てたか，そして結果がどのようになったかを記載することがコツである．

2 押さえておきたい論文

文献1：「不整脈薬物治療に関するガイドライン（2009年改訂版）」（日本循環器学会）
http://www.j-circ.or.jp/guideline/pdf/JCS2009_kodama_h.pdf
薬物治療のガイドラインであるが，まず個々の不整脈に対する治療戦略が示され，次に抗不整脈薬を中心とする薬物選択の順序と根拠が示されている．

文献2：Costa. A. D. et al.：Circulation, 114：1676-1681, 2006
心房粗動に対する最初の治療としてのアミオダロンとカテーテルアブレーションの効果を比較検討した多施設研究で，平均13カ月間の再発予防効果は，前者が70.5%，後者が96.2%であった．

memo

第3章 上室性不整脈の治療

患者抄録

4. 発作性心房細動

山根禎一

Point

1. 心房細動は最も頻度の高い頻脈性不整脈であり，明らかな基礎心疾患のない例にも発症し，その有病率は加齢とともに増加する
2. 心房細動の発生基盤は単純なものではなく，複雑な病態が絡み合って原因基質を形成している
3. 発作性心房細動の治療は，単に心房の電気現象に対する治療だけでなく，脳梗塞予防，レートコントロール，心筋線維化の予防，さらには慢性化の予防など，多岐にわたる戦略が必要となる

1 病態の特徴，疫学

心房細動は最も頻度の高い頻脈性不整脈であり，明らかな基礎心疾患のない例にも発症し，その有病率は加齢とともに増加する．米国における有病率の報告をみると，米国全人口の0.89%，40歳以上では2.3%，65歳以上では5.9%，80歳代では10%と，60歳以上で有病率が著明に増大している[1]．日本循環器学会によるわが国の疫学調査成績では，心房細動有病率は70歳代男性3.44%，女性1.12%，80歳代男性4.43%，女性2.19%と，欧米と比べると低い傾向が示された（図1）[2]．日本の全人口に当てはめて計算すると，わが国の心房細動有病率は0.56%と推定されている．この成績は心房細動の中でも，主として慢性心房細動が対象となっており，潜在的な発作性心房細動患者を含めると，日本の心房細動患者は300万人程度に上るともいわれている．

心房細動はその進行程度から発作性，持続性，慢性と分類され，発作性心房細動は比較的病初期の状態と言い換えることもできる．一般的に良性に分類される不整脈であるが，常に大きな注目を集める疾患であるのは，脳梗塞という重大な合併症を有すること，および時間経過とともに発作性から持続性慢性へと進行していくことに起因している．

1）心房細動患者の脳梗塞発生率

米国のFramingham studyの結果では，心房細動単独群における脳梗塞発症リスクは対照群と比較して5.6倍に上り，リウマチ性心臓弁膜症に合併した心房細動の場合には実に17.6倍に達すると報告されている[3]．わが国の久山町研究による報告では，心房細動が脳梗塞発症の独立した危険因子であり，脳梗塞発症リスクを男性で3.7倍，女性で2.8倍上昇させることが明らかにされている[4]．

1990年代終盤から今世紀初頭にかけてわが国で非弁膜症性心房細動に対する前向き研究結果が複数報告された〔COOPAT研究，Hokkaido研究，Japanese NVAF Secondary Prevention Study（JAST研究）〕．それらをまとめると，非弁膜症性心房細動患者の年間脳梗塞発症率は，抗血栓薬治療を施行しない場合

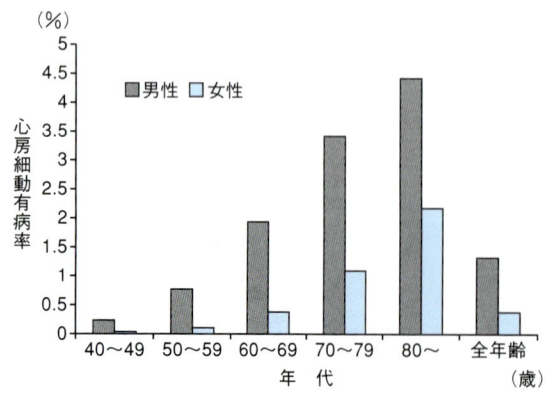

● 図1 性別，年代別にみた日本人の心房細動有病率
（文献2より）

1.9〜4.5％，抗血小板薬投与下で2.2〜4.4％，ワルファリン投与下で1.1〜1.7％であった[5]．

2) 発作性心房細動は確実に慢性へと進行していく

発作性心房細動は，発作を反復するうちに停止困難となり，やがては慢性心房細動へと移行する経過をたどることが多い．Stroke Prevention in Atrial Fibrillation study（SPAF study）の報告では，発作性心房細動と診断された患者の平均26カ月の追跡調査において，慢性心房細動への移行は12％で認められた[6]．Canadian Registry of Atrial Fibrillation study（CARAF study）では，発作性心房細動の慢性化は1年後で8.6％，5年後で24.7％に認められている[7]．一方わが国における調査では，Japanese Antiarrhythmic Long-term study-2（JALT-2 study）において，平均1.3年の調査期間中に10.9％の慢性化が認められている[8]．さらにKatohらの報告では，発作性心房細動は年間5.5％の割合で慢性化し，平均14年で77.2％が慢性化するという驚くべきデータを示している（図2）[9]．このように発作性心房細動は脳梗塞という重大な合併症を有すると同時に，着実に慢性化していく特徴をもつ．発作性心房細動の治療においては，洞調律の維持とともに慢性化を止められる治療なのか，という点が重要な意味をもつわけである．

2 治療のメカニズムとストラテジー

1) 各種リモデリングの概念

心房細動の発生基盤は単純なものではなく，図3に示すような複雑な病態が絡み合って原因基質を形

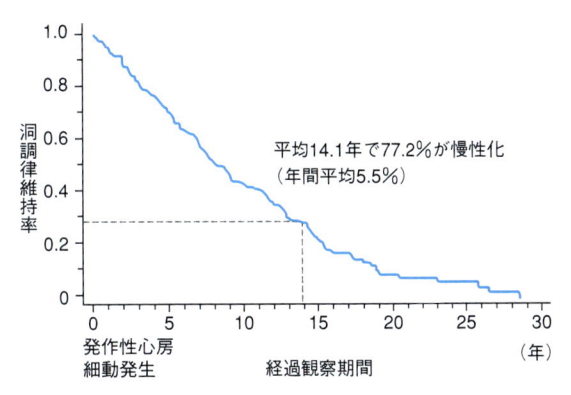

● 図2 発作性心房細動の慢性化率
年間平均5.5％が慢性化（文献2より）

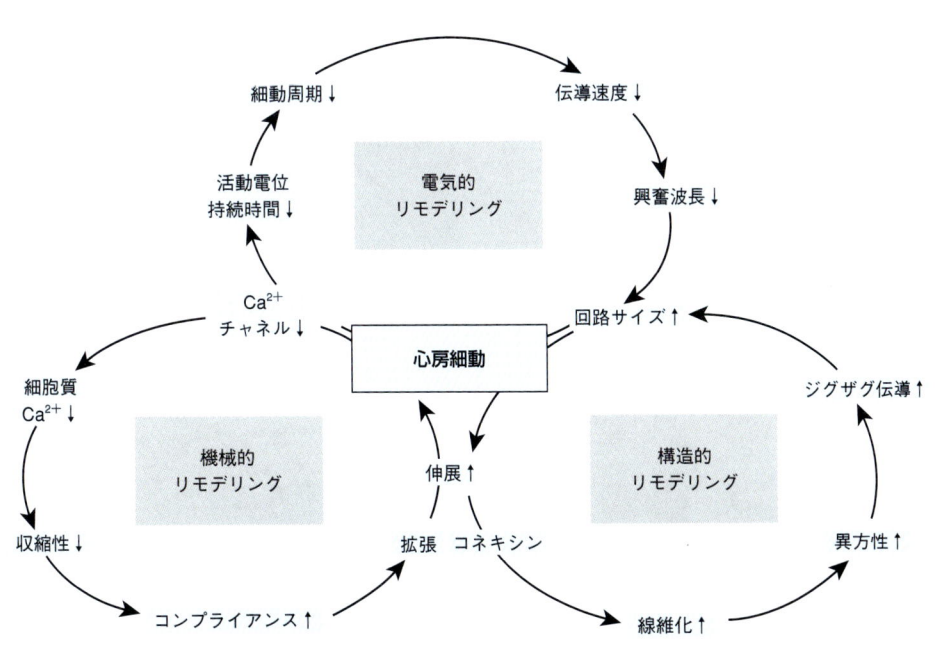

● 図3 心房細動の発生基盤：電気的，機械的，構造的リモデリングの概念
（文献10より）

成している．特に，心房の電気的リモデリングと構造的リモデリングは相互に関係し合って心房細動を進展させていくことが示されている[10]．

電気的リモデリングとは，主として心房筋細胞のイオンチャネル電流の変化（チャネル発現の変化に伴う）による不応期の短縮などを指す．これにより心房内のリエントリーが成立しやすくなり，心房細動が発生しやすくなる．また，発生した心房細動自体がさらなる電気的リモデリングを惹起して心房細動を発生しやすくする（AF begets AF）．

機械的リモデリングとは，特に心房細動停止後に心房収縮性が十分に回復しないことを指し，心房細動の持続が長いほどその傾向は強くなる．その原因は主として心筋Ca^{2+}チャネルの発現抑制によると考えられている．

一方，構造的リモデリングとは心房間質の線維化などの器質的変化を指す．間質の線維化により心房内の電気的伝導異常（遅延）を引き起こし，これが心房細動の発生と維持に深く関係することが明らかとなっている．

電気的リモデリング，機械的リモデリングおよび構造的リモデリングは症例ごとに複雑に関係して心房細動発生の基盤となるわけであるが，一般的に病初期には電気的リモデリングが主体に，進行するにしたがって機械的および構造的リモデリングが著明になる傾向がある．治療としては，**構造的リモデリングが進行する前に十分な対処を行う必要がある．**

2）洞調律維持治療

従来の心房細動治療薬（抗不整脈薬）はイオンチャネルを標的とした薬剤であり，心房の電気的リモデリングの補正が主眼であった．これは病初期には比較的効果があるが，進行してきた場合には効果が非常に限定される．構造的リモデリングに対して著効する薬剤はない．そこで治療の主眼はおのずと，病初期の発作性の段階でしっかりと洞調律を維持し，その先の構造的リモデリングの進展をできる限り抑えることになる．さらには，構造的リモデリングの発生を未然に予防することも重要なポイントとなる．

薬剤で十分な効果が得られない症例においては，カテーテルアブレーションにより非薬物的に根治を目指すことも一般的になってきている．

実際の抗不整脈薬の使用方法については，「心房細動治療（薬物）ガイドライン（2008年改訂版）」（日本循環器学会）を参照されたい（図4）[11]．

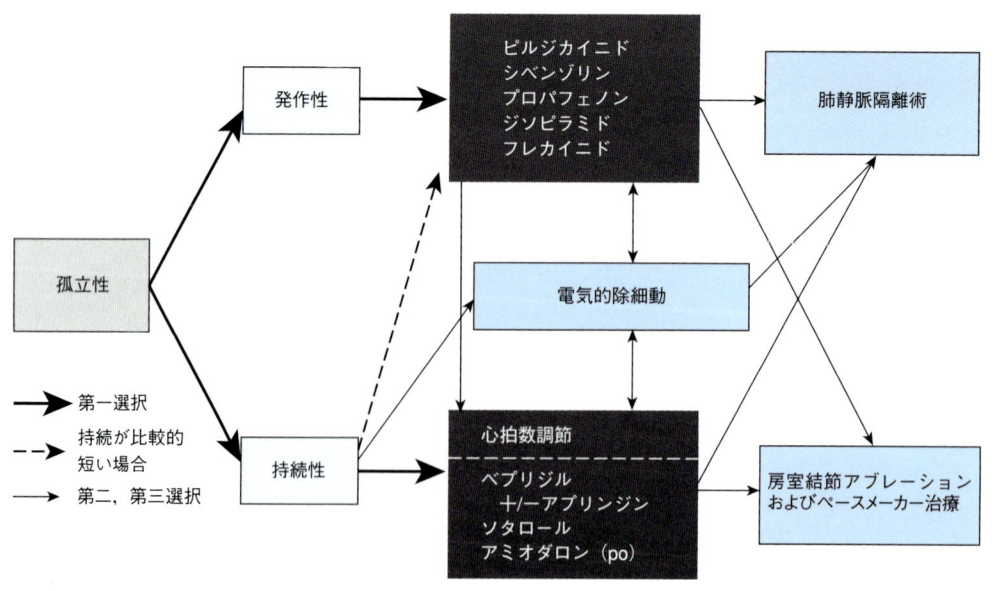

● 図4　孤立性心房細動に対する薬物治療ガイドライン
　　　（文献11より）

3）脳梗塞予防治療

現時点で国内において心房細動患者の脳梗塞予防に用いられているのはワルファリンとアスピリンの2つと言ってよいであろう．心房細動で心房内に形成されるのはフィブリン血栓であり，その予防および治療には抗凝固薬であるワルファリンが望ましいのは明らかである．血小板血栓の形成抑制薬であるアスピリンが心房細動患者の血栓予防に有効であるか否かについては長い間議論が続いたが，近年その有効性はほぼ否定された．特に**血栓症発生リスクの高い症例においてはワルファリンの使用が勧告**されており，CHADS2スコアを用いてリスクを評価することが一般的となっている．これは，心不全（Congestive heart failure），高血圧（Hypertension），高齢者（Age），糖尿病（Diabetes），脳梗塞の既往（Stroke，2点換算）の項目から加算点数を評価するもので，1～2点以上の症例ではワルファリンの使用が勧められる．「心房細動治療（薬物）ガイドライン（2008年改訂版）」において，心房細動薬物治療の抗血栓治療からアスピリンが撤廃された（図5）．心房細動患者の抗血栓治療では，できる限りワルファリンを使用するべき状況になったわけであるが，服薬コンプライアンスの悪い患者や，ワルファリンによる脳出血リスクの問題も残っており，すべての患者にワルファリンを簡単に投与すればよい，というほど簡単な問題ではない．

4）レートコントロール治療

発作性心房細動においては洞調律維持に主眼を置くのが原則であるが，発作時の動悸症状が強い症例においては心拍数調節薬を使用することもしばしばある．房室結節の伝導を抑制するために，β遮断薬またはCa拮抗薬が使用されることが多い．古くから使用されていたジギタリス製剤は，交感神経緊張状態での心拍数調節効果が低いこと，およびその使用が予後悪化因子となりうることから使用頻度は減少している．

5）アップストリーム治療

すでに発生している不整脈に対する治療を「ダウンストリーム治療」と呼ぶのに対して，不整脈の発生をもたらす病態の進行を抑える治療を「アップストリーム」治療と言う．最も期待されているのはRAS（レニン-アンジオテンシン系）阻害薬であるACEI（アンジオテンシン変換酵素阻害薬）およびARB（アンジオテンシンⅡ受容体拮抗薬）であり，高血圧，心不全等によって引き起こされる心房筋間質の線維化を抑制することで抗不整脈的な効果が期

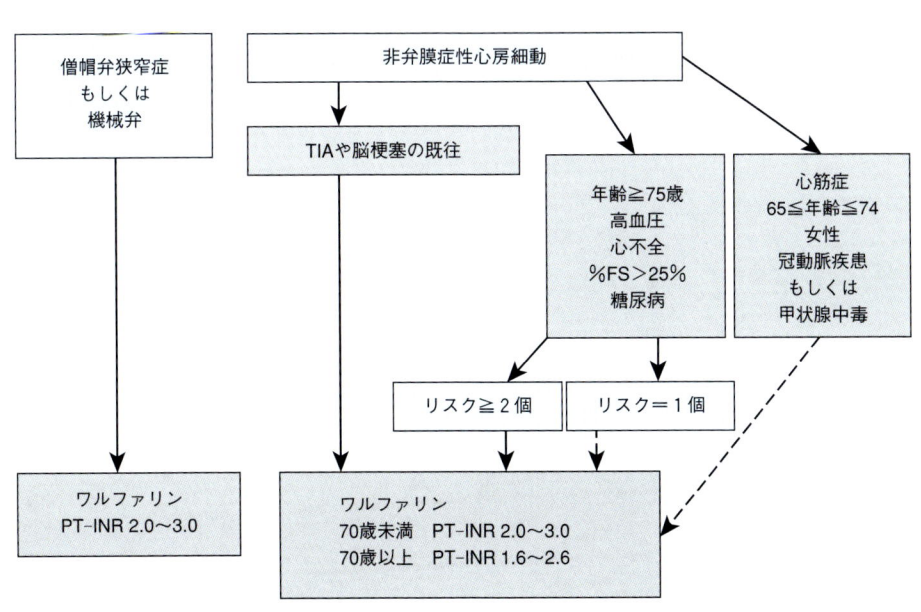

● 図5 心房細動に対する抗血栓療法
（文献11より）

待できる．これまでに主として心不全を対象とした大規模臨床試験（TRACE, CHARM, LIFE, Val-HeFT）などのサブ解析において心房細動の新規発生がRAS阻害薬群で少ないことが示されている．しかし，基礎疾患のない症例における心房細動抑制効果については未だ十分な検討はなされていない．実際の臨床では，高血圧や心不全合併の心房細動症例の治療においては，それ以上の心房細動基質を進展させないために，RAS阻害薬を使用（併用）することが勧められる．

3 処方の実際

1）抗不整脈薬

「心房細動治療（薬物）ガイドライン（2008年改訂版）」に記載されている，孤立性心房細動に対する抗不整脈薬の使用法を表に示す．

各薬剤について，知っておきたいポイントは2つである．1つはNaチャネル遮断以外の付加的な作用，もう1つは体から排出される際の代謝経路（腎排泄か肝代謝か）である．

注意点

① ピルジカイニド（サンリズム®）は効果も排泄もピュアな薬である．Naチャネルだけを即効的に抑制し，その排泄は100％近くが腎排泄であるため腎機能低下のある患者には非常に使用しにくい薬剤と言える

② シベンゾリン（シベノール®）およびジソピラミド（リスモダン®）はNaチャネル抑制作用に加えて，迷走神経抑制作用（抗コリン作用）を有している．それに起因する症状や副作用が出現することがあるが，うまく使用することで他の薬には果たせない役割をもたせることができる．両薬剤ともに約60％が腎排泄である

③ プロパフェノン（プロノン®）はNaチャネル抑制に加えて，β遮断作用を有する．約8割が肝代謝を受けるため，肝機能障害のある患者には使用しにくい

④ タンボコールはNaチャネル以外にKチャネル抑制作用も有し，腎排泄と肝代謝の両方の経路を有している．サンリズム®と比較して，腎機能低下患者でも使用しやすい面がある

2）心拍数調節薬

① ビソプロロール（メインテート®）2.5〜5 mg，1錠，1日1回　朝食後
② ジルチアゼム（ヘルベッサー®）150mg，1〜2カプセル，1日1回，朝食後

症例によって房室結節の伝導特性が異なるために，少量から開始して心拍数のコントロール具合に応じて増減することが望ましい．発作性心房細動患者で，洞結節機能が低下している症例では，これらの心拍数調節薬を使用することによって，頻拍停止時に長い心停止を生じることがあるので，注意が必要である．

3）ワルファリン

「心房細動治療（薬物）ガイドライン（2008年改訂版）」で推奨されているPT-INR値は，一般的に2.0〜3.0とされている．この数値は欧米で行われた6つのランダム化比較試験をメタアナリシスした結果定められたものであり，脳梗塞の発症はPT-INR 2.0未満で多く，重篤な出血はPT-INR 3.0より上で多く発症していたことによる．

一方，高齢者（70歳以上）ではPT-INR 1.6〜2.6

● 表　孤立性心房細動治療薬の投与法

	経口1日量	投与法	静注投与法
ピルジカイニド	150mg	分3	1 mg/kg/10分
シベンゾリン	300mg	分3	1.4mg/kg/2−5分
プロパフェノン	450mg	分3	—
ジソピラミド	300mg	分2（R*），3	1−2 mg/kg/5分
フレカイニド	200mg	分2	1−2 mg/kg/10分

*R：リスモダンR（徐放錠）の場合

でのコントロールが推奨されている．これは本邦における前向き研究で高齢者に対する低用量ワルファリン療法の安全性や有効性が報告されたことによる．そして高齢者における至適治療域の検討によって，脳梗塞や全身塞栓症はPT-INR 1.59以下の症例で認められた一方，重篤な出血性合併症はPT-INR 2.2を超えると現れはじめ，PT-INR 2.6を超えると急激に増加することが確認されている．

4）RAS阻害薬

①エナラプリル（レニベース®）2.5～5 mg，1錠，1日1回，朝食後
②バルサルタン（ディオバン®）40～80mg，1錠，1日1回，朝食後
③カンデサルタン（ブロプレス®）4～8 mg，1錠，1日1回，朝食後

RAS阻害薬は通常は高血圧や心不全症例において使用される．発作性心房細動に対するアップストリーム治療としての役割を期待するわけであるが，欧米の大規模臨床試験で使用されている用量と，日本人に通常使用する用量には大きな開きがあることを知っている必要がある（例えば欧米ではディオバン® 320mgなど）．

4 おわりに

発作性心房細動の治療は，単に心房の電気現象に対する治療だけでなく，脳梗塞予防，レートコントロール，心筋線維化の予防，さらには慢性化の予防など，多岐にわたる戦略が必要となる複雑な病態である．高血圧や心不全，糖尿病の管理も含めて全身的な管理を行うことが重要といえる．また，発作性心房細動の治療では，その治療方法が，目の前の心房細動患者の進行を抑制できる治療であるのかどうか，という点が非常に重要である．各種の薬剤を用いても進行が止められずに持続性慢性へと進行する傾向のある症例では，次の策としての非薬物治療（カテーテルアブレーション）の適応についても積極的に考える必要がある．

<文　献>

1) Feinberg. W.M. et al.：Arch. Intern. Med., 155：469-473, 1995
2) Inoue. H. et al.：Int. J. Cardiol., 137：102-107, 2009
3) Atrial Fibrillaton Investigators：Arch. Intern. Med., 154：1449-1457, 1994
4) 藤島正俊：循環器医, 6：19-26, 1998
5) Yamaguchi. T. et al.：Stroke, 31：817-821, 2000
6) Flaker. G.C. et al.：Am. J. Cardiol., 76：355-358, 1995
7) Kerr. CR. et al.：Am. Heart. J., 149：489-496, 2005
8) Katoh. T. et al.：Jpn. Circ. J., 65：275-278, 2001
9) Katoh. T. et al.：Cir. J., 68：568-572, 2004
10) Allessie. M. et al.：Cardiovasc. Res., 54：230-246, 2002
11) 「心房細動治療（薬物）ガイドライン（2008年改訂版)」（日本循環器学会）：Cir. J., 72（Suppl. IV）：1581-1638, 2008

➡ 次頁：患者抄録

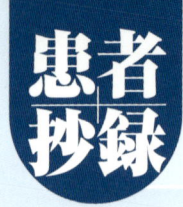

発作性心房細動（薬物治療）

【患　者】52歳男性
1．診　断　心房細動
2．主　訴　動悸・失神発作
3．既往歴　特記すべきものなし
4．家族歴　父親が心房細動
5．生活歴　特記すべきものなし
6．現病歴　動悸のために受診した近医にて，ピルジカイニド150 mg/日の内服を開始したところ，心拍数約250/分のwide QRS頻拍を生じ，動悸・失神発作で緊急来院．心室頻拍を疑ってリドカインが静注されたが無効であり，次にベラパミルの静注を行ったところ心室応答数が減少し粗動波が確認された．
7．心電図所見（図）
8．考　察　▶ Advice from Professional 1 参照

　心房細動に対する治療の第一選択は抗不整脈薬治療であるが，Ⅰ群抗不整脈薬治療中に心房細動から心房粗動へと移行することがしばしばある．伝導抑制作用の強いⅠc群抗不整脈薬を使用した際に特に多く認められるため，Ⅰc心房粗動（Ⅰc-flutter）と最近呼ばれている．心房細動中の心房内の混沌とした興奮が抗不整脈薬によって伝導抑制を受けることで1つの大きな興奮旋回に収束することが，心房粗動へと移行する機序と考えられている．

　心房細動へのⅠ群抗不整脈薬治療の際には上記の顛末を念頭におき，必要に応じて房室結節伝導抑制作用のある薬剤（β遮断薬，Ca拮抗薬，ジギタリスなど）を併用することが巧い不整脈治療のコツといえる．

　Ⅰc心房粗動は通常型心房粗動の1型であるため下大静脈・三尖弁輪間のisthmus（峡部）の横断線状焼灼により根治することができる．薬剤により心房細動を粗動化した上でカテーテルアブレーションにより根治する方法は，ハイブリッド治療と呼ばれている．心房細動を根治しているわけではないので術後もⅠ群抗不整脈薬を継続する必要があるが，有効率が高く治療のリスクが少ないために，最初のステップとして選択されることが多い．Ⅰ群抗不整脈薬使用後に細動がほぼ完全に粗動化する症例がよい適応であり，ハイブリッド治療後にも細動が残存する症例では次のステップとして心房細動の根治術（肺静脈アブレーション）を考慮する必要がある．

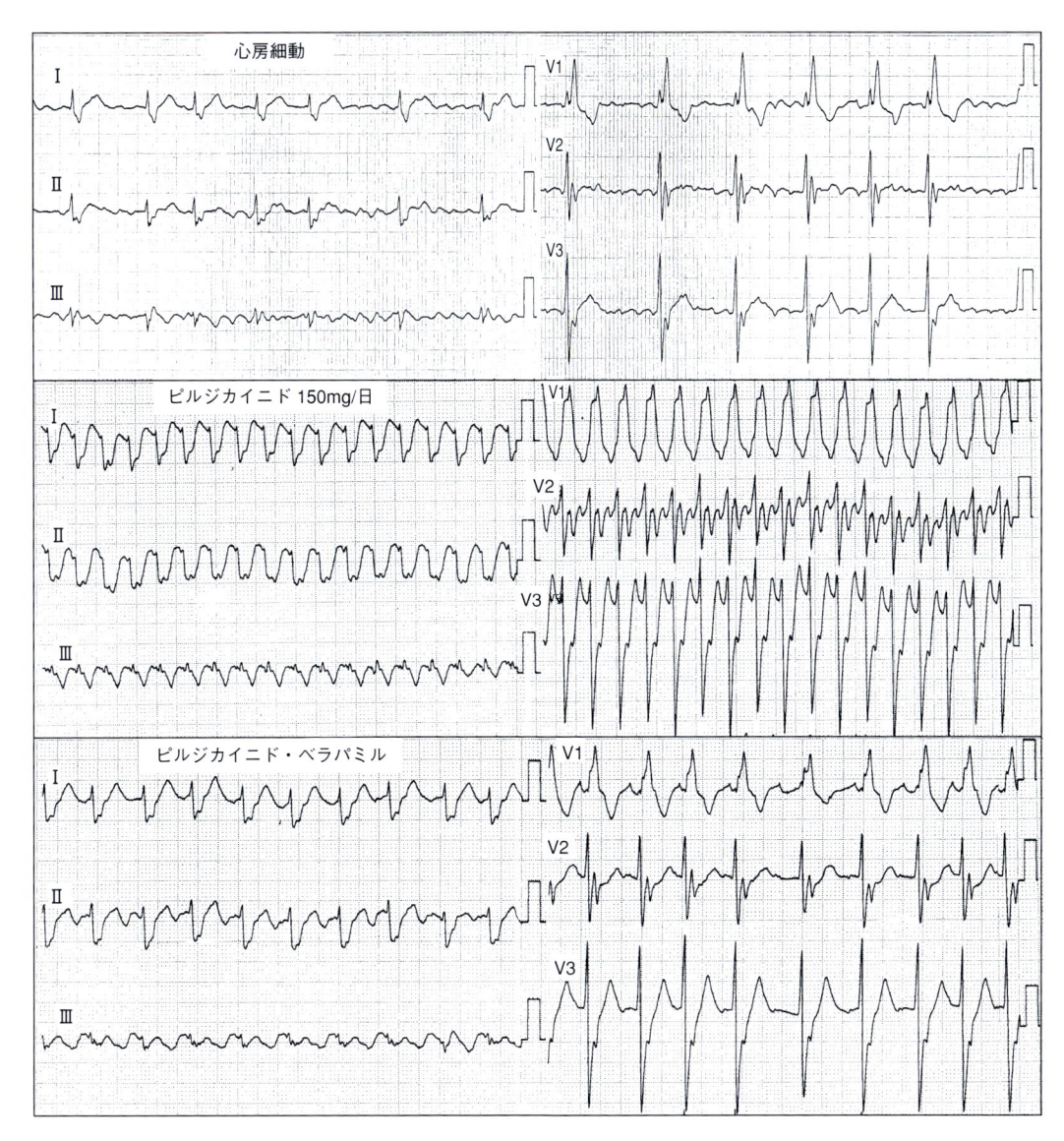

図　Ⅰc心房細動の実例

心房細動に対してピルジカイニド（サンリズム®）150mg/日を開始したところ，HR 200/分のwide QRS頻拍に変化した．心室頻拍の出現が疑われたが，ベラパミルの静注を行ったところ2：1伝導の通常型心房粗動であることが判明した．

【文献】　▶ Advice from Professional ❷参照

1) 「心房細動治療（薬物）ガイドライン（2008年改訂版）」（日本循環器学会），Cir. J., 72（Suppl Ⅳ）：1581-1638, 2008
2) Huang, D.T. et al.：J. Cardiovasc. Electrophysiol., 9：462-469, 1998

Advice from Professional

1 考察ポイント

Point 1
本症例では抗不整脈薬の効果および副作用が如実に現れている．I群抗不整脈薬の使用によって心房細動が粗動化することは薬剤効果であるが，その場，合細動時よりも多くの心房興奮が心室へと伝導し，動悸やショックを引き起こしたり，心室頻拍様の心電図を呈することがある．特に，抗コリン作用のあるI群抗不整脈薬（ジソピラミド，シベンゾリン）ではそのリスクが高い．

Point 2 ：ハイブリッド治療
本症例では，抗不整脈薬で心房細動を粗動化し，カテーテルアブレーションで治療するというハイブリッド治療を提示した．これ以外にも近年では，慢性心房細動に対してカテーテルアブレーションを施行した後に抗不整脈薬を併用する，ハイブリッド治療が注目を集めている．

2 押さえておきたい論文

文献1：「心房細動治療（薬物）ガイドライン（2008年改訂版）」（日本循環器学会），Cir. J., 72（Suppl. IV）：1581-1638, 2008
心房細動に対する薬物治療の方針が示されている．

文献2：Huang. D.T. et al.：J. Cardiovasc. Electrophysiol., 9：462-469, 1998
心房細動に対する抗不整脈薬とカテーテルアブレーションのハイブリッド治療に関する初めての論文である．

memo

患者抄録

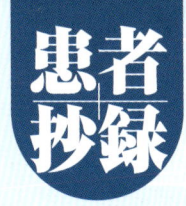

発作性心房細動（非薬物治療）

【患　者】54歳男性

1．診　断　発作性心房細動，徐脈頻脈症候群（洞機能不全症）
2．主　訴　動悸発作，意識消失発作，めまいおよびふらつき感
3．現病歴
　　　　　生来健康，これまでに不整脈を指摘されたことはなかった．
　　　　　約3週間前からの動悸発作と，その後のめまい感を主訴に来院．短時間の意識消失発作（数秒）も3回経験しており，そのうち1回は転倒して頭部打撲傷を負っている．
4．心電図所見
　　　　　来院時12誘導心電図では上室性期外収縮の散発以外には異常所見はなかった．しかしHolter心電図において頻回の発作性心房細動およびその停止時の心停止所見（5.8秒）を認めた（図1）．入院中のモニター心電図では10秒を超える心停止が記録され，その際には失神を伴った．
5．治療方針決定
　　　　　失神を伴う長時間の心停止を発生しており，ペースメーカの植込みを第一選択として勧めたが，本人は心房細動の根治治療を希望された．心房細動の治療後にも洞不全所見が残存する場合にはペースメーカ治療が必要であることを十分に説明した上で，まずカテーテルアブレーション治療を施行した．
6．カテーテルアブレーション所見
　　　　　洞調律下に，4本の肺静脈に対して個別前庭部隔離術を施行した．左上肺静脈は4回，左下肺静脈は2回の通電により電気的隔離に成功した．同様の手技を右肺静脈にも施行し，右上肺静脈は8回，右下肺静脈は4回の通電により隔離に成功した．さらに術前に観察されていた通常型心房粗動の治療目的に，下大静脈・三尖弁輪間峡部（IVC-TA isthmus）に対しても高周波通電を施行し，計6回の通電により完全伝導ブロックの作成に成功した．

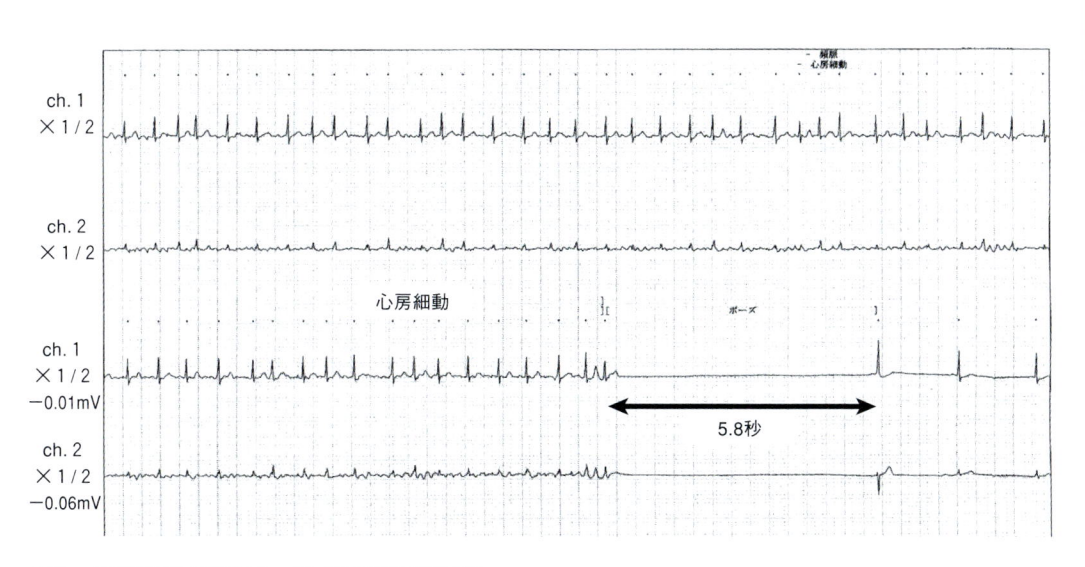

図1　Ⅲ型洞不全症候群の一例（徐脈頻脈症候群）
　　　　Holter心電図上，頻拍（心房細動）の停止時に最長5.8秒の心停止が観察された

術中に施行した心房高頻度刺激による洞結節回復時間（CSRT）は最長2.9秒（正常上限）であった．

7．アブレーション術後経過

治療後2日目に一過性の心房細動（約30分）の出現と，その停止時に3.6秒の心停止があった．しかしその後は心房細動の出現は全く消失し，心停止所見も認められなくなった．術後3年を経過して，その間にめまいや失神等の症状は完全に消失した．ペースメーカ植込みは施行していない．術後経過観察中のHolter心電図所見上，2.5秒以上の心停止は一度も認められていない．

8．考　察　▶ Advice from Professional ①参照

Ⅲ型の洞不全症候群で，徐脈頻脈症候群と呼ばれるタイプの症例である．従来の治療では心停止に対する補充的な恒久的ペースメーカ植込み治療が第一選択であった．心房細動に対する根治的カテーテルアブレーションが可能となった現在，心房細動の消失とともに徐脈（心停止）も消失させることが可能である．注意点としては，洞機能不全がさらに進行している症例（SSS Ⅰ～Ⅱ型）においては心房細動根治後にもペースメーカ植込みが必要となることがある．心房細動カテーテルアブレーションは根治率100％ではなく，絶対的な安全性という面からは，ペースメーカ植込みが推奨される．症例ごとに治療のメリット，デメリットをよく吟味し，患者および家族と深く話し合って治療方針を決定する必要がある．

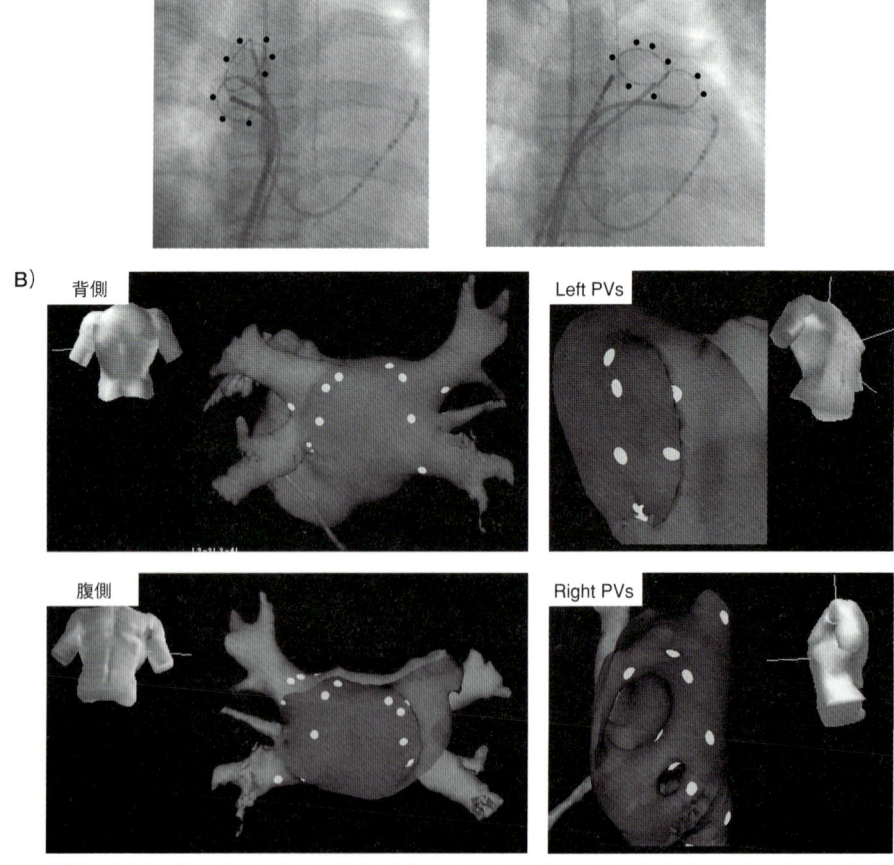

図2　心房細動に対するカテーテルアブレーション施行時のX線透視および3Dマッピングシステム（Bはp.8, Color Atlas ❹参照）

【文 献】 ▶Advice from Professional ❷参照
1) Yamane. T., et al.：Cir. J., 71：753-760, 2007
2) Hocini. M., et al.：Circulation, 108：1172-1175, 2003

Advice from Professional

1 考察ポイント

Point 1
心房細動は進行性疾患であり，時間経過とともに発作性から持続性，慢性へと進行する傾向が強い．発作性心房細動が停止する際に生じる洞停止に対してペースメーカ植込みを行った症例の多くが，その後慢性心房細動へと移行する．そして植込んだペースメーカは全く無用の機械として一生患者の体内に残る．患者の一生を考えれば，姑息的治療ではなく根治を目指す治療が必要な場合も少なくないであろう．

Point 2
カテーテルアブレーションによる発作性心房細動の治療効果（根治率）は，現在では90％以上と報告されている．しかし，慢性へと進行した心房細動での治療効果は5〜6割程度であり，十分に高いとは言えない．進行程度の軽いうちに根治的治療法を選択することが重要と言える．

2 押さえておきたい論文

文献 1 ：Yamane. T., et al.：Cir. J., 71：753-760, 2007
心房細動に対するカテーテルアブレーション治療（拡大肺静脈隔離術）の方法と成績が示されている．

文献 2 ：Hocini. M., et al.：Circulation, 108：1172-1175, 2003
洞不全症候群を合併する発作性心房細動に対するカテーテルアブレーションの治療効果に関する論文である．

memo

evidence

J-RHYTHM試験
―発作性心房細動の治療では，リズムコントロール群がレートコントロール群よりも患者のQOL評価において有利であった

1 J-RHYTHM試験の背景

　心房細動の治療方針は古くから，「抗不整脈薬を用いて洞調律維持を目指す（リズムコントロール）」治療と，「心拍数をコントロールすることによって症状の軽減を図る（レートコントロール）」の2種類に大別されてきた．そのどちらが患者の予後を改善するかに関して今世紀初頭に多くの大規模臨床試験が欧米から発表され，そのほとんどが2つの治療法の間で生命予後や脳卒中などのイベント発症率に有意差がないことを示した．しかしこれらの試験では，使用された抗不整脈薬の多くが副作用の強いアミオダロンであったこと，発作性と持続性の区別が十分になされていないこと，患者のQOLを評価していないこと，など不満足な点が多く，わが国独自の臨床試験が望まれていた．

2 J-RHYTHM試験の概要

　わが国で2003～2005年に182施設から登録された1,065例の心房細動患者（発作性885例，持続性180例）をリズムコントロールとレートコントロール群に割付け，前向きに検討が行われた．両群ともに抗血栓症療法の継続を必要とした．持続性心房細動の登録症例数は少なく，本試験は発作性心房細動を対象とした試験と解釈される．

　一次エンドポイントは，死亡，脳梗塞，全身性塞栓症，入院を要する大出血，利尿薬静注を要する心不全といった患者の生命予後だけでなく，割付けられた治療方針に対する患者認容性を加えた複合エンドポイントとなっている．

【試験結果】

　発作性823例，持続性163例が解析対象となり，その平均年齢は65歳であった．基礎心疾患を有するのは約20%以下，高血圧の合併は43%とAFFIRM試験よりも低い数字であった．発作性心房細動のリズムコントロールでは約90%の症例でⅠ群抗不整脈薬が使用された．

　平均経過観察期間は586日であった．リズムコントロール群における洞調律維持率は6カ月で87.2%，1年で88.9%，2年で84.3%，3年で72.7%と十分に高い成績であった．一方レートコントロール群での洞調律維持率は6カ月で74%，1年で69.2%，2年で65.6%，3年で43.9%であった．

　発作性心房細動ではリズムコントロール群においてレートコントロール群よりもイベント発生率が有意に低値であった（図A）．その内訳をみると，死亡，塞栓症，大出血，心不全などのハードエンドポイントの発生率は両群ともにきわめて低く，両群間に有意な差は認められなかった（図B）．一方，患者のQOL評価としての患者認容性についてはリズムコントロールにおいて有意に優れていた（図C）．

3 J-RHYTHM試験からの展望

　欧米からの試験と比較した特徴は，発作性心房細動ではⅠ群抗不整脈薬で高率に洞調律維持が可能であり，ワルファリンの適正使用下には治療方針にかかわらず重篤なイベントの発生は極少ないこと，および患者のQOL改善評価としてはリズムコントロール治療がレートコントロール治療よりも優れていることが明らかとなった．わが国の発作性心房細動患者の生命予後が欧米と比してきわめて良好であることが明確になるとともに，副作用の少ない方法（薬剤）によるリズムコントロール治療が患者にとって有益であることが示されたことが評価される．

A) 一次エンドポイント回避率

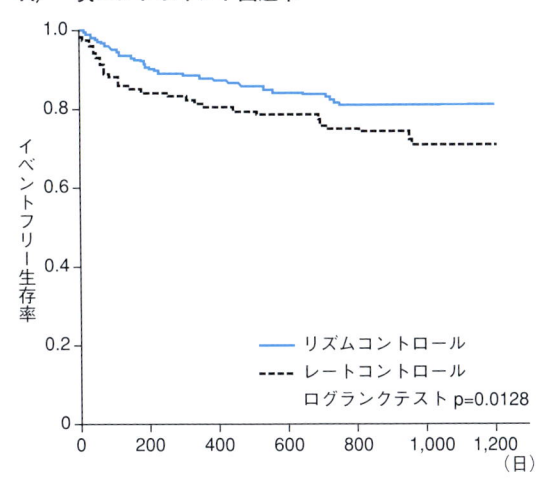

B) ハードエンドポイント回避率

C) 肉体的精神的認容性

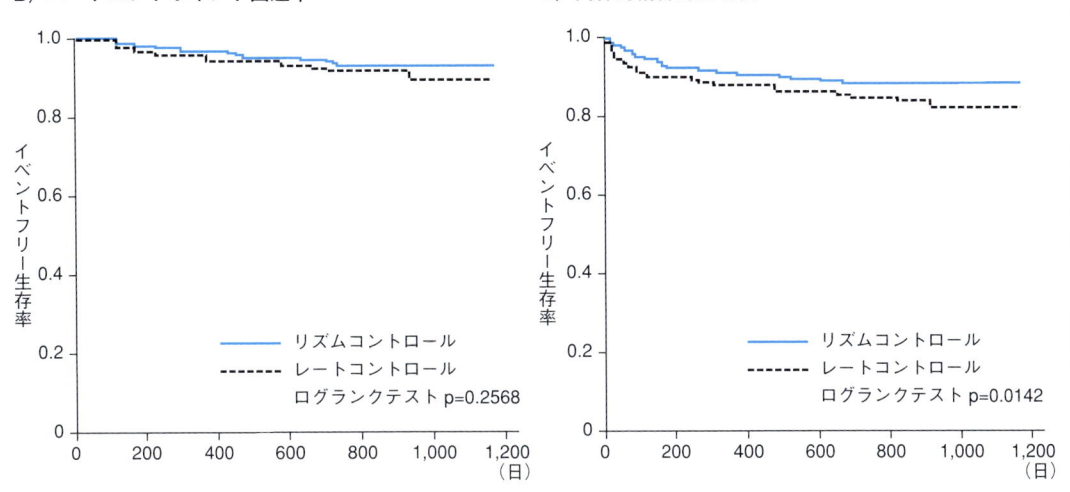

● 図　J-RHYTHM試験結果
　　A) 一次エンドポイント発生率に関するリズムコントロールとレートコントロールの比較
　　B) 死亡,塞栓症,大出血,心不全などのハードエンドポイント発生率の比較
　　C) 患者認容性に関する比較

■ 文献

1) Ogawa. S. et al.：Circ. J., 73：242-248, 2009

（山根禎一）

evidence

GISSI-AF試験
―除細動後の心房細動再発率に対してバルサルタンは影響を与えなかった

1 GISSI-AF試験の背景

心房細動は心房の電気的リモデリングと構造的リモデリングが複雑に関係して基質を形成すると言われる．近年，レニン-アンジオテンシン系（RAS）阻害薬は心房の構造的リモデリングに影響することで心房細動抑制効果を示すことが示唆されているが，その臨床的な効果については未だ明らかにはなっていない．これまでに，心不全に対するRAS阻害薬の効果を評価した複数の大規模臨床試験において，RAS阻害薬が心房細動の新規発生を減少させたことが報告されている．しかし，すでに心房細動を発生している患者における再発率を変化させるか否かについての十分な検討はなされていない．

2 GISSI-AF試験の概要

無作為前向き方式の多施設間試験において，ARBであるバルサルタンの心房細動再発予防効果を検討した．

対象患者は，「過去6カ月間に少なくとも2回の心房細動発作のあった洞調律患者」，または「過去2週間以内に電気的または薬理学的除細動を施行した洞調律患者」とした．すべての患者は無作為化の前2日間は洞調律であることを要し，さらに器質的疾患（心機能低下，高血圧，心肥大），糖尿病，左房拡大の少なくとも1つを有することを条件とした．

バルサルタンの投与法は，まず2週間80mg/日で開始し，次の2週間は160mg/日に増量，その後320mg/日へとさらに増量して，以降48週間経過観察とした（計52週）．

試験の一次エンドポイントは「初回心房細動再発までの時間」および「1年間の経過観察中に複数回の心房細動再発を生じた患者の割合」とされた．

【試験結果】

計1,442例の患者が対象とされ，722人がバルサルタン群，720人が対照群に割付けられた．1年間の経過観察中にバルサルタン群の51.4%，対照群の52.1%で心房細動の再発が認められた（p = 0.83, 図A）．心房細動再発までの時間はValsartan群で平均295日，対照群で271日であった．複数回の再発が認められたのはバルサルタン群で26.9%，対照群で27.9%と有意差はなかった（p = 0.66）．

除細動後，早期の心房細動再発は心房の短期的

A）除細動後1年後の心房細動再発率

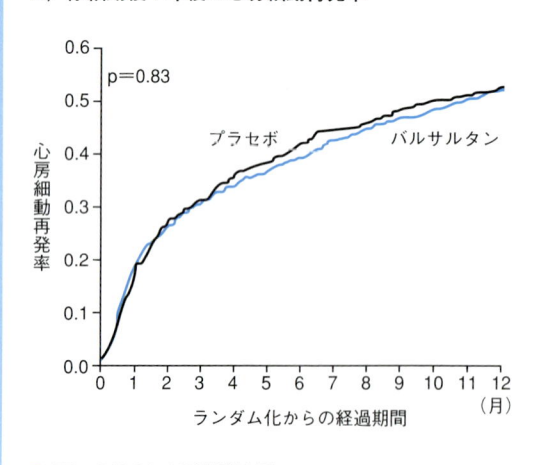

B）除細動後15日以降の心房細動再発率

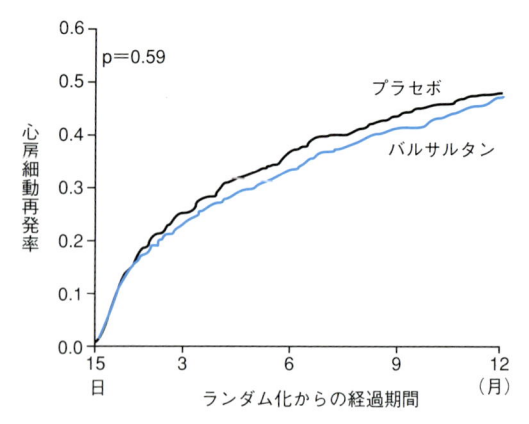

● 図　GISSI-AF試験結果
A）除細動後1年間の心房細動再発率の比較：バルサルタン群と対照群で有意差は認められなかった
B）除細動後15日以降の心房細動再発率についても，有意差はなかった

な電気的リモデリングに起因する可能性があるため，除細動後15日以降の心房細動再発に対するバルサルタンの効果も検討したが，対照群と比して有意差はなかった（図B）．

全体としての心房細動再発回数，入院および死亡，安全性等の比較において，両群間に有意差は認められなかった．

3 GISSI-AF試験からの展望

本試験は，ARBの心房細動再発予防効果に関する初めての大規模臨床試験であったが，バルサルタンの心房細動再発予防効果は認められなかった．これまでに報告されているRAS阻害薬による心房細動新規発生抑制作用とは異なり，すでに心房細動が発症している症例に対する再発予防作用は明らかではないことが判明した．RAS阻害薬による心房細動抑制は，非可逆性変化の生じる以前の，アップストリーム治療としての予防的作用が主であると考えられた．

■ 文献

1) The GISSI-AF Investigators：N. Engl. J. Med., 360：1606-1617, 2009

（山根禎一）

第3章 上室性不整脈の治療

患者抄録

5. 持続性心房細動

髙橋良英

Point

1. 血栓塞栓症・頻脈誘発性心筋症の予防を第一に考える
2. 心房細動が持続化した場合，より早期に対処しなければリズムコントロールは困難となる
3. レートコントロールは，洞調律維持に比較して運動耐容能の点で劣る
4. リズムコントロールのためには薬物治療もしくはカテーテルアブレーションが選択されるが，いずれにとっても，発作性心房細動に対するよりも洞調律維持は困難である

1 病態の特徴・疫学

2006年に発表されたAHA/ACC/ESCのガイドラインで，持続性心房細動（persistent atrial fibrillation：persistent AF）は「7日以内に自然停止しない心房細動」と定義されている[1]．持続性心房細動の中には，1年以上持続したlong-standing persistent AF，さらに，除細動不可能であった永続性心房細動（permanent AF）も含まれる．7日以内に心房細動が停止したが，薬物的もしくは電気的除細動が必要であった場合も，持続性心房細動と定義されている．「慢性心房細動（chronic AF）」は，以前はよく用いられたが，定義が不明瞭であり，このガイドラインが発表されてからは用いられなくなってきている．

発作性心房細動患者が持続性心房細動に移行することはよく経験されるが，その頻度は5％/年である．持続性心房細動への移行には，加齢・弁膜症の合併・低心機能などが関与している．

心房細動が持続すると，不応期の短縮や細胞内Ca濃度の上昇，心房組織の炎症・線維化を認めるようになる．それらの変化は，心房細動持続に適しているため，**一度，心房細動が持続し始めると自然停止しにくくなり，なるべく早期に対処しなければ洞調律維持は困難となる**．

2 治療のメカニズムとストラテジー

1）血栓塞栓症予防

血栓塞栓症予防は，心房細動治療を行う上で最初に考えられなければならないが，持続性心房細動と発作性心房細動では血栓塞栓症の発症率には差がないことが報告されている[2]．血栓塞栓症の既往・高血圧・糖尿病・心不全・年齢・僧帽弁狭窄症・機械弁などは血栓症のリスクであり，これらを考慮して抗凝固療法の適応を決定する．

血栓塞栓症予防薬としては，ワルファリンが第一選択であり，その治療指標はPT-INR 2.0～3.0である（高齢者では出血リスクが高いため，1.6～2.6を目安とする）．洞調律維持を試みる（リズムコントロール）場合には，除細動後に一過性心房収縮能低下を認め，血栓塞栓症リスクは上昇するため，血栓症リスクの有無にかかわらずワルファリンの適応であり，**除細動前3週間と後4週間はPT-INRのモニターを特に綿密に行う必要がある**．除細動後に洞調律が維持された場合には，血栓症リスクがない症例であればワルファリンが中止されることもある．一方で，リスクがある患者に対しては，将来的な心房細動再発の可能性を考慮し，ワルファリンは継続されるべきである．

肝機能障害などワルファリンの副作用を認める患者や，定期的なPT-INR測定が不可能な患者などにはアスピリンが処方されることが多いが，最近の研究では，アスピリン単独投与に比較して，アスピリ

ンとクロピドグレルの2剤投与の方が血栓塞栓症イベントを抑制できることが示されている[3]．

2）レートコントロール

血栓塞栓症予防と同時に，頻脈誘発性心筋症の予防は重要である．安静時心拍数は60〜80/分を目標としてコントロールするべきである．用いられる薬剤は，β遮断薬・Ca拮抗薬（ベラパミル・ジルチアゼム）・ジゴキシンである．薬剤ではレートコントロールが困難な患者には，房室結節アブレーションにより房室ブロックを作成し，ペースメーカ治療を行う方法（アブレート＆ペース）もある．低心機能症例では，アブレート＆ペースの際に心臓再同期療法（CRT）が選択される．

心拍数が適切にコントロールされていても，動悸などの自覚症状を認める患者はいる．また，洞調律が維持された患者に比較して，心房細動が持続している患者では運動耐容能が低い[4]．したがって，活動性の高い患者などでは，後述するようなリズムコントロールも考慮されるべきである．

3）薬物的リズムコントロール

血栓塞栓症リスクの高い心房細動患者を対象としたAFFIRM試験[5]（p.96参照）や，低心機能の心房細動患者を対象としたAF-CHF試験[6]では，薬物的リズムコントロール治療とレートコントロール治療が生命予後に与える影響が検討された．その結果，薬物的リズムコントロールはレートコントロールに比較して生命予後を改善する効果は認められなかった（図1）．したがって，薬物的リズムコントロールは自覚症状の改善，もしくは運動耐容能の改善が必要な患者に対して行われるべきであり，全く症状を認めない患者に対して薬物的リズムコントロールを行う根拠は，現在はない．

持続性心房細動は発作性心房細動に比較して洞調律維持が困難なため，より高用量の抗不整脈薬，またはアミオダロンやベプリジルといった重篤な副作用を起こしうる薬剤が投与されることが多く，抗不整脈薬の副作用には十分に注意する必要がある．AFFIRM試験やAF-CHF試験では，抗不整脈薬の洞調律維持効果は不十分であるにもかかわらず，副作用が患者の生命予後に悪影響を及ぼしている可能性があることが示唆されている．

時間経過とともに抗不整脈薬の有効性は低下していくため，心房細動の再発がしばしば認められる場合には，レートコントロールやカテーテルアブレーションなど他の治療へ変更し，副作用を最小限とする努力を怠るべきではない．

4）カテーテルアブレーション

発作性心房細動では肺静脈隔離のみで根治する症例が多いが，持続性心房細動では心房細動基質は肺静脈を含め心房全体に存在していると考えられている．したがって，肺静脈隔離は必要であるが，それに加えて心房に存在する細動基質を標的としたリニアアブレーションや，連続電位（complex fractionated electrograms：CFAE）を標的としたアブレーションが行われることが多い．このような手技は非常に複雑となることが多く，現在は，限られた施設でしか行われていない．

カテーテルアブレーションの適応は症状を有する薬物抵抗性症例であるが，治療成績を考慮することも重要な点である．カテーテルアブレーションの治療成績はテクニックの進歩に伴い向上してきているが，現在，一般的には60〜80％の患者に有効とされている．持続性心房細動にはさまざまな症例が含まれるが，心房細動持続時間がアブレーション治療の成績と最も強く相関する．心房細動持続時間が短いほど治療成績は良好となり，持続時間が2年以内

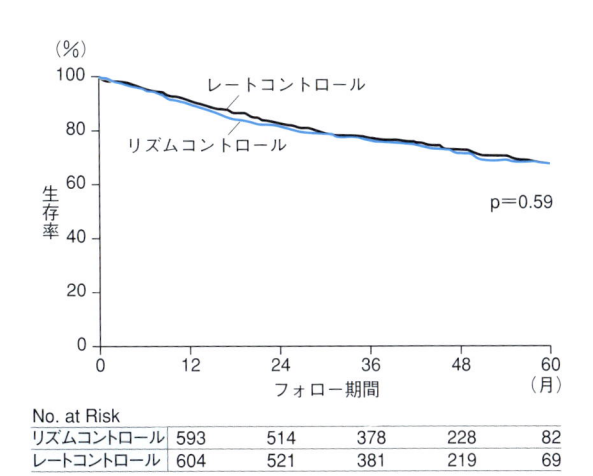

● 図1 心不全を合併した心房細動患者を対象としたレートコントロール治療とリズムコントロール治療の生存曲線
（AF-CHF試験[6] より）

であれば80％以上，10年以上持続した心房細動症例では50％以下の有効性となる．したがって，リズムコントロールが好ましく抗不整脈薬が無効な患者に対しては，心房細動が持続し始めたらなるべく早期にカテーテルアブレーションを考慮するべきである．

抗不整脈薬に比較すると，カテーテルアブレーションの有効性は非常に高いが，アブレーション後に症状を伴わない心房細動発作を認める症例も多く，現時点では，根治療法とは考えられていない．しかし，無症候性発作が再発しても，発作の頻度が少なく，ほとんどの時間で洞調律が維持され，症状の改善が明らかであれば，アブレーション治療の恩恵があったと考えてよいであろう．また，術前の自覚症状は軽度にもかかわらず，術後に自覚症状の著しい改善を認める症例もいるため，アブレーションして洞調律が維持されなければ，どの程度症状が改善するかわからないことも多い．

アブレーション治療後に，抗凝固療法を中止することは勧められていない[7]．アブレーション治療後遠隔期に心房細動が再発する可能性は未知であり，前述したように，無症候性発作も多く，患者自身が気づかないうちに再発していることが十分に考えられるためである．したがって，アブレーション後に洞調律が維持されたかどうかにかかわらず，術前の血栓塞栓症リスクにしたがって，抗凝固療法は継続されるべきである．

心不全を有する心房細動患者に対してカテーテルアブレーションを行い，洞調律が維持された場合には，左室駆出率が改善することが示されている（図2）[8]．したがって，持続時間が比較的短くアブレーション治療の効果が期待できる症例で，心不全を合併している場合には，カテーテルアブレーションは積極的に考慮されるべきである．

5）外科的メイズ手術

心房内のリエントリー回路を遮断するために複数のブロックラインを作成するメイズ手術は，薬物治療およびカテーテルアブレーションと比較して最も有効性が高い．しかしながら，侵襲が大きいため，弁膜症や冠動脈疾患などの手術と同時に行われることがほとんどである．また，心房細動が再発しても，左心耳切除が行われている場合には，血栓塞栓症のリスクは軽減すると考えられている．

3 処方の実際

1）ワルファリン（ワーファリン®）適量，1日1回，夕食後

ワーファリン®の維持量は，チトクロームP-450 2C9とビタミンKエポキシド還元酵素の遺伝的多様性に依存している．通常，1.5～2.0 mgから投与を開始し，1～2週間ごとにPT-INRを測定しながら0.5～1.0 mgずつ増量する．維持量が決まったら，1カ月ごとにPT-INRを測定する．PT-INRが安定しない場合は，患者の服薬コンプライアンスを確認する．

2）ビソプロロール（メインテート®）2.5～5.0 mg，1日1回，朝食後

レートコントロールにおいてβ遮断薬は非常に有効であるが，倦怠感やめまいなどの副作用に注意する必要がある．また，心不全合併例では少量から徐々に増量しなければならない．洞調律に復した場合には，洞性徐脈を認めることもある点にも注意が必要である．

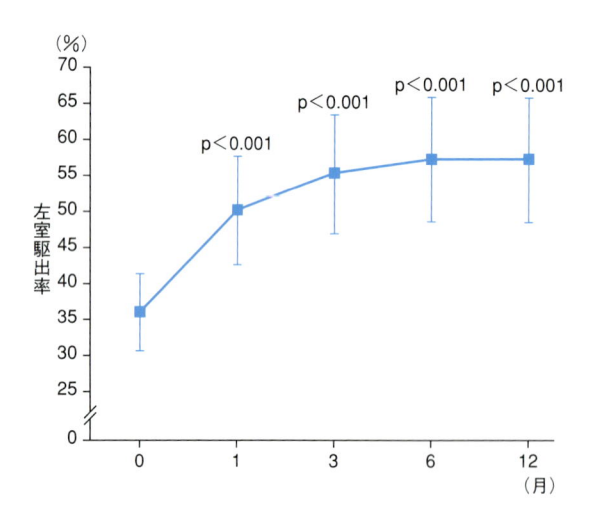

● 図2　心不全を合併した心房細動患者に対してカテーテルアブレーションを施行した後の左室駆出率の改善
（文献8より）

3）ベラパミル（ワソラン®）120〜240mg, 1日3回各食後

β遮断薬に比較して洞結節への影響が少ないため，リズムコントロールが行われている患者に対しては投与しやすい薬剤である．

4）フレカイニド（タンボコール®）100〜200mg, 1日2〜3回，食後

リズムコントロールの目的で投与されるが，低心機能患者に対しては禁忌であるため，投与前に必ず心機能を評価する．投与後には，QT時間や前胸部誘導でのST上昇（Brugada型心電図）に注意する．

5）ベプリジル（ベプリコール®）100〜200mg, 1日2回，朝夕食後

除細動および洞調律維持の有効性は高い．心房細動中にはQT時間に影響を与えなくても，洞調律へ復した後にQT時間が延長し，torsades de pointesや心室細動を生じる場合もあることが知られている．どのような場合に，このような致死性不整脈が生じるかわかっていないため，慎重に投与する必要がある．また，アミオダロンに比較すると少ないが，間質性肺炎を認めたとする報告もある．外国ではあまり使われていないこともあり，大規模臨床試験のデータはない．

6）アミオダロン（アンカロン®）100〜200mg, 1日1回，朝食後

低心機能患者に対して用いやすい薬剤である．リズムコントロール目的で用いられることがほとんどであるが，β遮断作用もあるため，低心機能患者のレートコントロールの目的で使用されることもある．甲状腺機能障害・肝機能障害・間質性肺炎などの副作用に注意する必要がある．また，ワルファリンの効果を増強するため，導入時にはPT-INRを1〜2週間ごとに調べる必要がある．

注意点

① ワルファリンの効果は，併用薬の影響を受ける．アンカロンの他，NSAIDsや抗生物質，抗真菌薬などの併用時には注意する

② アミオダロンは薬理効果が出現するまで，数日から数週間を要する．そのため，投与開始から1カ月以上経過してから副作用としての徐脈が顕在化することがある．また，長期間内服していた場合には，中止後数カ月間は薬理効果が持続する

4 おわりに

薬物的リズムコントロールの有用性に限界があることが明らかとなってきた一方で，カテーテルアブレーションの有効性が向上してきており，カテーテルアブレーション治療がこれまで以上に重要な役割を果たすものと考えられている．しかしながら，アブレーション治療の有効性も未だ十分ではなく，合併症もあるため，患者の状態を的確に把握し，それぞれの患者に適した治療法を決定することが必要である．

<文　献>

1) Fuster. V. et al.：Circulation, 114：e257-e354, 2006
2) Hohnloser. S.H. et al.：J. Am. Coll. Cardiol., 50：2156-2161, 2007
3) ACTIVE Investigators.：N. Engl. J. Med., 360：2066-2078, 2009
4) Singh. B.N. et al.：N. Engl. J. Med., 352：1861-1872, 2005
5) AFFIRM Investigators.：N. Engl. J. Med., 347：1825-1833, 2003
6) Roy. D. et al.：N. Engl. J. Med., 358：2667-2677, 2008
7) Calkins. H. et al.：Heart Rhythm, 4：816-861, 2007
8) Hsu. L.F. et al.：N. Engl. J. Med., 351：2373-2383, 2004

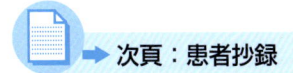

➡ 次頁：患者抄録

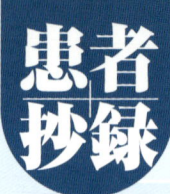

持続性心房細動への カテーテルアブレーション

患者抄録

【患　者】56歳男性
1. 診　断　①持続性心房細動，②心不全
2. 主　訴　呼吸困難
3. 既往歴　特記すべきことなし
4. 家族歴　特記すべきことなし
5. 生活歴　職業：会社員，喫煙歴：なし，飲酒歴：機会飲酒のみ
6. 現病歴

　　　健康診断を毎年受診していたが，異常を指摘されたことはなかった．5カ月前に呼吸困難が出現し，近医を受診したところ心房細動を指摘された．心エコー検査で左室駆出率25％，びまん性に左室壁運動低下を認め，持続性心房細動を合併した心不全と診断され，利尿薬・ACE阻害薬・β遮断薬による治療が開始された．冠動脈造影検査が施行され，冠動脈には器質的狭窄を認めなかった．

　　　その後も心房細動は持続し，レートコントロール治療が施行されていたが，労作時呼吸困難を有するため，リズムコントロールが必要と考えられ，カテーテルアブレーション目的で入院となった．

7. 入院時現在

　　　身長172 cm，体重65 kg，BMI 22.0，意識清明，血圧110/70 mmHg，脈拍80/分・不整，体温36.2℃，結膜に貧血・黄染なし，頸静脈怒張なし
　　　胸部：S1（→）S2（→）S3（−）S4（−），心雑音・肺野にラ音などなし
　　　腹部：異常所見なし，前脛骨浮腫（−）

8. 入院時検査成績

　　① 血　算：WBC 6,600/μL，RBC 517万/μL，Hb 16.3g/dL，Hct 48.4％，Plt 19.1万/μL
　　② 生化学：TP 7.2g/dL，Alb 4.4g/dL，AST 29IU/L，ALT 32IU/L，LDH 200IU/L，ALP 347IU/L，γGTP 73IU/L，CK 79IU/L，BNP 231IU/L，BUN 20mg/dL，Cr 1.0mg/dL，Na 142mEq/L，K 4.9mEq/L，Cl 104mEq/L，CRP 0.05mg/dL，T-Bil 1.1mg/dL，LDL-Cho 125mg/dL，HDL-Cho 41mg/dL，TG 165mg/dL，Glu 98mg/dL，HbA1c 5.4％
　　③ 凝固系：PT-INR 2.23，APTT 39.8秒
　　④ 尿一般検査：pH 7，SG 1.008，Glu（−），Pro（−），Ket（−），WBC（−），RBC（−）
　　⑤ 胸部単純X線（図1）：CTR 48％，特記すべき点なし
　　⑥ 心電図（図2）：心房細動 78/分，正常軸，SV1 + RV5 = 4.3mV
　　⑦ 経胸壁心エコー：AR（−），MR mild，TR trivial，PR（−），AoD 35mm，LAD 40mm，IVSTd 10mm，LVPWTd 10mm，LVDd/Ds 52/43mm，LVEDV 132mL，LVESV 81mL，SV 51mL，EF 38％，推定PA圧 33mmHg，IVC 12/9mm

9. 入院後の経過

　　① 持続性心房細動

　　　　入院後，カテーテルアブレーションを施行．肺静脈隔離，左房内リニアアブレーション，連続電位を指標としたアブレーションを行い，通電中に心房細動は心房頻拍へと移行した．心房頻拍は左房内マクロ・リエントリーであり，両上肺静脈をつなぐリニアアブレーション（roof line）により，洞調律へ復し終了した．アブレーション前2日間，ワルファリンを中止していたが，アブレーション当日からワルファリンを再開し，ヘパリン持続点滴を行いながらPT-INRが2.0を

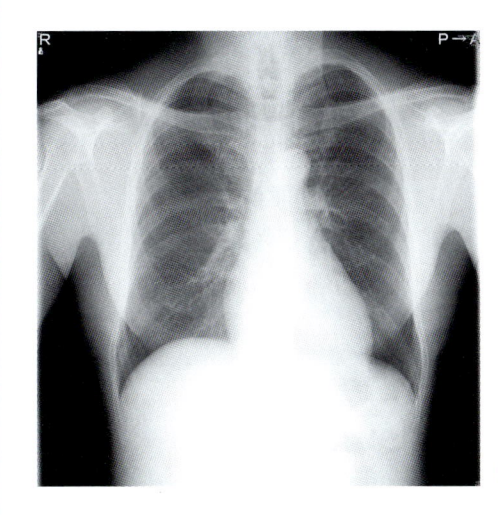

図1　胸部単純X線

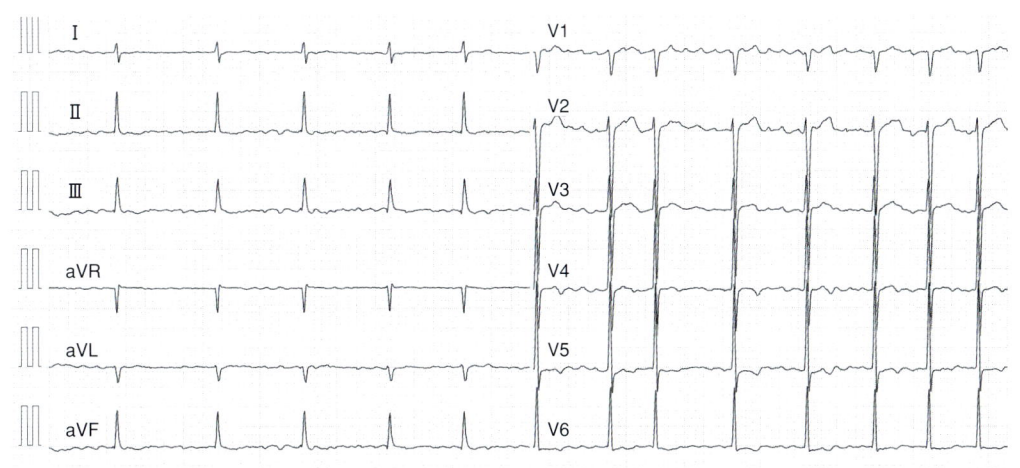

図2　心電図

超えるのを待って退院となった．退院まで，心房細動を含むいかなる頻拍も再発は認めなかった．
② 心不全
　カテーテル・アブレーションによる心不全の増悪は認めなかったため，入院前と同様の内服薬を継続し，退院とした．

10. 退院時処方
　カルベジロール（アーチスト®）5.0mg，1T，朝1回．エナラプリル（レニベース®）5.0mg，1T，朝1回．フロセミド（ラシックス®）20mg，1T，朝1回．スピロノラクトン（アルダクトンA®）25mg，1T，朝1回．ラニチジン（ザンタック®）150mg，1T，朝1回．ワルファリンカリウム（ワーファリン®）5 mg，1T，夕1回．ベラパミル（ワソラン®）40mg，1T，各食後

11. 考　察　　▶ Advice from Professional 1 参照
　本症例の心不全の原因は，冠動脈造影や心エコー検査からは特定できず，心不全が発症した時点では，心房細動のレートコントロールが不良であったため，頻脈による心機能低下（tachycardia-induced cardiomyopathy）が疑われた．薬物治療により心不全症状は軽快し，心房細動のレ

ートコントロールは良好に行われたが，労作時呼吸困難を認め，左室駆出率は38％までしか回復しなかった．心房細動による動悸などの症状に乏しく，心房細動の発症時期は明確には同定できなかったが，毎年健康診断を受診していたため，持続性心房細動の発症はおそらく1〜2年以内と推定された．そのため，カテーテルアブレーションの有効性は高いと考えられ，カテーテルアブレーションが選択された．

　このような心不全に合併した持続性心房細動の薬物的リズムコントロールとしては，アミオダロン以外の抗不整脈薬は禁忌であるが，アミオダロンを用いても，リズムコントロールはレートコントロールに比較して予後の改善は認められなかったとする報告がある[1]．さらに，アミオダロンによる甲状腺機能障害や間質性肺炎といった副作用も考慮し，本症例ではアブレーション前にアミオダロンによるリズムコントロールが試されずに，カテーテルアブレーションが行われている．

　カテーテルアブレーションでは，肺静脈を左房から電気的に隔離する肺静脈隔離が標準的な治療であるが，発作性心房細動に対しての同治療の有効性は高いものの，持続性心房細動に対する治療成績は十分とは言えない．このことは，持続性心房細動患者には左房内に細動基質が存在し，それらに対してカテーテルアブレーションを行う必要があることを示唆していると考えられている．そのため，本症例では肺静脈隔離に加えて，左房内リニアアブレーションと連続電位を指標としたアブレーションが行われ，実際に連続電位を指標としたアブレーションにより心房細動は心房頻拍へ移行し，リニアアブレーションにより洞調律に復している．

　カテーテルアブレーションにより低心機能患者のリズムコントロールに成功すると，心機能が改善することが報告されているが[2]，本症例も，アブレーション6カ月後まで頻脈の再発を認めず，左室駆出率は61％まで改善し，その後，利尿薬やACE阻害薬は中止されている．しかし，心房細動に対するカテーテルアブレーションの長期成績に関しては，十分なデータがないため，今後も不整脈再発に対して慎重なフォローが必要と考えられる．

【文 献】　▶ Advice from Professional 2参照▶
1) Roy. D. et al.：N. Engl. J. Med., 358：2667-2677, 2008
2) Hsu. L.F. et al. N. Engl. J. Med., 351：2373-2383, 2004

Advice from Professional

1 考察ポイント

Point 1
心房細動の持続期間が短いほど，カテーテルアブレーションの有効性は高い．本症例は，持続期間2年以内であったため，80％以上の洞調律維持率が期待された．

Point 2
心不全発症時の左室駆出率は25％で，レートコントロール治療により38％まで改善した．さらに，カテーテルアブレーション後は抗不整脈薬を用いずに洞調律を維持することができ，左室駆出率61％まで改善している．全経過をみると，心房細動が低心機能の原因と考えられたが，カテーテルアブレーションの施行前には，心房細動のために心不全となったのか，特発性の心筋疾患に心房細動が合併したのかはわからなかった．たとえ，拡張型心筋症に合併した心房細動であっても，非薬物的に洞調律が維持されれば，心房収縮が回復する分，心機能が改善するため，低心機能の原因によらず，低心機能患者に対してはカテーテルアブレーションの適応はある．

Point 3
心房細動のリズムコントロールにより洞調律維持に成功した場合，1つの問題は，いつまで抗凝固療法などの治療を継続すべきか，という点である．薬物治療であれ，カテーテルアブレーションであれ，「治癒した」と言い切ることは難しいため，定期的なフォローアップは必要である．その際，抗凝固療法に関しては，血栓塞栓症のリスクがある患者に対しては継続することが原則である．

Point 4
症例の治療方針決定に際して，これまで発表されたエビデンスがどのように適応されたかを記載するとよい．また，患者の長期予後を考慮して，退院後の問題点・注意点についても言及するとよい．

2 押さえておきたい論文

文献1：Roy. D. et al.：N. Engl. J. Med., 358：2667-2677, 2008
心不全を合併した心房細動患者を対象として，薬物的リズムコントロールとレートコントロールに無作為に振分け，心血管疾患による死亡率を検討した大規模臨床試験．薬物的リズムコントロールはレートコントロールに対して，予後改善効果を認めなかった．

文献2：Hsu. L.F. et al.：N Engl. J. Med., 351：2373-2383, 2004
心不全を合併した心房細動患者は，カテーテルアブレーションにより洞調律が維持されることにより，心機能が改善することを報告した臨床研究である．

memo

evidence

AFFIRM試験
―心房細動のリズムコントロールはレートコントロールに優るわけではない

AFFIRM：The Atrial Fibrillation Follow-up Investigation of Rhythm Management

1 AFFIRM試験の目的

心房細動患者に対しては，抗不整脈薬を用いて洞調律維持を試みるリズムコントロール治療とレートコントロール治療のいずれかが選択される．本試験は，生命予後に関して，いずれの治療法の方が優れているか検討するために行われた試験である．

2 AFFIRM試験の対象

対象は，脳梗塞・死亡リスクが高いと考えられる心房細動患者．以下のうち1つ以上の条件を満たす患者が対象となった．①65歳以上，②高血圧，③糖尿病，④心不全，⑤一過性脳虚血発作もしくは脳梗塞の既往，⑥左房径50mm以上，⑦左室径短縮率25％以下，⑧左室駆出率40％以下．本試験には4,060人が参加した．患者の平均年齢は70±9歳，39％が女性であった．基礎心疾患としては，高血圧合併例が71％，冠動脈疾患合併例が38％であった．36％の患者は，初回の心房細動発作後に参加したことも本研究の特徴である．対象患者は1：1の割合でリズムコントロール治療とレートコントロール治療に無作為に割振られた．一次エンドポイントは総死亡率，二次エンドポイントは死亡・脳梗塞・大出血・心停止の複合エンドポイントであった．

3 AFFIRM試験の結果

平均3.5年，最長6年間観察された結果，5年死亡率は，リズムコントロール治療では23.8％，レートコントロール治療では21.3％であり，それぞれの治療方法間で死亡率に有意差を認めなかった〔ハザード比1.15（95％信頼区間0.99-1.34），p=0.08，図〕[1]．二次エンドポイントにおいても有意差は認めなかった（p = 0.33）．

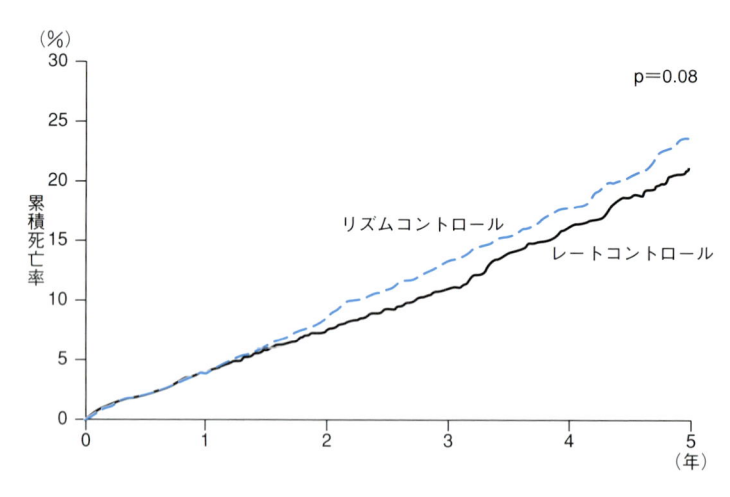

死亡者数			人（％）			
リズムコントロール	0	80 (4)	175 (9)	257 (13)	314 (18)	352 (24)
レートコントロール	0	78 (4)	148 (7)	210 (11)	275 (16)	306 (21)

● 図　レートコントロール群とリズムコントロール群の死亡率
（文献1より）

4 AFFIRM試験の結果をどのように日常臨床に活かすか

　日常臨床においては，洞調律維持（リズムコントロール）はレートコントロールよりも大変であるにもかかわらず，AFFIRM試験では，「リズムコントロールはレートコントロールに比較して生命予後を改善しない」ことが示された．この結果をふまえると，「リズムコントロールは無駄が多い」と考えられるかもしれない．

　ここで，AFFIRM試験をもう少し詳しくみると，レートコントロール治療を受けた患者の35%は5年後の時点で洞調律であり，8%の患者に対してリズムコントロール治療へのクロスオーバーが行われた．一方，リズムコントロール治療を受けた患者の38%が観察期間中に電気的除細動を受けたにもかかわらず，63%しか5年後に洞調律が維持されていなかった．また，リズムコントロール治療を受けた患者の17%がレートコントロールへクロスオーバーしている．つまり，リズムコントロールを試みても，かなりの患者で洞調律維持が不可能であったり，抗不整脈薬の副作用により，洞調律維持があきらめられていた．また，レートコントロール治療が割当てられても，心房細動が再発しなかった患者が存在したことも事実であり，症状がコントロールできなかったためにリズムコントロールへの変更を希望する患者も存在していた．さらに，後に発表されたサブ解析では，洞調律が維持された患者は予後良好であったが，リズムコントロールのために投与された抗不整脈薬は副作用を有しているため，結果としてリズムコントロールはレートコントロールと同等の生命予後となったと分析されている[2]．

　AFFIRM試験自体は，対象患者が高齢であり，ワルファリン投与に対するプロトコール上の規制もないなど，さまざまな問題がその後も指摘されているが，最も重要な点は，「**抗不整脈薬を用いたリズムコントロールは，レートコントロールに比較して生命予後は改善しないため，抗不整脈薬の増量・継続は副作用に十分注意しながら慎重に判断する必要がある**」ということであろう．心房細動患者は予後良好であっても，QOLに対して不満のある患者も多いため，肺静脈隔離のようなアブレーション治療や，房室結節アブレーション＋ペースメーカ治療などの侵襲的治療法なども含めて，個々の患者に即した治療法を考える必要があることを忘れてはならない．

■ 文　献

1) The AFFIRM Investigators.: N. Engl. J. Med., 347：1825-1833, 2003
2) The AFFIRM Investigators.: Circulation, 109：1509-1513, 2004

（髙橋良英）

第4章

心室性不整脈の治療

1. 心室期外収縮	100
2. 非持続性心室頻拍	112
3. 特発性心室頻拍	124
4. QT延長症候群・QT短縮症候群	137
5. Brugada症候群	147
6. カテコラミン誘発多形性心室頻拍	156

第4章　心室性不整脈の治療

1. 心室期外収縮

内山達司，渡邉英一

Point

1. 基礎心疾患の有無をスクリーニングする
2. 心機能低下例には，Ⅰa，Ⅰc群抗不整脈薬を用いない
3. 特発性心室期外収縮においては，薬物治療が無効でQOLの低下を伴う場合，カテーテルアブレーションを考慮する

1 病態の特徴・疫学

　心室期外収縮は洞結節からの興奮とは関係なく，予測されるタイミングより早期に心室側から興奮が発生する不整脈である．期外収縮が3連発以上持続する場合は**心室頻拍**と言い，さらに持続時間が30秒未満は**非持続性心室頻拍**，30秒以上は**持続性心室頻拍**と定義される．期外収縮の興奮は通常の刺激伝導系を介さないため，QRS波形が洞調律時とは異なり，心室内伝導時間が延長するためQRS幅が広くなる．

　日常診療において，心室期外収縮は心房期外収縮と同様に，頻度の高い不整脈の1つである．15,792人を対象に，2分間の心電図記録を行った報告では，約6％に認められた[1]．

　心室期外収縮は健常人でも認められるが，無症状であることが多いため，健康診断で初めて指摘され受診するケースもある．症状を有する例では，動悸や胸部違和感，脈が飛ぶ，などの症状を訴え，その表現は多岐にわたる．期外収縮の連結期（先行するQRS波との間隔）が短縮すると，期外収縮時の左室充満時間が短縮するため血圧が低下するが，逆に次の正常心拍においては，1回拍出量が増加し血圧が上昇するために症状が出現すると考えられている．

2 治療のメカニズムとストラテジー

　自覚症状や基礎心疾患の有無により治療方針が異なる．図1に診断の流れを示す．具体的には，まず医療面接を行い，どのような状況で症状が出現するか（ストレスや疲労，カフェインの摂取，運動との関係），および基礎疾患の有無などをチェックしておく．続いて12誘導心電図と胸部X線をスクリーニングする．無症状で期外収縮時を除く波形に異常がなく，胸部X線で心拡大がなければ経過観察でよい．症状を有する例ではHolter心電図検査を行い，症状との関連を確認した後，内服処方を検討する．

　心電図波形に異常が認められる，あるいは胸部X線にて心拡大が認められれば，心エコー検査による心機能の評価，Holter心電図による期外収縮の頻度や連発の有無，負荷心電図検査による心筋虚血のスクリーニングを行う．さらに加算平均心電図＊を行い，心室遅延電位（late potential：LP）からリスク評価を行うとよい．

　基礎心疾患がみつかれば，それらに対する治療を優先的に行うことで，結果的に心負荷が軽減し，期外収縮を減少させることが期待できる．

※ 加算平均心電図
　通常は心内のみでしか記録できない微小な電位を体表面心電図から評価する検査法である．QRS波形を200〜300拍重ね合わせ，40〜250Hzのフィルター処理を行うことにより作成される．これにてQRS波形終末に認められる微小な電位を遅延電位と呼び，リエントリーの誘因となる電気的緩徐伝導路が存在することを示している．

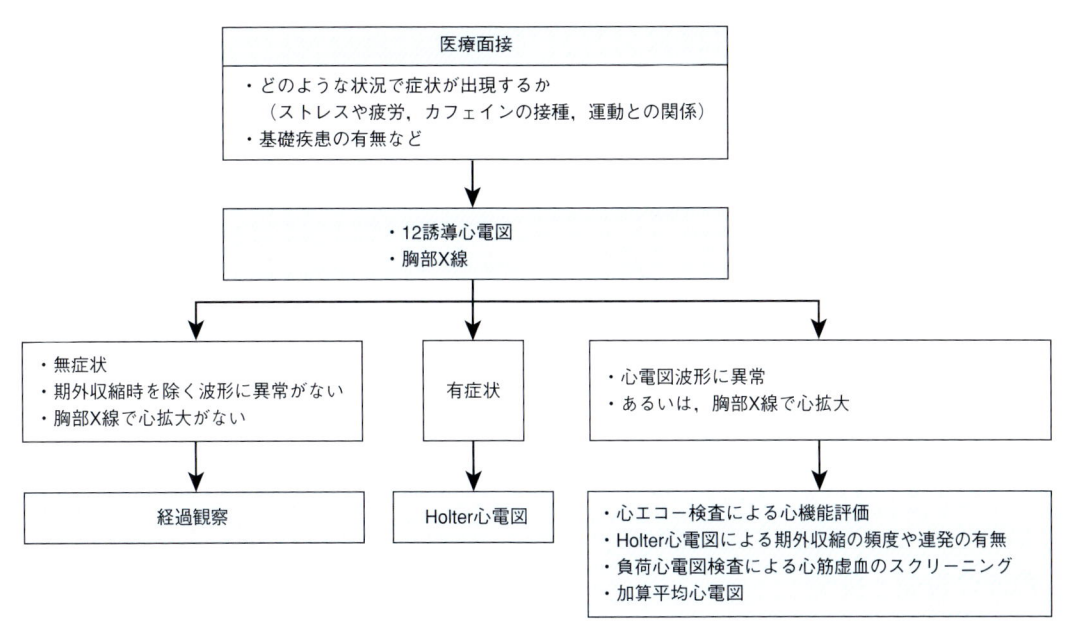

● 図1 心室期外収縮の診断の流れ

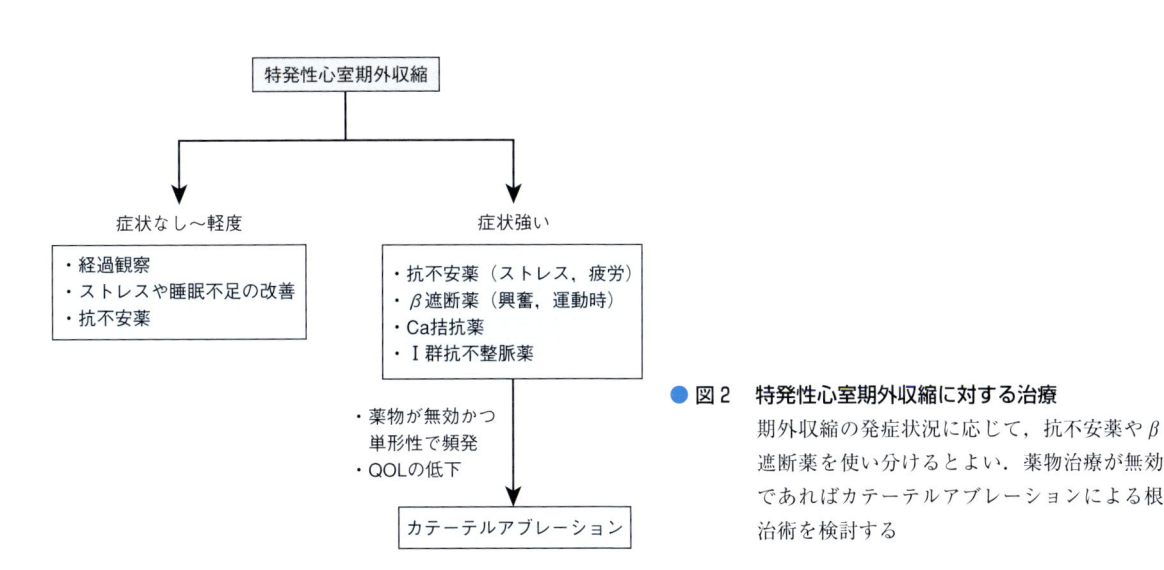

● 図2 特発性心室期外収縮に対する治療
期外収縮の発症状況に応じて，抗不安薬やβ遮断薬を使い分けるとよい．薬物治療が無効であればカテーテルアブレーションによる根治術を検討する．

1）特発性心室期外収縮（図2）

　単形性の期外収縮で基礎心疾患がなければ，特発性心室期外収縮に分類され，予後は良好であり，特に治療の必要はない．日常の臨床では，期外収縮時のQRS波が左脚ブロック＋下方軸（右室流出路起源，図3）を認めることが多く，発症機序として撃発活動（triggered activity）が関与している．増悪因子として，ストレスや過労，睡眠不足などによる自律神経機能障害がある．治療は無症状で，期外収縮が2～3連発以内であれば経過観察でよい．ときにHolter心電図で単形性の期外収縮が1日2万発以上認め，2～3段脈が頻発している症例に遭遇することもあるが，症状がなく心機能低下を合併していなければ経過観察でもよい．

　症状が軽度で自律神経機能障害が関与していれば抗不安薬を投与し，症状が緩和されれば内服の減量・中止を検討する．

　症状が強く，運動や興奮などの交感神経活性が期

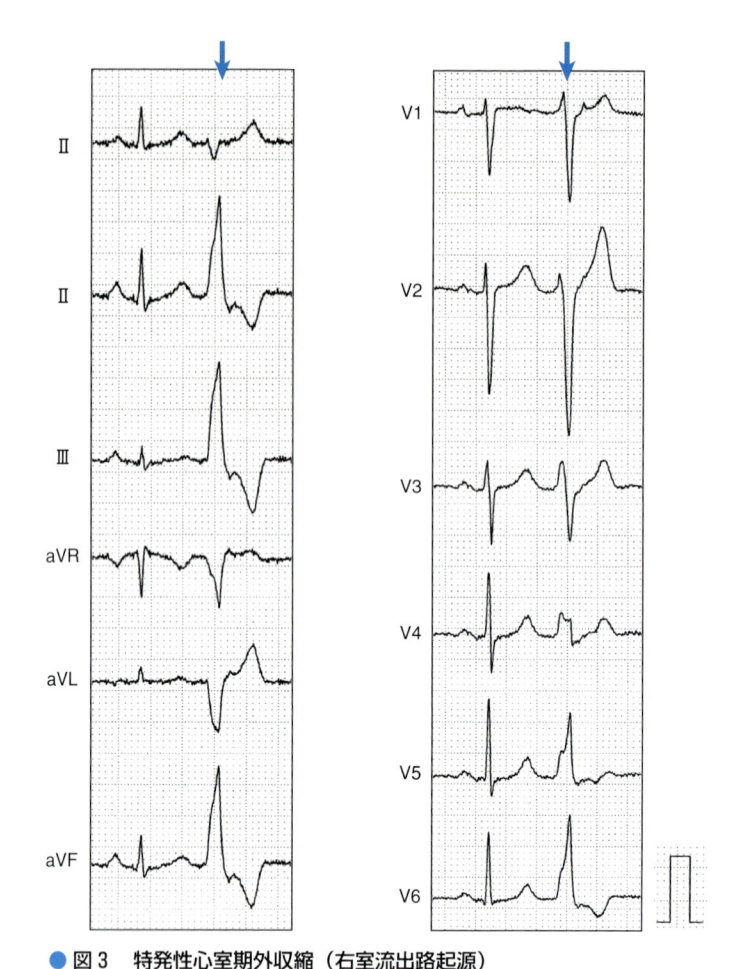

● 図3 特発性心室期外収縮（右室流出路起源）
　　　右室流出路起源心室期外収縮の典型例を示す．期外収縮時の
　　　QRS波は、左脚ブロック＋右軸偏位（下方軸）を呈している
　　　（→）

外収縮の発生に関与する場合にはβ遮断薬を，増悪因子が特定できない場合には，Ca拮抗薬，Ⅰb群抗不整脈薬のメキシレチンや他のNaチャネル遮断薬を用いる．薬物治療が無効でQOLの低下をきたす例ではカテーテルアブレーションによる根治術を検討する．

> **memo** 心室期外収縮に対する
> 　　　　カテーテルアブレーション
> 　近年，CARTOやEnsiteシステムといった三次元マッピング法の普及により，不整脈の起源を立体画像で視覚的に捉えることが可能になり，特発性心室期外収縮・心室頻拍に対するカテーテルアブレーション根治率が向上した．現在の治療適応

については，2006年に改訂された「不整脈の非薬物治療ガイドライン」（日本循環器学会）によると，心室期外収縮が多形性心室頻拍や心室細動の原因となる場合はクラスⅠ，QOL低下または心不全を伴う薬物治療無効例ではクラスⅡaとなっている．しかし患者が薬物治療を希望しない，あるいは薬物治療が有効な場合はクラスⅡbである．特に若年層では内服継続そのものがQOLの低下につながること，稀に心室頻拍や細動に移行する例も報告されていること[2]，加えてカテーテルアブレーションによる高い根治率を考慮すると，今後の治療適応の拡大が期待される．

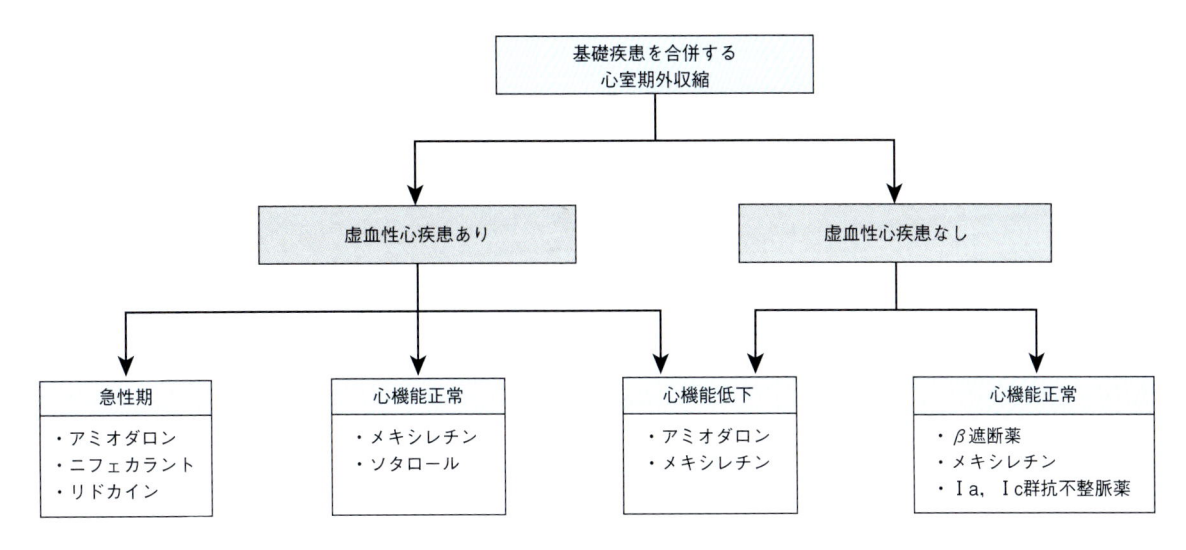

● 図4　基礎心疾患を合併する心室期外収縮に対する治療
　　　虚血性心疾患，心機能低下例では心不全治療薬（β遮断薬、ACE阻害薬あるいはARB）を投与しておく．
　　　Ⅰa，Ⅰc群抗不整脈薬は，虚血性心疾患や心機能低下症例には投与してはならない

2）基礎疾患に伴う心室期外収縮（図4）

a）虚血性心疾患

　心筋虚血が原因となっている場合は，まず虚血の解除が必要である．心筋梗塞急性期ではLown分類（表1）を参考にして，grade 2以上であれば薬物治療を検討する．心筋虚血では静止膜電位が浅く，Naチャネルが不活化状態である心筋細胞が多く，このような状態に親和性が高く心臓陰性変力作用の少ないアミオダロン注が第一選択薬である．心室頻拍・細動に移行する場合は，ニフェカラント注も考慮する．内服ではβ遮断薬，ACE阻害薬あるいはアンジオテンシンⅡ受容体拮抗薬（ARB）を早期より開始することで，心負荷を軽減させ，その結果不整脈を予防できる可能性がある．また低K血症にならないように電解質を補正（K 4.0mEq/L以上）することも重要である．虚血性心疾患に対するⅠa，Ⅰc群抗不整脈薬の投与は，CAST試験[3)4)]（p.110）の結果から，催不整脈作用や陰性変力作用により生命予後を悪化させることが明らかとなっているため使用してはならない．心筋梗塞の慢性期に心筋リモデリングが進行すると，心室期外収縮がトリガーとなり，病的残存心筋を緩徐伝導路とするリエントリー性心室頻拍を合併することがある．このような症例では心臓突然死のリスクが高く，早期に植込み型除細動器（ICD）を必要とし，Ⅲ群抗不整脈薬（ア

● 表1　心室期外収縮の重症度分類（Lown分類）

grade 0	心室期外収縮なし
grade 1	散発性
grade 2	頻発性（毎分1発以上あるいは毎時30発以上）
grade 3	多形性（期外収縮の波形が複数ある）
grade 4a	2連発
grade 4b	3連発
grade 5	R on T型

ミオダロン，ソタロール）で発作を予防する．

b）非虚血性心疾患

　心筋症（肥大型，拡張型，サルコイドーシスなど）や弁膜疾患などが含まれる．基礎治療薬として，β遮断薬，ACE阻害薬あるいはARBを用いて心負荷を軽減させる．これらの薬剤は心保護作用（リモデリング抑制）による生命予後の改善に加え，結果として長期的な不整脈予防効果が期待できる．抗不整脈薬は，症状が強い場合や2～3連発の期外収縮が頻発している場合に対して，心抑制作用が少ないメキシレチンを短期間使用してもよい．

　心機能低下を認め心室頻拍に移行する場合は，心抑制作用の少ないアミオダロンの投与を行い，同時にICDの植込みも検討する．心不全合併例に対するⅠa，Ⅰc群抗不整脈薬の投与は，虚血性心疾患と同様，予後を悪化させるため使用は控える．一方，

● 表2　心室期外収縮（非持続性心室頻拍）に対する処方例

	一般名（商品名）	用量	投与量	副作用
特発性	エチゾラム（デパス®）	0.5，1mg	1日1.5～3mg，毎食後	眠気，ふらつき
特発性	フマル酸ビソプロロール（メインテート®）	2.5，5mg	1日1回，2.5～5mg，朝食後	徐脈，血圧低下
虚血性心疾患・心機能低下	塩酸ピルジカイニド（サンリズム®）	25，50mg	1日150mg，毎食後（最大225mgまで）	心不全悪化，心室頻拍洞停止，房室ブロック
虚血性心疾患・心機能低下	塩酸メキシレチン（メキシチール®）	50，100mg	1日300mg，毎食後（最大450mgまで）	吐気，食欲不振，心室頻拍
虚血性心疾患・心機能低下	塩酸アミオダロン（アンカロン®）	100mg	導入期：1日400mg，1～2回分服，1～2週間 維持量：1日200mg，1～2回分服	間質性肺炎，甲状腺機能障害肝機能障害，角膜色素沈着，徐脈

虚血性心疾患や心機能低下を合併する例では，β遮断薬，ACE阻害薬あるいはARBを基礎治療薬として用いる
高齢者に投与する場合は少量から開始するとよい（特にⅠa，Ⅰc群抗不整脈薬）

心機能が保たれている症例ではⅠa，Ⅰc群抗不整脈薬を用いてもよいが，生命予後を改善するエビデンスはないため，催不整脈作用に注意し，長期使用は避ける．

3　処方の実際

抗不整脈薬を投与する際，QT間隔の延長から多形性心室頻拍（torsade de pointes：TdP）が出現することがあるため，外来での導入後1～2週以内に12誘導心電図を確認することが望ましい．特に中高年の女性に対するⅠa，Ⅰc群抗不整脈薬の投与はTdPを起こすリスクが高いため，少量から開始する方が安全である．さらに年齢や体格，肝・腎機能に応じて適宜投与量を調節する．表2に代表的な処方例を示した．虚血性心疾患や心機能低下を合併している例では，心抑制作用の少ないメキシレチンやⅢ群抗不整脈薬であるアミオダロンを用い，Ⅰ群抗不整脈薬の使用は控える．さらに基礎疾患の治療として，β遮断薬，ACE阻害薬あるいはARBを投与し，心負荷を軽減させることが大切である．

1）基礎疾患がない特発性心室期外収縮

ストレスや疲労，睡眠不足などが増悪因子の場合は，抗不安薬（処方例：エチゾラム（リーゼ®），1日1.5～3mg，毎食後）を用いると症状が緩和されることがある．興奮や運動など交感神経が関与している場合は，β遮断薬（処方例：フマル酸ビソプロロール（メインテート®），1日2.5～5mg，1日1回，朝食後）を用いるとよい．要因が明らかでない場合は，メキシレチン（処方例：メキシチール®，1日300mg，毎食後）やⅠa，Ⅰc群抗不整脈薬（処方例：塩酸ピルジカイニド（サンリズム®），1日150mg，毎食後）を投与する．

2）虚血性心疾患

a）心筋梗塞急性期

第一選択薬としてアミオダロンの静注薬を用い（処方例：アンカロン®注，125mgを10分間かけて静注），心室頻拍・細動に移行する場合はアミオダロン増量（維持投与を行い，1日投与量約750mgを基本とし，1日の総投与量が1,250mgを超えない範囲で調節）あるいはニフェカラントの静注薬（処方例：シンビット®注，1回0.3mg/kgを5分間かけて静注，維持投与は1時間あたり0.4mg/kgで開始し適宜増減）を使用する．投与中は心電図モニターを注意深く観察する必要があり，特にQT間隔の延長やTdPの発生に注意する．

b）慢性期

第一選択薬はメキシレチン（処方例：メキシチール®，1日300mg，毎食後）であるが，高度心機能低下例や心室頻拍・細動に移行する場合はアミオダロン（処方例：アンカロン®錠，導入期：1日400mg，1日1～2回を1～2週間投与，維持量：1日200mg，1日1～2回）を早期から投与すると同時にICDの植込みを行う．ソタロール（処方例：ソタコール®，1日80mg，1日2回，朝夕食後）は，左室機能が低下した症例では，同じⅢ群抗不整脈薬で

あるアミオダロンと比較して心室頻拍・細動に対する予防効果が低いため[5]，副作用によりアミオダロン投与が困難な場合に使用する．Ⅰa，Ⅰc群抗不整脈薬は生命予後を悪化させるため使用を控える．

3）心不全合併例

「2）虚血性心疾患 b）慢性期」の心機能低下例と同様である．

注意点

① 腎機能低下例（特に血清クレアチニン3 mg/dL以上）にACE阻害薬，ARBを投与する際は，急速な腎機能増悪による血清クレアチニンやK値の上昇に注意する
② ACE阻害薬に共通して空咳の副作用が認められることがあるが，中断により症状は改善する．ARBでは空咳の頻度は少ない
③ 特に重症心不全におけるβ遮断薬の投与は，少量（通常量の約10分の1）から投与し（**処方例：カルベジロール（アーチスト®），1日1〜2 mg，1日2回，朝夕食後**），1ヵ月以上かけてゆっくり維持量（1日10〜20mg）へ増量する．副作用として心不全悪化，血圧低下，徐脈をきたすことがあるので注意する

4 おわりに

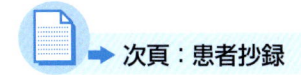

心室期外収縮に対し安易に抗不整脈薬を投与すると，かえって予後を悪化させることがあり注意が必要である．単に期外収縮の数だけで判断せず，自覚症状，心機能，連発の有無などを総合的に評価し，常に投薬が患者にとって有益であるか否かを考える必要がある．

文　献＞

1) Simpson. R.J. Jr. et al.：Am. Heart. J., 143：535-540, 2002
2) Noda. T. et al.：J. Am. Coll. Cardiol., 46：1288-1294, 2005
3) Echt. D.S. et al.：N. Engl. J. Med., 324：781-788, 1991
4) The Cardiac Arrhythmia Suppression Trial Ⅱ Investigators.：N. Engl. J. Med., 327：227-233, 1992
5) Connolly. S.J. et al.：JAMA., 295：165-171, 2006

➡ 次頁：患者抄録

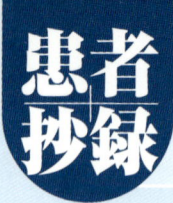

心室期外収縮に対するカテーテルアブレーション

【患　者】37歳男性

1. 診　断　非持続性心室頻拍
2. 主　訴　胸部圧迫感，動悸
3. 既往歴　22歳：急性虫垂炎手術，33歳：虚血性大腸炎
4. 家族歴　特記なし
5. 生活歴　職業：会社員，喫煙歴：なし，飲酒歴：付き合い程度
6. 現病歴

　　半年前に通勤中，胸部圧迫感と動悸を自覚し救急車で当院搬送．心電図モニターで頻発する心室期外収縮および非持続性心室頻拍が認められ入院となった．心エコー，冠動脈造影，および右室心内膜心筋生検にて異常は認められなかった．12誘導心電図より特発性右室流出路起源心室期外収縮（非持続性心室頻拍）と診断した．β遮断薬（カルベジロール 10mg/日）と抗不安薬（クロチアゼパム 10mg/日）の投与により期外収縮は減少，症状も緩和され退院となった．退院後は外来で内服投与を継続したが，3カ月前より日中に期外収縮による胸部圧迫感，動悸の頻度が増したため，メキシレチン（300mg/日）や塩酸ピルジカイニド（150mg/日）の追加投与を行った．しかしQOLの改善は得られなかったため，カテーテルアブレーション治療目的で入院となった．

7. 入院時現症

　　身長172cm，体重65kg，BMI 22.0，意識清明，血圧108/65mmHg，脈拍 56回・不整，体温36.5℃，結膜に貧血・黄染なし，頸静脈怒張なし
　　胸部：明らかな心雑音聴取せず，S3（−），S4（−），肺野にラ音聴取せず
　　腹部：異常所見なし，下肢浮腫なし

8. 入院時検査成績

　① 血　算：WBC 7,000g/dL，RBC 519万/μL，Hb 15.3g/dL，Hct 45.4%，Plt 18.0万/μL
　② 生化学：TP 7.0g/dL，Alb 4.4g/dL，AST 28IU/L，ALT 25IU/L，LDH 160IU/L，ALP 235IU/L，γGTP 21IU/L，CK 157IU/L，BUN 18mg/dL，Cr 1.04mg/dL，Na 141mEq/L，K 4.0mEq/L，Cl 107mEq/L，LDL-Cho 107mg/dL，HDL-Cho 52mg/dL，TG 94mg/dL，Glu 105mg/dL，CRP＜0.3mg/dL
　③ 胸部単純X線（図1）：CTR 45%，肺野に異常認めず
　④ 心電図（図2，3）：心拍数 67/分，心室期外収縮（3段脈），非持続性心室頻拍（3連発），時計回転
　⑤ 経胸壁心エコー：左室壁運動異常なし，LVDd/Ds 42/29mm，IVS/PW 9/7mm，Ao/LA 21/27mm，LVEDV/ESV 88/34mL，EF 61%
　⑥ Holter心電図：総心拍数 98,763発/24時，平均心拍数 69/分，総心室期外収縮数：12,558発/24時，日中に2〜3連発を頻回に認める（最大4連発），期外収縮の頻発に一致して胸部圧迫感，動悸を自覚．明らかなST変化は認められず

9. 入院時検査成績

　　第2病日にカテーテルアブレーションを行った．治療中は2〜3段脈が頻回に認められ，三次元マッピングシステム（CARTO）を用いて起源を調べた結果，期外収縮の最早期興奮部位は右室流出路自由壁側であった（図4）．さらに同部位よりペーシングを行って得られた12誘導心電図波形は，期外収縮時の波形とほぼ完全に一致していた．これより同部位が発生起源であると考えられ，通電焼灼を開始したところ，一過性に心室頻拍が認められた後，期外収縮は消失した．

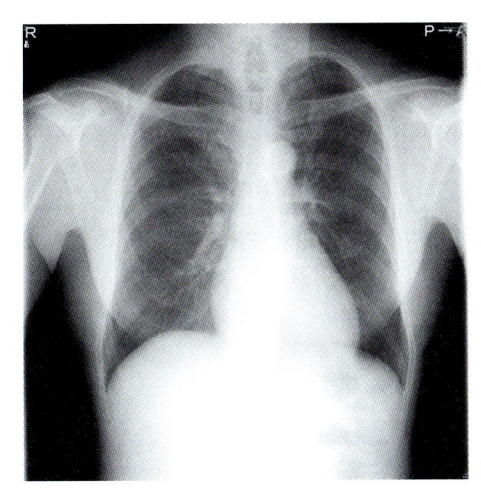

図1　入院時胸部X線写真

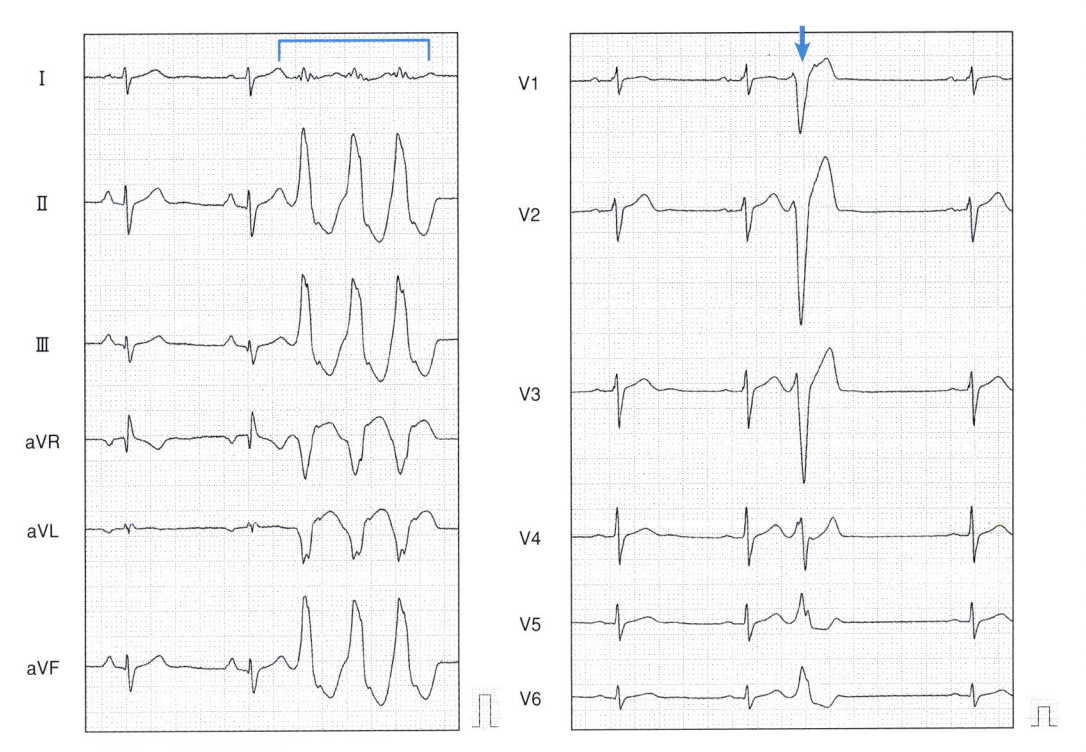

図2　入院時12誘導心電図
非持続性心室頻拍（3連発）を認め，そのQRS波形は左脚ブロックを呈していた

　焼灼後，イソプロテレノールの投与下で心室プログラム刺激を行っても期外収縮が出現しないため治療を終了した．術後合併症は認められなかった．抗不整脈薬非投与におけるHolter心電図検査では，総期外収縮数27発/24時（連発なし，自覚症状なし）へと減少し，再発なしと判断した．カテーテルアブレーション翌日より，心内血栓予防のため抗凝固薬（ワルファリンカリウム3 mg/日）が開始となり，第5病日に経過良好のため退院となった．

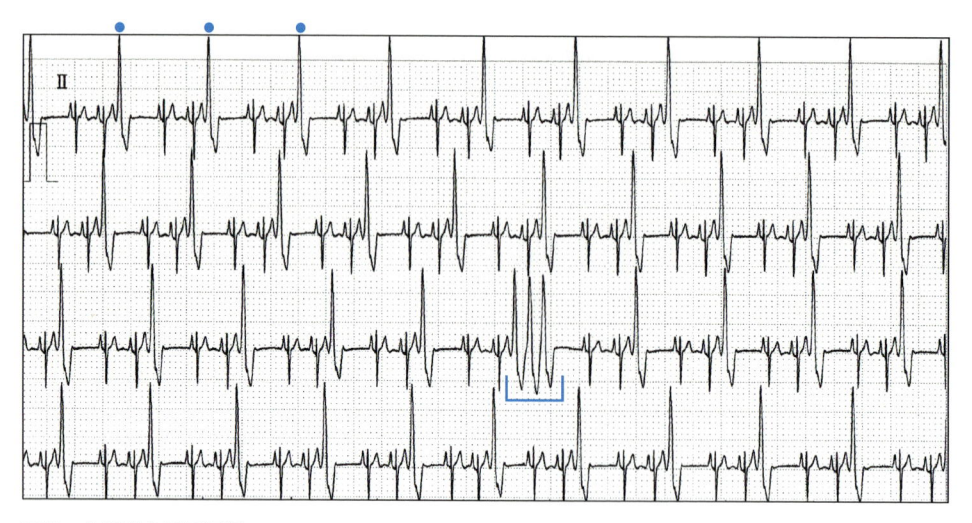

図3　入院時心電図記録
心室期外収縮（3段脈）および，非持続性心室頻拍（3連発）を認める

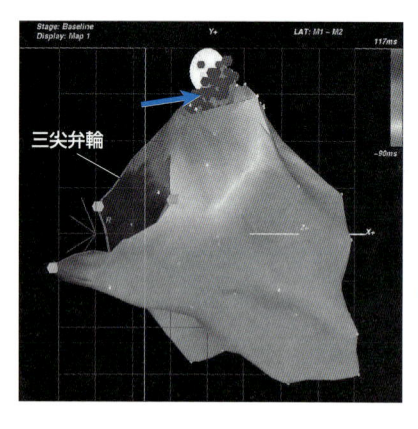

図4　CARTOシステムを用いた右室の三次元マッピング画像（右前斜位）（p.9, Color Atlas ❺ 参照）
右室流出路自由壁側が期外収縮の最早期興奮部位（→）であった．赤点は焼灼部位を示す

10. 退院時処方
ワルファリンカリウム（ワーファリン®）1 mg，3T，朝1回

11. 考　察　▶Advice from Professional ❶参照

　薬剤抵抗性の特発性心室期外収縮に対して，カテーテルアブレーションが著効した症例を経験した．本例は心エコー検査，冠動脈造影および右室心内膜心筋生検でも明らかな異常は認められず，特発性と診断した．さらに期外収縮のQRS波形が左脚ブロック形（軸偏位なし）であることから，右室流出路起源が疑われた．本邦における「不整脈薬物治療のガイドライン（2009年改訂版）」（日本循環器学会）[1]によると，特発性右室流出路起源に対する薬物治療は，第一選択薬としてβ遮断薬，第二選択としてCa拮抗薬，続いてNaチャネル遮断薬の投与が推奨されている．本例は年齢が比較的若く，期外収縮の増悪因子として交感神経が関与していると考えられ，β遮断薬の投与を行ったが効果は不十分であった．また他の抗不整脈薬も無効であり，頻発する期外収縮によるQOLの低下を伴うため，カテーテルアブレーションが行われた．一般に特発性の右室流出路起源心室期外収縮の予後は良好である．しかし，稀に期外収縮から持続性心室頻拍や心室細動に移行する症例が存在する[2)3)]．右室流出路起源に対するカテーテルアブレーションの成

功率が80〜90％以上であること，術後に抗不整脈薬の継続が必要ないことを考慮すると，本例のような比較的若い症例はよい治療適応であったと考えられる．

【文 献】 ▶ Advice from Professional ❷参照
1）「不整脈薬物治療に関するガイドライン（2009年改訂版）」（日本循環器学会）
   http://www.j-circ.or.jp/guideline/pdf/JCS2009_kodama_h.pdf
2）Jouven. X. et al.：N. Engl. J. Med., 343：826-833, 2000
3）Noda. T. et al.：J. Am. Coll. Cardiol., 46：1288-1294, 2005

Advice from Professional

1 考察ポイント

Point 1
特発性心室期外収縮の診断は，基礎心疾患，電解質異常や家族歴などの存在を明確に否定し，期外収縮時のQRS波形から発生起源を推測するとよい．

Point 2
内服治療に関しては，どのような根拠で薬物を選択したか（本例では若年で日中に症状が出やすい）を，ガイドラインに照らし合わせて考察するとよい．虚血性心疾患や心不全の有無により，使用できる薬剤が制限される．

Point 3
カテーテルアブレーションを選択した理由について明確に示す必要がある．さらに，予測される治療効果や合併症の有無を付け加えるとよい．

2 押さえておきたい論文

文献 1 ： 「不整脈薬物治療に関するガイドライン（2009年改訂版）」（日本循環器学会）
http://www.j-circ.or.jp/guideline/pdf/JCS2009_kodama_h.pdf

本邦における不整脈薬物治療指針が述べられているが，近年アミオダロン静注薬が使用可能となり，虚血性心疾患や心不全患者に対する急性期治療が代わりつつある．

文献 2 ： Jouven. X. et al.：N. Engl. J. Med., 343：826-833, 2000

運動により期外収縮が頻発する例は，そうでない例と比較して，心血管死のリスクが高く，必ずしも特発性心室期外収縮患者のすべてが予後良好ではないことが示されている．

文献 3 ： Noda. T. et al.：J. Am. Coll. Cardiol., 46：1288-1294, 2005

特発性右室流出路起源心室期外収縮・心室頻拍症例のうち，期外収縮がトリガーとなり，心室細動あるいは多形性心室頻拍をきたす例が報告されている．これら重症例に対してもカテーテルアブレーションが有効であると示されている．

evidence

CAST試験
―心筋梗塞後のPVCに対しては積極的な抗不整脈薬投与は推奨されない

1 目 的

CAST（cardiac arrhythmia suppression trial）試験[1]は，心筋梗塞（MI）後の無症候性あるいは軽い症候性の心室期外収縮（PVC），非持続性心室頻拍（VT）症例において，「Ⅰ群の抗不整脈薬で不整脈を抑制することにより不整脈死が減少するであろう」との仮説を検討した．エンドポイントは心臓死あるいは心停止からの蘇生（いずれも不整脈による）とされた．

2 対 象

対象は，MI後6日～2年の1,498例（平均61歳）であり，24時間Holter心電図にてPVCを6回/時以上認めるものの，120/分以上の頻度で15連発以上持続するVTはないものである．この基準を満たす症例にⅠc群の抗不整脈薬であるエンカイニドか，あるいは，フレカイニドのいずれかを投与してPVCが80％以上，VTが90％以上抑制できた症例を登録した．左室分画の基準は，MI後90日以内の場合は55％以下，または，MI後90日以降の場合は40％以下とした．

3 調査方法

プラセボ群（743例）と実薬群（755例）に割付けた．フレカイニド群（323例）では，200mg/日（分2）もしくは300mg/日（分2）が投与され，また，エンカイニド群（432例）では105mg/日（分3）もしくは150mg/日（分3）を投与した．

4 結 果（図）

観察開始後間もなく，プラセボ群に比べて実薬群ではエンドポイントに達した症例が多かったために，平均観察10カ月で試験は中止された．不整脈死は実薬群43例，プラセボ群16例（p＝0.0004）であり，不整脈以外の原因による心臓死（急性心筋梗塞，うっ血性心不全など）は実薬群17例，プラセボ群5例（p＝0.01）であった．実薬群における不整脈死および心停止の相対リスクは2.64であった．

5 まとめ

CAST試験は不整脈研究の領域で，初めて行われたプラセボ対照のランダム化試験であり，その後の不整脈治療のあり方を変えた試験であった．Ⅰc群抗不整脈薬の強力なNaチャネル遮断作用により，VT/VFの引き金となるPVCが減少しても，心臓死や不整脈死が増加することが示された．また，同様の研究デザインで行われたCAST Ⅱ[2]ではモリシジン（Ⅰa群とⅠb群の両性質をもつ）とプラセボの効果が比較されたが，モリシジンによる生命予後改善効果は認められなかった．これらの結果を受けて，MI後の不整脈治療にⅢ群抗不整脈薬（アミオダロンなど）が使用されたが，一定した予後改善効果は得られなかった．続いて開発されたICDはⅢ群抗不整脈薬に比べて有意な予後改善効果をもつことが示された．

以上の経過を踏まえて，現在は，心筋梗塞後の

● 図　CAST試験
不整脈による死亡と心停止からの蘇生は実薬群で有意に高かった

	0	91	182	273	364	465
プラセボ	743	632	516	743	292	201
実薬	755	631	507	392	286	198

PVCに対する積極的な抗不整脈薬投与は推奨されず，不整脈死リスクに応じてICDが植込まれるようになった．これと同時に，不整脈基盤形成を阻止するための再灌流療法や液性調節因子の阻害（β遮断薬，レニン-アンジオテンシン系阻害薬）も同時進行で行われることは言うまでもない．

■ 文献

1) Echt. D. S. et al.：N. Engl. J. Med, 324：781-788, 1991
2) The Cardiac Arrhythmia Suppression Trial Ⅱ Investigators.：N. Engl. J. Med., 327：227-233, 1992

（祖父江嘉洋，渡邉英一）

第4章 心室性不整脈の治療

2. 非持続性心室頻拍

池主雅臣，飯嶋賢一

Point

1. 非持続性心室頻拍（NSVT）を評価するポイントとして，①心機能低下の有無，②器質的心疾患の有無とその種類，③脳虚血症状の有無がある
2. 器質的心疾患のない心機能正常症例の無症候性NSVTは，生命予後に寄与する危険は少ない
3. 器質的心疾患があり，心機能が中等度以上に低下した症例のNSVTは予後不良の因子と考えられる
4. 器質的心疾患と心機能低下があるNSVTの薬物療法には，心抑制効果の強いI群抗不整脈薬は用いない
5. 器質的心疾患と心機能低下があるNSVT症例では，EPSで持続性心室頻拍または心室細動が誘発された場合はICD治療を考慮する

1 病態の特徴と疫学

非持続性心室頻拍（NSVT）は3連発以上で30秒以内に自然停止する心室頻拍である．器質的心疾患のない正常心機能症例にもみられるが，心機能低下症例では発症頻度が増加する．NSVTの臨床的意義は病態によって異なり，予後不良の因子と考えられる場合から生命予後に関与しないとされるものまで多岐にわたる．NSVT症例の検査と治療を考える場合に，①心機能低下の有無，②器質的心疾患の有無と種類，③臨床症状（特に意識消失や失神などの脳虚血症状）の評価が重要である．

● 表1 無症状のNSVTに対する注意点

①無症状であっても，頻発するNSVTのために経過中に心機能が低下する症例がある
②将来，器質的心疾患が顕性化する可能性がある
③連結期の短い心室性期外収縮（PVC）から心室細動（VF）を生じる亜型がある
④運動でNSVTが増悪する症例がある
⑤基本波形に特徴がある疾患を見落とさない（催不整脈性右室心筋症，Brugada症候群，早期再分極症候群など）
⑥Holter心電図は日差変動が大きいため，1回の検査ではNSVT・PVCを過小評価する危険がある

1）器質的心疾患のない正常心機能症例（特発性NSVT）

NSVTのQRS波形の多くは，左脚ブロック型＋右軸偏位，または右脚ブロック型＋左軸偏位を示す．前者はカテコラミン感受性の異常自動能または撃発活動のうちの遅延後脱分極（DAD）を，後者は左脚後枝領域のCa電流依存性組織を含むリエントリーを機序とする考えが一般的である．

生命予後には関与しないと考えられるため，無症候性の場合は積極的な薬物治療を必要としないが，表1の内容に注意する．

2）器質的心疾患があり心機能が中等度以上に低下した症例

左室駆出率が低下（40％または35％以下とする報告が多い）している症例のNSVTは予後不良の因子と考えられる．NSVTの機序はリエントリーのほかに，心筋不全によるDADまたは異常自動能の可能性があり，臨床像からこれらを鑑別することは困難である．代表的な報告を以下に示す．

・Biggerらが心筋梗塞後のHolter心電図（820症例）を解析したところ，NSVTが90例（11％），持続性心室頻拍（SVT）は2例（0.2％）に認められた．総死亡と不整脈死亡はNSVTが記録された症例で高く，特に左室駆出率が30％未満の症例は

不良であった[1]．
・GESICA研究はNYHA心機能分類Ⅱ度以上の心不全で，心胸郭比が55％以上，左室駆出率が35％以下，左室拡張終期径が3.2cm/m^{2}以上のうちの2項目以上を満たした516症例の報告をしている．Holter心電図でNSVTが記録された173例と記録されなかった343例を経過観察（2年間）したところ，NSVTが認められた群の87例（50.3％）と認められなかった群の106例（30.9％）が死亡に至った．NSVTは総死亡と突然死の独立危険因子となった[2]．
・CHF-STAT研究は左室駆出率が40％以下に低下し，無症候性のPVCが1時間に10発以上認められた674例を対象に行われた．NSVTは77％の症例に記録されていた．平均45カ月の経過観察を行ったが，生命予後の予測因子は左室駆出率とNYHAの重症度であった．NSVTは全死亡率に関しては危険因子となる傾向がみられたが，突然死の危険因子とはならなかった[3]．

3）器質的心疾患があるが心機能低下が軽度の症例

NSVTは心機能低下が軽度な症例にもみられるが，一般的には突然死の危険因子としての意義は明確でない（肥大型心筋症ではNSVTが危険因子に取り上げられている）．当施設でHolter心電図にNSVTが記録された68例に電気生理学的検査（EPS）を施行した．器質的心疾患は25例に認められた．虚血性心疾患群の左室駆出率は45±14％，非虚血性心疾患群は63±12％で，心機能低下は軽度にとどまっていた．EPSでは14例にNSVTがみられ，SVTとVFはそれぞれ3例に誘発されたが，EPSの結果に基づく治療を行ったところ，その後の経過（31±18カ月）で突然死した症例はなかった．

2 治療のメカニズムとストラテジー

1）特発性NSVT

症状がない特発性NSVTに薬物療法を直ちに開始する必要はないが，心エコー検査，BNP測定，Holter心電図，必要に応じた運動負荷心電図・加算平均心電図を行い，生活指導（睡眠・ストレス・禁煙など）のもとに経過観察を行うようにしている．

これは経過中に脳虚血症状または心機能低下が生じる症例があるためである．症状（脳虚血症状以外）がある場合でも，病気の説明または短期間の安定剤で症状が消失（または軽快）する症例が経験される．異常自動能またはDADが関与するNSVTには，β遮断薬またはCa拮抗薬が選択されるが，Ⅰ群抗不整脈薬が有効な症例も経験される〔薬物治療の症例（p.116）参照〕．運動負荷試験・Holter心電図の結果からβ遮断薬が有効な症例を推定することができる．リエントリーが想定されるNSVT（右脚ブロック型＋左軸偏位）にはCa拮抗薬が有効であるとともに，薬効によって機序に迫ることもできる．

単形性のNSVTとPVCが頻発している症例は，高周波カテーテルアブレーションで根治的な治療を行うこともできる．「不整脈の非薬物治療ガイドライン（2006年度改訂版）」（日本循環器学会）は高周波カテーテルアブレーションのclass Ⅰに単源性PVCが多形性心室頻拍あるいはVFの契機となっている場合をあげ，class Ⅱa適応にはQOLの低下または心不全を有し，薬物治療が無効または副作用のため使用不能の頻発性単源性PVCを，またclass Ⅱb適応に，①QOLの低下または心不全を有し，薬物治療が有効または患者が薬物治療を希望しない頻発性単源性PVCと，②無症状であるが，著しい心機能障害がある頻発性PVCをあげている[4]．薬物療法または高周波カテーテルアブレーションでNSVTとPVCが消失した場合は心機能回復と生活の質（QOL）の改善が期待できる．

2）器質的心疾患があるNSVT

NSVTまたはPVCが頻発する症例ではリスク評価を目的としたEPSが用いられてきた．しかしEPSによる将来の不整脈イベントの予知には否定的な見解もある．

日本循環器学会のガイドラインはNSVTに対するEPSの適応に関して以下のように述べている．「臨床心臓電気生理検査に関するガイドライン」は，原因不明の失神と左室機能低下（左室駆出率40％未満）を有する冠動脈疾患，拡張型心筋症に伴うNSVTはEPSのclass Ⅰ適応，またNSVTで基礎心疾患を有する症例はclass Ⅱaの適応にあげている[5]．「不整脈の非薬物治療ガイドライン（2006年度改訂版）」は，原因不明の失神発作または左室機

能低下を有する器質的心疾患に伴うNSVTをEPSのclass I適応，NSVTあるいはPVCの頻発症例で，器質的心疾患を有し加算平均心電図で心室遅延電位が陽性の場合はclass II a適応としている[4]．

a) 薬物療法

器質的心疾患（心筋梗塞の急性期と亜急性期を含む）がみられる症例の薬物療法について「不整脈薬物治療に関するガイドライン（2009年改訂版）」（日本循環器学会）は以下のように述べている[6]．心機能低下が軽度の場合は第一選択として心筋Naチャネルからの解離が速い，または中間に分類されるI群抗不整脈薬を，第二選択以降にIII群抗不整脈薬をあげている．心機能低下が中等度以上の症例には心機能抑制の強い薬剤の使用は望ましくない．

アミオダロンは強力な抗不整脈効果をもつ薬剤でエビデンスも多いが，ランダマイズされた臨床研究から一次予防にアミオダロンを用いた症例とコントロール症例を抽出して比較したメタアナライシスは以下のような報告をしている[7]．対象は8,522症例で各研究の平均左室駆出率は18～44％であった．結果としてアミオダロンは心臓突然死を29％，心血管死亡を18％減少させた．しかし肺と甲状腺に関する副作用が2倍と5倍で認められ，全死亡についてはコントロール群との間で有意差はみられなかった．

なお抗不整脈薬治療と同時に器質的心疾患に対するアップストリーム治療としてβ遮断薬，ACE阻害薬，アンジオテンシンII受容体拮抗薬，抗アルドステロン薬などを積極的に用いることは重要である．

b) ICD治療

心機能低下がある虚血性心疾患のNSVT症例にICD治療を考えるうえでのEPS検査について，MADIT研究[8]とMUSTT研究[9]は以下のように述べている．

MADIT研究はHolter心電図で無症状のNSVTを認めた低心機能症例（左室駆出率35％未満）で，EPSによりSVTが誘発され，かつプロカインアミドで頻拍が抑制されなかった症例が対象となった．ICD治療群（95例）と抗不整脈薬治療群（101例）に無作為に割付けて経過を観察した．抗不整脈薬治療群での死亡が39例であったのに対し，ICD群の死亡は15例にとどまり，抗不整脈群と比較して54％の減少効果であった．

MUSTT研究はSVTまたはVFの既往がなく，無症状あるいは軽微な症状のNSVTが認められ，左室駆出率が40％以下に低下した症例を対象としている．EPSでSVTが誘発された症例をEPSの結果に基づいた治療を行う群（351例）と，抗不整脈薬治療もICD治療も行わない不整脈無治療群（353例）に無作為割付をして経過観察した．EPSの結果に基づいた治療を行った群の内訳は，抗不整脈薬治療群（158例）とICD治療群（161例）であった．不整脈無治療群と抗不整脈薬治療群と比較するとICD治療群は全死亡，突然死，不整脈死を有意に減少させたが，抗不整脈薬治療群ではこのような効果は認められなかった．

これらの研究によって，臨床的にNSVTが認められる陳旧性心筋梗塞の低心機能症例は，EPSでSVTまたはVFが誘発された場合，植込み型除細動器（ICD）治療を行うことが生命予後の改善に有益であることが示された．米国のガイドラインはこのような症例をICD治療のclass I適応としており[10]，「不整脈の非薬物治療ガイドライン（2006年度改訂版）」も薬物療法の効果によってclass IまたはII aの適応にあげている[4]．

現在でもSVTまたはVFの初回発作が致死的となる症例は少なくない．このため将来不整脈イベントを生じる危険の高いハイリスク症例を判別して，臨床的にみられる不整脈の有無にかかわらずICDによる心臓突然死の一次予防を行うための知見が集積されており[11][12]，ガイドラインにも反映されている[4][10]．

3 治療（処方）の実際

1）特発性NSVTに対する薬物療法

a) 右脚ブロック型＋左軸偏位のNSVT
　　ベラパミル（ワソラン®）40mg，3～6錠，分3

b) 左脚ブロック型＋右軸偏位のNSVT
　①　アテノロール（テノーミン®）25mg，1錠，分1
　②　ベラパミル（ワソラン®）40mg，3～6錠，分3
　③　プロパフェノン（プロノン®）150mg，3錠，分3

2）特発性NSVTに対するカテーテルアブレーション

原則として有症候性で薬物療法が無効または不適

切な症例に行う．方法の詳細はここでは触れられないが，ベラパミル感受性NSVT（右脚ブロック型＋左軸偏位）ではPurkinje電位または拡張期電位を指標に高周波通電部位を同定する．左脚ブロック型＋右軸偏位のNSVTはペースマッピングと最早期興奮部位のマッピング所見を参考に高周波通電を行う．いずれも95％以上の成功率が期待できる．

3）器質的心疾患症例のNSVTに対する薬物療法

① メキシレチン（メキシチール®カプセル）100mg，3カプセル，分3
② ソタロール（ソタコール®）80mg，1.5〜2.0錠，分2
③ アミオダロン（アンカロン®）100mg，1.0〜2.0錠，分2

アップストリーム治療に準じた薬物療法に関しては第3章4を参照．

4）器質的心疾患症例のNSVTに対するICD療法

「不整脈の非薬物治療ガイドライン（2006年度改訂版）」に準じてICD適応を決定する．この群の症例は一次予防での治療対象となるが，EPSで持続性心室頻拍またはVFが誘発される場合はより積極的なICD治療の適応と考えられる．心機能が中等度以上の症例の不整脈の有無を問わないICD治療に関してもガイドラインを参考に症例ごとに適応を判断している．

注意点

① ソタロール：Ⅲ群抗不整脈薬に分類される．主にI$_{kr}$電流を抑制することでQT間隔の延長を生じる．QT間隔をモニターして，過剰な延長によるtorsades de pointesの発症に注意する．β受容体遮断効果があるため，心不全の増悪と徐脈にも注意する．主に腎排泄であり，腎機能低下例への処方には注意を要する

② アミオダロン：Ⅲ群抗不整脈薬に分類されるが，多種のイオンチャネル・受容体に作用するマルチチャネルブロッカーである．難治性心室性不整脈に対して高い有効性が知られているが，重篤な副作用も報告されている．特に導入前後で呼吸機能，甲状腺機能の変化に注意する必要がある．副作用としてのtorsades de pointesの頻度は少ないとされるが，ソタロールと同様に心電図モニターも重要である

③ メキシレチン：Ⅰb群に分類される抗不整脈薬である．心機能抑制が少ない．主に肝代謝であり，肝機能障害のある症例への処方には注意する

4 おわりに

NSVTの治療では病態の正確な評価と発生機序に配慮したアプローチが望まれる．器質的心疾患がみられる症例では，薬物療法，カテーテルアブレーション，ICD治療を適切に選択して心臓死亡を予防する努力が必要である．

<文　献>

1) Bigger. J.T. et al.：Am. J. Cardiol., 58：1151-1160, 1986
2) Doval. H.C. et al.：Circulation, 94：3198-3203, 1996
3) Singh. S.N. et al.：J. Am. Coll. Cardiol., 32：942-947, 1998
4) 「不整脈の非薬物治療ガイドライン（2006年度改訂版）」（日本循環器学会）
   http://www.j-circ.or.jp/guideline/pdf/JCS2006_kasanuki_h.pdf
5) 「臨床心臓電気生理検査に関するガイドライン」（日本循環器学会）：Circ. J., 70（Suppl Ⅳ）：1391-1462, 2006
6) 「不整脈薬物治療に関するガイドライン2009年改訂版」（日本循環器学会）
   http://www.j-circ.or.jp/guideline/pdf/JCS2009_kodama_h.pdf
7) Piccini. J.P. et al.：European Heart Journal, 30：1245-1253, 2009
8) Moss. A.J. et al.：N. Engl. J. Med., 335：1933-1940, 1996
9) Buxton. A.E. et al.：N. Engl. J. Med., 341：1882-1890, 1999
10) Guidelines ACC/AHA/HRS 2008. J. Am. Coll. Cardiol., 51：2085-2105, 2008
11) Moss. A.J. et al.：N. Engl. J. Med., 346：877-883, 2002
12) Bardy. G.H. et al.：N. Engl. J. Med., 352：225-237, 2005

次頁：患者抄録

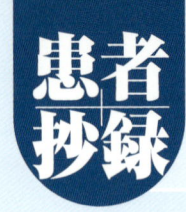

非持続性心室頻拍（薬物治療）

【患　者】71歳女性

1. 診　断　①非持続性心室頻拍（NSVT），②心室性期外収縮（PVC）
2. 主　訴　めまい，ふらつき
3. 既往歴　特記事項なし
4. 家族歴　特記事項なし
5. 生活歴　無職，喫煙歴：なし，飲酒歴：機会飲酒
6. 現病歴

    半年前，散歩中にめまいとふらつきを自覚したが，自然に消失したため受診はしなかった．1カ月前より同様の症状が1日に2〜3回出現するようになり，近医を受診した．Holter心電図でめまいに一致したNSVT（左脚ブロック型，最大20連発）とPVCの頻発（約15,000発/日）を認めた．精査と加療を目的に当科に紹介され入院した．

7. 入院時現症

    身長 153cm，体重 52kg，意識清明，血圧 124/72mmHg，脈拍 70/分・整，体温 36.3℃，結膜に貧血・黄染なし，頸動脈怒脹なし
    胸部：S1とS2は正常，S3（−）S4（−），心雑音なし
    呼吸音：正常，ラ音なし
    腹部：異常所見なし，前脛骨浮腫なし

8. 入院時検査所見

    ① 血　算：WBC 7,280/mm^3，RBC 413×10^4/mm^3，Hb 12.5g/dL，Hct 38.8%，Plt 23.0×10^4/mm^3
    ② 生化学：TP 7.2g/dL，Alb 4.4g/dL，AST 19IU/L，ALT 13IU/L，LDH 191IU/L，ALP 242IU/L，γGTP 22IU/L，CK 79mg/dL，BNP 19.8pg/mL，BUN 13mg/dL，Cr 0.61mg/dL，Na 143mEq/L，K 3.8mEq/L，Cl 106mEq/L，CRP 0.05mg/dL，T-Bil 1.1mg/dL，LDL-Cho 120mg/dL，HDL-Cho 64mg/dL，TG 93mg/dL，HbA1c 5.1%
    ③ 凝固系：PT-INR 0.93
    ④ 尿一般検査：Pro（−），Glu（−），Ket（−），WBC（−），RBC（−）
    ⑤ 胸部単純X線：CTR 42%，肺うっ血なし，両側CP angle sharp
    ⑥ 心電図（図1）：正常洞調律74/分，正常軸，T波平低化（V3-V6）
    ⑦ 経胸壁心エコー：左室壁運動正常，AR Ⅰ度，MR（−），AoD 30mm，LAD 40mm，IVSTd 9mm，LVPWTd 9mm，LVDd/Ds 43/29mm，EF 60%
    ⑧ 加算平均心電図：f-QRSd 100ms，RMS40 21.1μV，LAS40 33ms　心室遅延電位陰性
    ⑨ Tl心筋シンチグラム：タリウム集積異常なし，心筋虚血なし

9. 入院後の経過

    入院後，モニター心電図を装着し経過観察したところ，最大12連発のNSVTを認めた（図2）．標準12誘導心電図では右室流出路起源と推定されるPVCを認め，NSVTと同様の波形と考えられた．心エコー検査では明らかな器質的心疾患を認めず，心機能は正常範囲であったために薬物療法を選択した．メキシレチン塩酸塩（メキシチール®カプセル）200mg，分2を開始したところ，PVCは著減しNSVTは消失した．それに伴い，めまいとふらつきもみられなくなった．内服後のHolter心電図でもPVCを認めたが頻度は150発/日に著減し，NSVTは認められなかった（図3）．その後も数日モニター心電図で経過観察したが，PVCを稀に認めるのみであった．運動

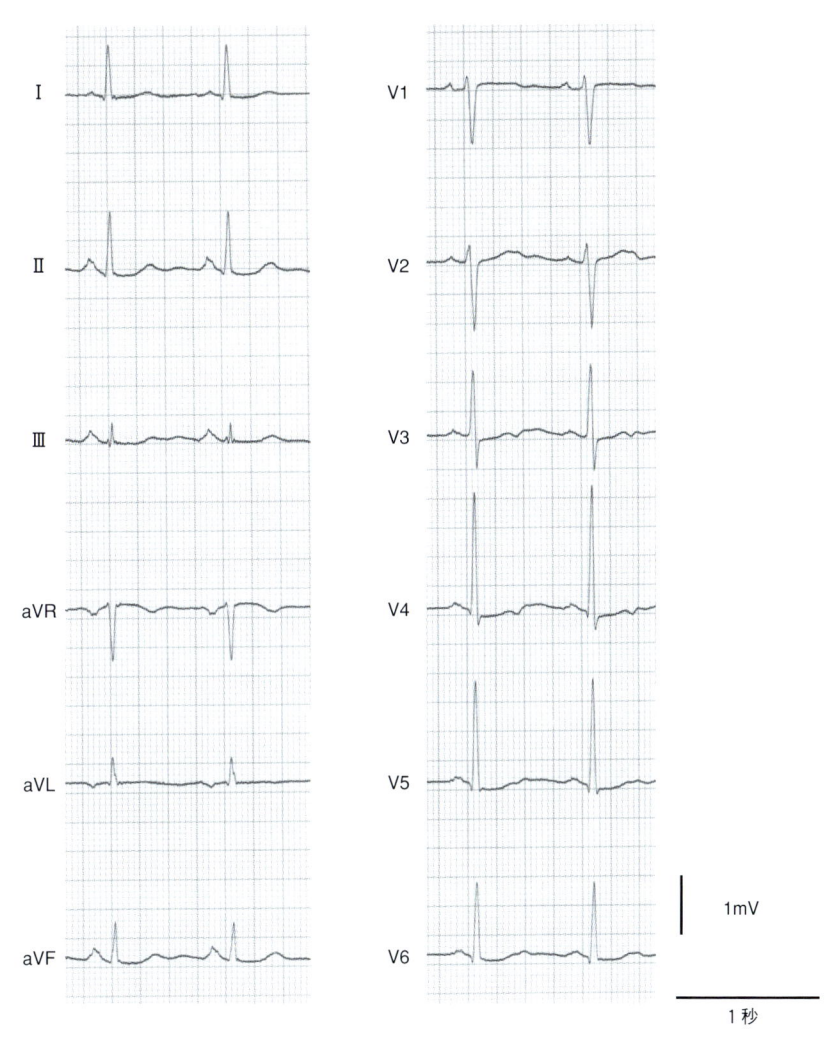

図1　入院時心電図

　負荷心電図でPVC増加やNSVT出現はなかった．メキシレチンが有効と考え同剤を用いて外来経過観察を行う方針とした．血清BNPは入院時BNP　19.8 pg/mLと軽度上昇していたが，退院時には11.7 pg/mLと正常化した．

10. 退院時処方
　　メキシレチン塩酸塩（メキシチール®カプセル）200 mg，分2，朝夕

11. 考　察　▶ Advice from Professional 1 参照
　　器質的心疾患がみられない正常心機能のPVCとNSVTの症例であった．Holter心電図ではNSVTに一致してめまいとふらつきがあり，一過性脳虚血症状と思われた．I群抗不整脈薬であるメキシレチンが著効し，NSVTとこれに起因する症状は消失した．CAST（Cardiac Arrhythmia Suppression Trial）[1]において，心機能の低下した陳旧性心筋梗塞例では心抑制の強いI群抗不整脈薬が予後を悪化させることが報告された．しかし，本例は特発性でCASTの結果に該当しない．有症候性であったため薬物療法を開始したところ著効したが，無効であればカ

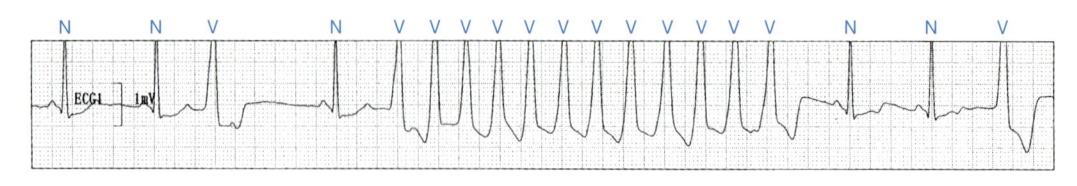

図2　入院中に認めた非持続性心室頻拍

A）薬物治療前　　　　　　　　　　B）薬物治療後

図3　Holter心電図

　テーテルアブレーションの適応となる症例と思われる．特発性NSVTの一部には，不整脈が原因で心機能低下が生じる症例（頻脈誘発性心筋症），PVC・NSVTが心室細動や多形性心室頻拍の契機となる症例があることに注意する必要がある[2]．

【文献】　▶Advice from Professional 2参照
1）The Cardiac Arrhythmia Suppression Trial (CAST) investigators.：N. Engl. J. Med., 321：406-412, 1989
2）Noda. T. et al.：J. Am. Coll. Cardiol., 46：1288-1294, 2005

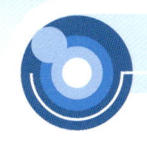

Advice from Professional

1 考察ポイント

Point 1
有症候性の特発性VPC・NSVTは薬物療法が第一選択となり，β遮断薬・Ca拮抗薬・I群抗不整脈薬が有効な例が多い．薬物療法が無効な例，または薬物療法を希望しない例にはカテーテルアブレーションも選択肢となる．

Point 2
外来では長期内服による副作用の確認，症状再発の有無，Holter心電図によるPVC・NSVTの頻度の推移，心機能の観察に配慮する．

Point 3
一部の症例ではPVC・NSVTが原因の心機能低下（頻脈誘発性心筋症）が生じる．またPVC・NSVTを契機に心室細動・多形性心室頻拍が発症する重症例が報告されている．

Point 4
治療の選択に関しては症例の病態と臨床経過をもとに，選択した理由の説明とともに考察を記載する．また治療効果をどのように評価したかについても記載することが重要である．

2 押さえておきたい論文

文献1：The Cardiac Arrhythmia Suppression Trial（CAST） investigators: N. Engl. J. Med., 321：406-412, 1989

心筋梗塞後症例のPVCをI群抗不整脈薬（エンカイニド，フレカイニド）を用いて抑制することの臨床効果を検討した大規模臨床試験である．実薬群で死亡率が高く，予定の経過観察期間終了を待たずに試験は中止された．

文献2：Noda. T. et al.：J. Am. Coll. Cardiol., 46：1288-94, 2005

右室流出路起源の特発性PVCからVFまたは多形性心室頻拍が生じた16例（VF既往例5例，失神既往例11例）にカテーテルアブレーション治療を行った．全例で契機となるPVCの焼灼に成功し，その後の経過でVF・失神はともに認められなかった．

memo

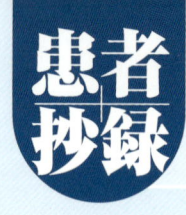

非持続性心室頻拍（非薬物治療）

【患　者】41歳男性

1. 診　断　①特発性拡張型心筋症（DCM），②うっ血性心不全（CHF），③非持続性心室頻拍（NSVT）
2. 主　訴　呼吸困難と全身倦怠感
3. 既往歴　特記事項なし
4. 家族歴　父方祖父の兄妹が心疾患で突然死
5. 生活歴　無職，喫煙歴：5本/日×20年，飲酒歴：機会飲酒
6. 現病歴

　　25歳時，呼吸困難と全身倦怠感のため某病院に入院した．CHFと診断され，利尿薬の処方を受け自覚症状は改善したが，左室造影でびまん性の壁運動低下（EF 26％）がみられDCMと診断された．冠動脈造影は正常で，心筋生検に特異的な所見はみられなかった．同時にACE阻害薬，β遮断薬の治療が開始された．26歳時から転居のために当院で加療し，NYHA心機能分類Ⅱ～Ⅲ度で経過していた．41歳時に施行されたHolter心電図で無症候性のNSVT（単形性9連発，心拍数150/分）がみられたために精査目的で入院した．

7. 入院時現症

　　身長 174cm，体重 75.5kg，意識清明，血圧 126/84mmHg，脈拍 74/分・整，体温 35.8℃，結膜に貧血・黄染なし，頸静脈怒脹・甲状腺腫なし
　　胸部：S1とS2は正常，S3（－）S4（－），心雑音なし
　　腹部：異常所見なし
　　浮腫なし，血管雑音なし，神経学的異常なし

8. 入院時検査所見

　① 血　算：WBC 6,960/μL, RBC 470万/μL, Hb 14.0g/dL, Hct 41.2％, Plt 27.7万/μL
　② 生化学：TP 7.3g/dL, Alb 4.7g/dL, BUN 8mg/dL, Cr 0.7mg/dL, UA 4.7mg/dL, Na 138mEq/L, K 4.0mEq/L, Cl 96mEq/L, ASL 32IU/L, ALT 34IU/L, LDH 192IU/L, T-Bil 0.9mg/dL, D-Bil 0.1mg/dL, CK 108IU/L, CRP＜0.1mg/dL, BNP 17.0pg/mL
　③ 尿一般検査：pH 6.5, 比重 1.022, 尿タンパク（1＋），尿糖（－）
　④ 胸部単純X線：CTR 53％，うっ血なし，胸水なし
　⑤ 心電図（図1）：正常洞調律 80/分，正常軸，PR 130ms, QRS 126ms，
　　　心室内伝導障害とⅠ・Ⅱ・V4-V6にST低下と陰性T波を認める
　⑥ 経胸壁心エコー：左室はびまん性に収縮低下，AR（－），MR（2度），TR（軽度），PR（－），AoD 3.4cm, LAD 5.0cm, IVSTd/LVPWTd 0.9cm/0.7cm, LVDd/Ds 8.3/7.4cm, EF 22％, E 0.47m/s, A 0.68m/s, E/A 0.69, DcT 190ms, IVC 1.7cm（呼吸性変動＋）

9. 入院後の経過

　　入院時に心不全症状はなく，BNP値，胸部単純X線所見に増悪所見もみられなかった．入院中のモニター心電図には，自覚症状を伴わない10～15連発のNSVT（図2）を複数認めた．運動負荷検査（Bruce stageⅢ，最大心拍数 171/分，下肢疲労で中止）で不整脈は誘発されず，虚血性心疾患を示す心電図変化もなかった．不整脈の評価のためEPSを施行したが，心室頻拍・心室細動は誘発されなかった．高度左心機能低下に合併したNSVTであったため，説明と同意のうえでICD治療を施行した．ICDのプログラムはVT zone（150～188/分）はモニターとし，VF zone（188/分以上）にショック治療を設定した．

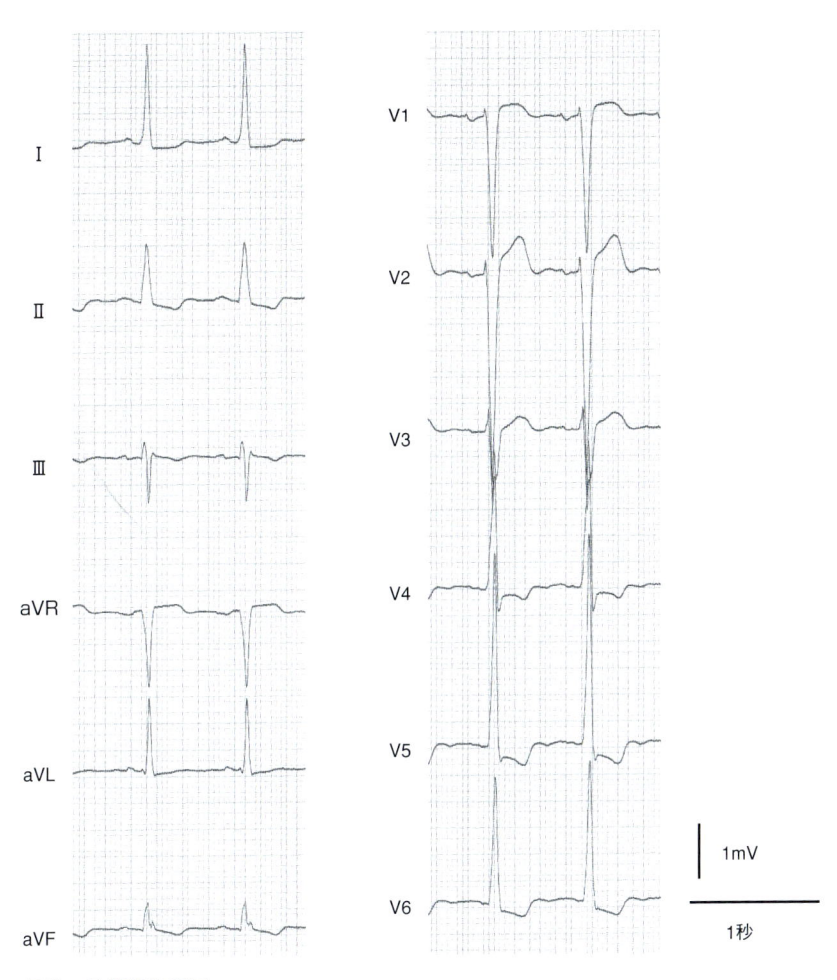

図1　入院時心電図

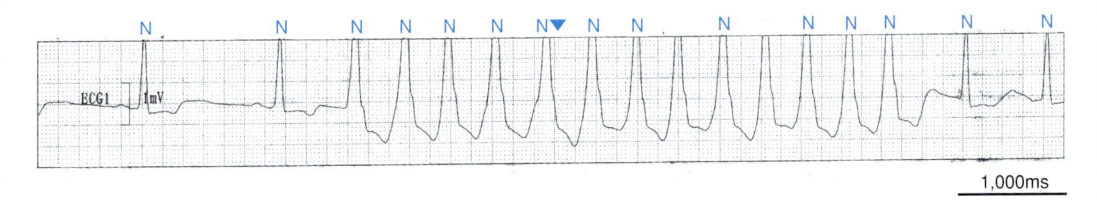

図2　入院中に認めた非持続性心室頻拍

【ICD設定】
　ペーシング設定：DDI 60 ppm, AV delay 350 ms
　心房電位：2.8 mV, 心房ペーシング閾値：3.0 V/0.06 ms
　心房リードインピーダンス：552 Ω
　心室電位：6.0 mV, 心室ペーシング閾値：2.0 V/0.03 ms
　心室リードインピーダンス：400 Ω
　除細動閾値：20 J

10. 退院時処方

フロセミド（ラシックス®）80 mg，分2，朝昼．スピロノラクトン（アルダクトンA®）50 mg，分1，朝．塩化カリウム（スローケー®）4,800 mg，分2，朝夕．ワルファリンカリウム（ワーファリン®）1.4 mg，分1，朝．ブコローム（パラミヂン®）300 mg，分，1朝．ジゴキシン（ジゴシン®）0.25 mg，分1，朝．ロサルタンカリウム（ニューロタン®）100 mg，分2，朝夕．カルベジロール（アーチスト®）20 mg，分2，朝夕．ファモチジン（ガスター®）20 mg，分1，朝

11. 考 察　▶Advice from Professional 1参照

　　DCMは心筋の脱落と線維化から左室収縮不全と心腔拡大をきたして，心不全死と突然死の原因疾患となる．心室性不整脈による突然死の割合は，心不全が重度な例（NYHA心機能分類Ⅳ度）に比べて軽症な例（NYHA心機能分類Ⅱ～Ⅲ度）でより高い[1]．本例でも心不全に対する薬物治療とともに，不整脈のリスク評価と治療が必要と考えられた．心不全がある心機能低下例では，突然死の一次予防としてのICD治療の有用性が示されている[2]．また心室内や心室間に収縮同期不全を認める症例では，心臓再同期療法の有用性も示されている[3]．本例は運動負荷とEPSで心室性不整脈は誘発されなかったが，ICD治療が望ましいと判断した．心エコー検査で左室収縮の同期不全が認められなかったため，心臓再同期療法は行わずにICD治療を選択した．

【文 献】　▶Advice from Professional 2参照

1) MERIT-HF study group.：Lancet, 353：2001-2007, 1999
2) Bardy. G.H. et al.：N. Engl. J. Med., 352：225-237, 2005
3) Cleland. J.G. et al.：N. Engl. J. Med., 352：1539-1549, 2005

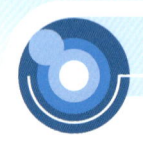

Advice from Professional

1 考察ポイント

Point 1
無症候NSVTの症例であるが，十分な内科的治療を行った後も低左心機能があり，突然死の一次予防としてICDを導入した．本例は2年後に失神を伴う心室頻拍に対しICD作動が生じている．

Point 2
外来管理では食事・運動などの生活指導とICD作動時とアラーム発信時の対応について説明することが必要である．

Point 3
右室ペーシングは心機能悪化の原因となるため，必要に応じて心臓再同期療法へのバージョンアップを考慮する．

Point 4
非薬物療法を選択するに至った理由がわかるような理論立った考察が望まれる．現在のガイドラインにおける症例の位置づけ，他のエビデンスとの相互性についても記載が必要と思われる．

2 押さえておきたい論文

文献1：**MERIT-HF study group.：Lancet, 353：2001-2007, 1999**
NYHA心機能分類Ⅱ～Ⅳ度の心不全を有するEF 40％以下の低心機能例における，メトプロロールの有効性を検討した論文．NYHA心機能分類Ⅳ度の群で全死亡に占める突然死の割合は33％であったが，NYHA心機能分類Ⅱ度の群では64％であった．

文献2：**Bardy. G.H. et al.：N. Engl. J. Med., 352：225-237, 2005**
非虚血性心筋症を含む症候性心不全例におけるICDの一次予防効果を検討した研究で，ICDの有効性が示されている．

文献3：**Cleland. J.G. et al.：N. Engl. J. Med., 352：1539-1549, 2005**
標準的な薬物治療を受けている中等症～重症心不全患者における心臓再同期治療の有効性を検討した研究．標準的薬物療法に心臓再同期療法を併用することが症状とQOLを改善し，死亡リスクを減少させることが示されている．

memo

第4章　心室性不整脈の治療

3. 特発性心室頻拍

蜂谷　仁

Point

1. 特発性心室頻拍はその頻度から，大きく"流出路起源特発性VT（心室頻拍）/期外収縮（＝心室性不整脈）"と"ベラパミル感受性左室起源特発性VT"に分けられる．少数ながら弁輪部近傍起源（表）[1]や，Purkinje巣状起源VTがあげられる
2. 流出路起源特発性心室性不整脈（図1）[2)3)]および弁輪部近傍起源心室性不整脈では心電図所見からその起源を予測することが可能であり，重要である
3. いずれもアブレーション治療が第一選択となりうる．流出路起源の，特に昼間労作時に多いタイプではβ遮断薬が効果的であり，ベラパミル感受性左室起源特発性VTではベラパミルが徐拍化・停止に有効である

1　病態の特徴・疫学

　心室頻拍（VT）は心筋梗塞・心筋症などの器質的心疾患の存在下，あるいは抗不整脈薬の催不整脈作用により出現する．明らかな器質的心疾患を伴わないVTは，日本においてすべての持続性単形性VTの約20％に存在するという[4)]．この"明らかな器質的心疾患を伴わないVT"を便宜上**特発性VT**と呼んでいる．特発性VTはその頻度から大きく"**流出路起源特発性VT/期外収縮（＝心室性不整脈）**"と"**ベラパミル感受性左室起源特発性VT**"に分けられる．

　野上らはベラパミル感受性左室起源特発性VTを，左脚後枝領域VT（約90％），左脚前枝領域VT（約10％），上部中隔VT（1％未満）に分類している．

　本稿では，特発性心室頻拍の多数を占める，①流出路起源特発性心室性不整脈と，②ベラパミル感受性左室起源特発性VTのうち左脚後枝領域VTに限定して述べる．

1）流出路起源特発性心室性不整脈

　流出路起源特発性心室性不整脈の機序は異常自動能や撃発活動など，ほとんど非リエントリー性であ

●表　特発性心室性不整脈の起源および年齢・性別による頻度

不整脈起源	人数（％）	心室頻拍患者（人）	心室期外収縮患者（人）	平均年齢（歳）	男性（人）	女性（人）
①流出路起源心室性不整脈	490（78）	156	332	52.8	227	263
肺動脈を含む右室流出路	331（53）	105	226	50.7	135	196
大動脈冠尖・心外膜側を含む左室流出路	159（25）	51	106	57.1	92	67
②房室弁輪部近傍心室性不整脈	80（13）	27	53	61.6	46	34
三尖弁輪側	17（3）	6	11	51.6	11	6
中隔側	34（5）	9	25	65.9	16	18
僧帽弁輪側	29（5）	12	17	62.4	19	10
③ベラパミル感受性左室起源特発性心室頻拍	27（4）	27	0	39.3	22	5
④その他の左室起源	16（3）	6	10	57.9	13	3
⑤その他の右室起源	12（2）	2	10	60.1	7	5
計	625（100）	218	405	53.6	315	310

（文献1より）

る．運動や興奮で出現するタイプの多くはイソプロテレノール投与で発生し，adenosine triphosphate（ATP）で停止抑制される．その機序はcyclic AMP濃度上昇によるCa過負荷で引き起こされる撃発活動と考えられている．

本不整脈は右室流出路起源が約68％であり，男性より女性が多く，高齢者より若年者に多く認められる傾向がある（表）[1]．約15％（自験例：12/79）～32％（群馬県立心臓血管センター：159/490[1]）で左室流出路もしくは心外膜側起源が存在する（図2）[2)3)5]．

> **memo** 流出路起源特発性心室性不整脈
> 例えば心電図による鑑別で右室流出路起源が示唆されても，非常に稀に左右冠尖からの通電を要する症例に遭遇する．心電図所見は心臓の立位・横位や回転，胸郭の形体などに影響されるので，**不整脈の起源と心電図所見が一致しないこともあること**を念頭に入れなければならない．

2）ベラパミル感受性左室起源特発性VT

ベラパミル感受性左室起源特発性VTは，①心房ペーシングによって誘発が可能，②VT中のQRS波形が左軸偏位右脚ブロック型（右軸偏位右脚ブロックおよびnarrow QRS type），③明らかな器質的心疾患をもたない，④ベラパミル感受性であること，が特徴であり診断根拠となる．若年男性に多く（表），労作時に多い．

左脚後枝領域VTは異常Purkinje組織と正常のPurkinje組織を含んだマクロリエントリー性頻拍であると言われている．VT中に8極電極カテーテルを用いて左室中隔をマッピングすると，拡張期電位P1および前収縮期電位P2が中中隔領域で連続性に記録される．洞調律時にはHis束電位に続きQRSに先行するP2電位が記録されているが，その興奮順序はVT時と逆転している（図2）[6]．図3[6]にP1，P2出現のメカニズムをシェーマで示す．

*peak deflection index（脚注※1参照）

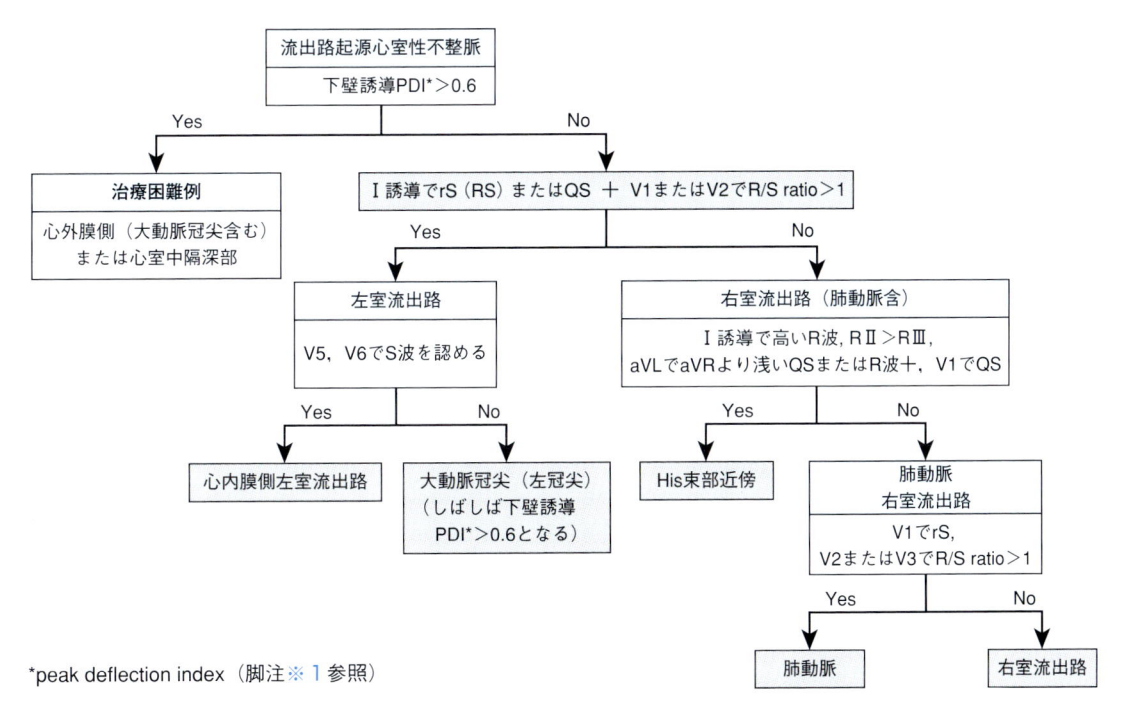

● 図1　QRS波形による流出路起源心室性不整脈の起源予測
　　　　（文献2より）

※1 PDI（peak deflection index）
R波高が最も高い下壁誘導でQRS開始点からR波ピークまでの時間をQRS時間で除した値（図4参照）[5]．

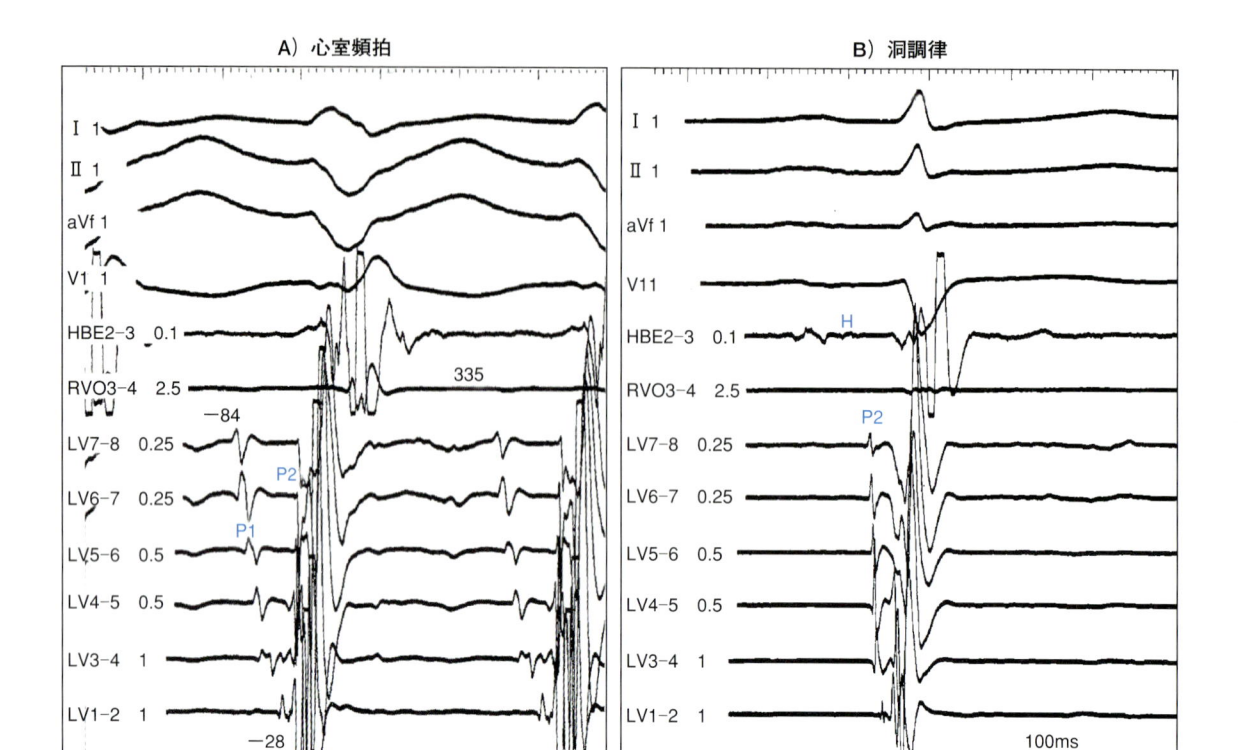

● 図2 左脚後枝領域VT症例の多極電極カテーテルによる左室中隔マッピング
　A）VT中に拡張期電位P1および前収縮期電位P2が記録された
　B）洞調律時にはHis束電位に続きQRSに先行するP2電位が記録されているが，その興奮順序はVT時と逆転しているのがわかる
　（文献6より）

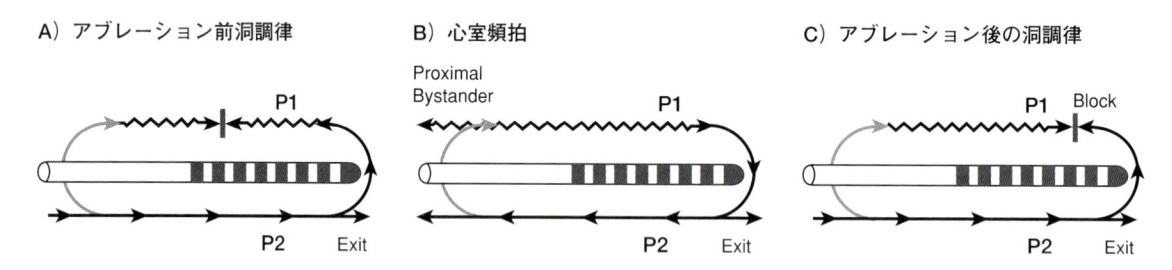

● 図3 左脚後枝領域VT回路のシェーマ
　A）P1は減衰伝導特性とベラパミル感受性を有した特殊Purkinje組織の電位を表し，P2は左脚後枝あるいはその近傍のPurkinje組織の電位を示している．洞調律において刺激はP2を下降し直ちにP1も興奮する．したがってP1電位はQRS波の中に埋もれてしまう
　B）VT中にはP1とP2は逆方向に興奮するため，P2の興奮順序は洞調律時と反転する
　C）P1遠位部アブレーション後には洞調律時にP1-P2結合を介するP1興奮は消失し，P1上流の減衰伝導部分をorthodromic（正方向）に伝播した刺激でP1は興奮する．そのためP1電位がVT時と同じ興奮順序でQRSの後方に遅れて出現することとなる
　（文献6より）

> **memo** ベラパミル感受性左室起源特発性VTでのアブレーション
>
> アブレーションに際してはアブレーション至適部位における電位とともに解剖学的位置も重要である．**左脚後枝の近位になるほどアブレーションによる房室ブロックの危険性が増す．**

2 治療のメカニズムとストラテジー

1）流出路起源特発性心室性不整脈

図1のアルゴリズム[2]に示すように，まずは心電図による起源を予測し，アブレーション前にストラテジーを構築する．右室流出路起源であれば，中隔側か自由壁側か，心電図上のⅠ誘導および下壁誘導のRR'パターン（RR'間隔＞20ms）により自由壁起源の予測が可能である[7]．中隔側で，その起源が中隔深部である場合，**心外膜側起源と合わせ0.6を超える，下壁誘導のpeak deflection indexで鑑別可能である**（図4）[5]．起源が中隔深部である場合，もしくは心外膜側起源である場合，アブレーションの効果が不十分となる可能性を留意する必要がある．

前述したように流出路起源特発性心室性不整脈の機序はほとんど非リエントリー性であり，アブレーション至適部位はactivation mapping[※2]とpace mapping[※3]によって決定される．稀に，ある程度の大きさの回路を有するリエントリー性心室頻拍が流出路で認められる[8)9]．その際にはentrainment mapping[※4]や頻拍中のmid-diastolic potential（拡張中期電位）を指標に，アブレーション至適部位を決定する．頻拍回路やslow conduction zoneの同定にelectroanatomical mappingなどの3D mapping systemが役立つ．

流出路起源特発性心室性不整脈においては，カテーテル検査室で不整脈が全く出現しなくなることが経験される．ペーシングによる連続刺激や期外刺激によっても出現しない場合，昼間の労作時，運動や興奮で出現するタイプではイソプロテレノール点滴静注投与で誘発可能である．

約5％の症例では夜間安静時に頻発する流出路起源特発性心室性不整脈を認める[10]．すなわち迷走神経の活動性が優位である際に出現するタイプである．エドロフォニウム（抗コリンエステラーゼ薬，アンチレックス®）がそのようなタイプの心室性不整脈誘発に有効である[10]．5～10mgのエドロフォニウムを生理食塩水で10～20mLとし，3～6分かけて静注する．誘発された心室性不整脈に対し，activation mappingおよびpace mappingを施行しアブレーション至適部位を決定する．アブレーショ

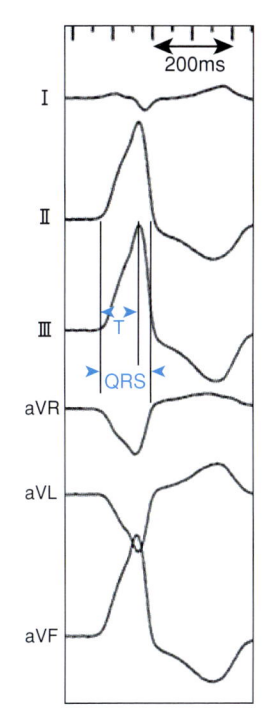

● 図4　peak deflection index
PDI = T/QRS

※2 activation mapping
頻拍中あるいは期外収縮時に心腔内に留置された電極カテーテルの電位と，さらにマッピングカテーテルの電位から，最早期興奮部位や興奮伝播様式を同定すること．

※3 pace mapping
洞調律時（ベースライン）にマッピングカテーテルから頻拍あるいは期外収縮時の周期・連結期を一致させて刺激を加え，得られた12誘導心電図所見を臨床的に捉えられたものと比較検討すること．

※4 entrainment mapping
頻拍中にマッピングカテーテル先端から，頻拍周期より10～20ms短い周期でペーシングし，ペーシングが安定して捕捉されたらペーシングを停止する．最後の刺激から回復した頻拍の局所電位までの間隔やQRS波形を評価することで，リエントリー回路における刺激部位の位置を判定する．

ン成功後，再度エドロフォニウムを投与しアブレーション成功の再確認を行う．

2）ベラパミル感受性左室起源特発性VT

アブレーション治療はP1電位記録部位の遠位約3分の1の部位への高周波通電によりVTは抑制される[6]．図3で示したシェーマの頻拍回路を遮断すること，正常His-Purkinje系の近位への影響を避ける目的で必然的にP1電位記録部位の遠位約3分の1の部位が標的部位となる．VTが全く誘発できない症例，あるいはVT中に安定した拡張期電位（P1）が記録できない症例では，VT回路を横切る線状アブレーション（解剖学的アプローチ）も考慮される[11]．

3 処方の実際

1）流出路起源特発性心室性不整脈

処方例はいずれも1日量．基本的に1日1回なら朝食後，2回なら朝，夕食後．
① ビソプロロール（メインテート®）2.5〜5 mg
② カルベジロール（アーチスト®）10〜20mg
③ メトプロロール（セロケン®）40〜120mg
④ プロパフェノン（プロノン®）300〜450mg
⑤ 夜間安静時に多発するタイプにはジソピラミド（リスモダン®）150〜300mgなど（1日1回夕食後など）
年齢や体重に応じて適宜増減する．

2）ベラパミル感受性左室起源特発性VT

処方例はいずれも1日量．基本的に1日1回なら朝食後，2回なら朝，夕食後．
① ベラパミル（ワソラン®）80〜160mg
② ビソプロロール（メインテート®）2.5〜7.5mg
③ プロパフェノン（プロノン®）300〜450mg
④ フレカイニド（タンボコール®）100〜200mgなど
年齢や体重に応じて適宜増減する．

> **注意点**
>
> 上記処方は基礎心疾患がなく，心機能が保持されている場合の処方例である．いずれも併用可能であるが，その際には内服量や単剤服用時以上の副作用出現に対する注意が必要である．

4 おわりに

特発性VTのアブレーション治療適応については①問診（現病歴）から，頻拍発作時の症状や頻度，②検査所見から，心機能への悪影響（BNP値，心エコー所見），③治療に対するアセスメントから，薬物治療による有効性・安全性との優劣，等を考慮する必要がある．

特発性VTは元来，致死性不整脈との関連性が高くないことから，アブレーション治療による合併症については術者が十分に把握し，できる限り回避することである．患者への十分な説明と同意を欠かしてはならないことは言うまでもない．

<文　献>

1) Tanaka. Y. et al.：Circulation, 120：S678, 2009
2) 蜂谷　仁：「13不整脈を診る・治す　非薬物療法のすべて」（青沼和隆，ほか 編）文光堂，pp351-357, 2009
3) Hachiya. H. et al.：Pacing Clin. Electrophysiol., 23：1930-1934, 2000
4) Okumura. K. et al.：Card. Electrophysiol. Rev., 6（1-2）：61-67, 2002
5) Hachiya. H. et al.：Circ. J., 74：256-261, 2010
6) Nogami. A. et al.：J. Am. Coll. Cardiol., 36：811-823, 2000
7) Tada. H. et al.：Circ. J., 68：909-914, 2004
8) Hachiya. H. et al.：Jpn. Circ. J., 64：459-463, 2000
9) Nakano. E. et al.：Circ. J., 72：855-860, 2008
10) Hachiya. H. et al.：Pacing Clin. Electrophysiol., 28：S158-162, 2005
11) Lin. D. et al.：Heart Rhythm, 2：934-939, 2005

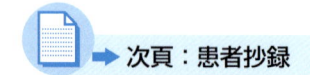

➡ 次頁：患者抄録

患者抄録

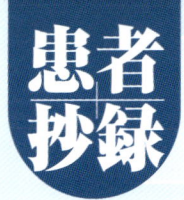

右室流出路起源特発性VTの
アブレーション治療

【患　者】17歳女性
1．診　断　右室流出路起源特発性VT
2．主　訴　動悸
3．既往歴　小児喘息（現在発作なし），アレルギー（−），輸血歴（−），手術歴（−）
4．家族歴　心疾患なし
5．現病歴

　　5歳時，小児喘息で入院中に頻脈を指摘され，他院小児科を受診した．HR 210～230/分のVTと診断されたが，血圧低下はなく，自覚症状も認めなかった．以後ベラパミル（240mg/日，分3）を開始された．日常生活，学校生活に特に問題を感じることはなかったが，緊張したとき，運動したときなどに動悸，息苦しさを自覚することがあった．2004年からのメトプロロール（80mg/日，分3）への内服変更にもかかわらずVPC（心室期外収縮），VTの明らかな減少を認めなかった．薬剤抵抗性であり何度かカテーテルアブレーションについて勧められていたが，失神発作の既往はなく，若年でもあり母親が同意しなかった．高校3年になってカテーテルアブレーション治療による根治希望があり，2008年4月，特発性心室頻拍に対するカテーテルアブレーション目的で当科入院となった．

6．入院時現症

　　身長159cm，体重52.1kg，血圧101/53mmHg，脈拍72/分，体温36.7℃，意識清明，頭部：眼瞼結膜：貧血（−），眼球結膜：黄染（−）
　　口腔内：咽頭発赤（−），扁桃腫大（−），表在リンパ節：頸部・鎖骨上：触知せず，頸部：頸静脈怒張（−），甲状腺腫大（−），血管雑音（−）
　　胸部：心音：S1→S2→S3（−）S4（−），心雑音（−），正常肺胞呼吸音
　　腹部：平坦・軟，圧痛（−），腫瘤（−），腸蠕動音正常，肝・脾：触知せず
　　四肢：下腿浮腫（−），両足背動脈触知良好

7．入院時検査成績

① 血　算：WBC 10,000/μL，（Neu 73.8％，Lym 19.0％，Mo 4.6％，Eo 2.4％，Ba 0.2％），RBC 502×10^4/μL，Hb 14.3g/dL，Hct 43.4％，MCV 86.5fL，MCH 28.5pg，MCHC 32.9％，Plt 32.6×10^4/μL

② 生化学：TP 7.6g/dL，Alb 4.6g/dL，BUN 10mg/dL，Cr 0.61mg/dL，Na 139mEq/L，K 4.5mEq/L，Cl 103mEq/L，LDH 165U/L，AST 11U/L，ALT 10U/L，γGTP 15U/L，ALP 186U/L，T-Bil 1.0mg/dL，T-Chol 149mg/dL，TG 71mg/dL，CK 71U/L，Glu 85mg/dL

③ 内分泌：TSH 0.67μIU/mL，FT3 3.27pg/dL，FT4 1.44ng/dL，BNP 4.8pg/mL

④ 胸部単純X線：CTR 51％

⑤ 心電図：洞調律，心拍数70/分，QRS電気軸＋45°，V3でT波終末部陰転を認める

⑥ Holter心電図：total heart beat 11,6054beats/日，VPC 25,844beats/日（日中型），最大49連発の心室頻拍あり

⑦ 経胸壁心エコー：LVDd/Ds 46.3mm/31.4mm，IVSd/PWd 8.8mm/8.3mm，AoD/LAD 27.5mm/29.7mm，EF 60％，FS 32％，no asynergy of LV wall

8．入院後の経過

入院2日後に電気生理学的検査/アブレーションが施行された．心電図（図A）上はPDI 0.50であり，p.125の図1のアルゴリズムに従うと右室流出路起源が予測された．検査中，自然発生でVTと同形のVPCが散発していたため，まずは右室流出路のマッピングを施行した．右室流出路側壁周辺でQRS開始点に15〜20ms先行し，ペースマッピングスコア10/12の部位を得たが，通電決定には不十分と判断し，大動脈右冠尖のマッピングを行った．しかし大動脈右左冠尖において右室流出路に優るマッピングデータは得られず，再度右室流出路を詳細にマッピングしたところ右室流出路後側壁にてQRS開始点に34ms先行する（図B），単極誘導QSパターンの部位を得た．同部位でVT中に通電したところ，VTの消失を認めた（図C）．その後ISP負荷，いかなる期外刺激でもVPCは出現せず，手技を終了とした．術後，モニター心電図上VPCの再発を認めず，術後経過は良好であり，術後3日で退院となった．

9．退院時処方　なし

10．考　察　▶ Advice from Professional ◼1 参照

本例は動悸を主訴とする薬物治療抵抗性のVT症例であった．心電図波形から心室性不整脈の起源予測をすると右室流出路起源であった．心内マッピングにおいて大動脈冠尖もマッピングされたが，本例では心電図所見の予測どおり，心内マッピングデータにおいても右室流出路起源と診断された．良好な心内マッピングデータが得られた部位でのアブレーションで根治するに至ったが，若年発症のVT患者であることから，初期不整脈源性右室心筋症の可能性も念頭においた外来フォローが望まれる．

A）VT時12誘導心電図

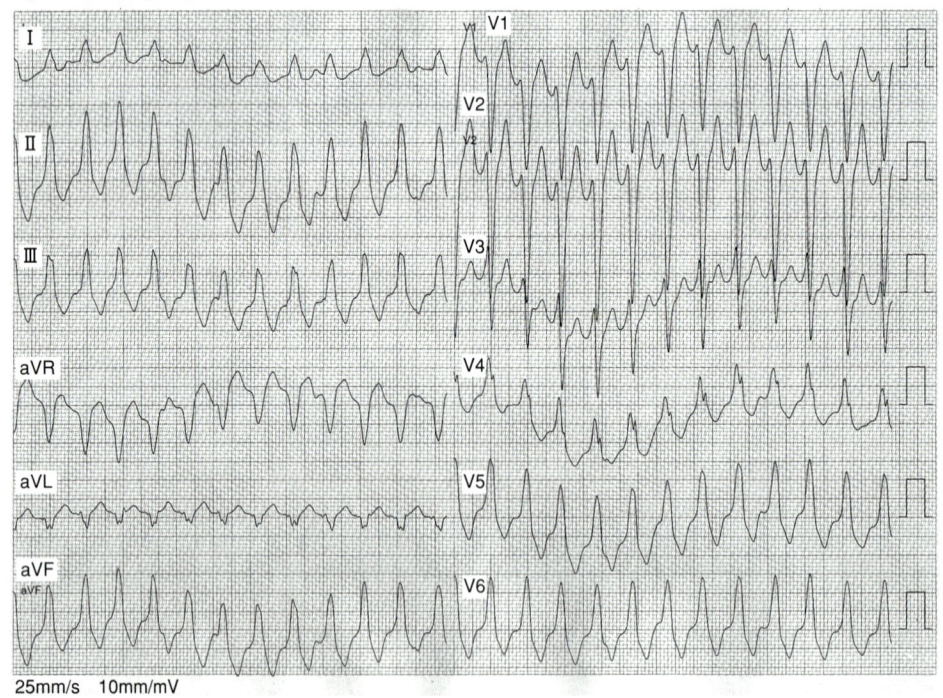

図　頻拍時心電図およびアブレーション成功前後の心電図・心内心電図
　A）下方軸，左脚ブロックパターンのVTを認める

B) 心電図（I，II，III，V1，V4）と局所双極誘導電位

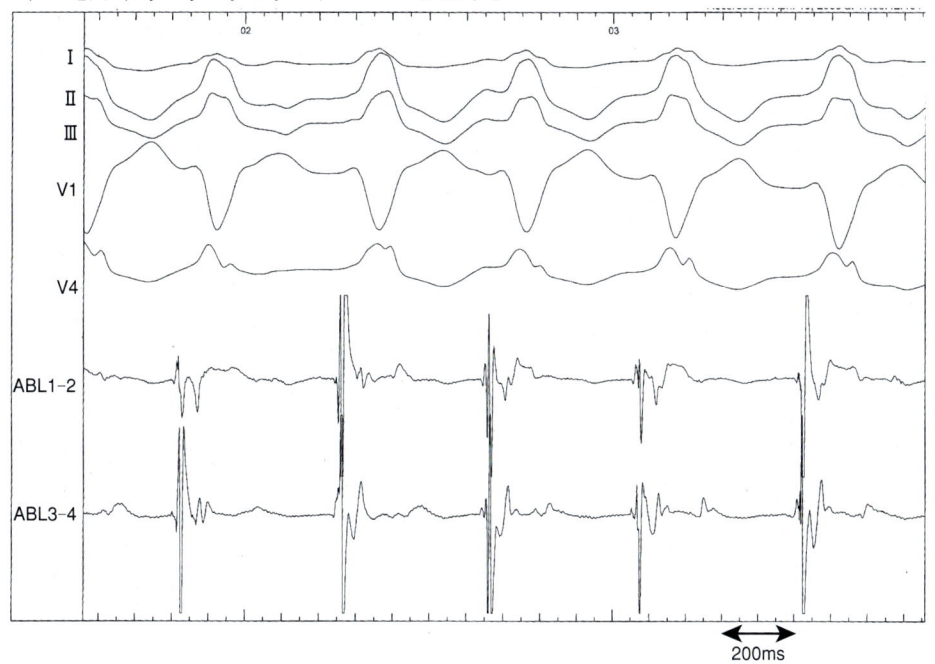

200ms

C) 通電開始後14秒でVTが停止した際の心電図（II，V1），アブレーション心内電位

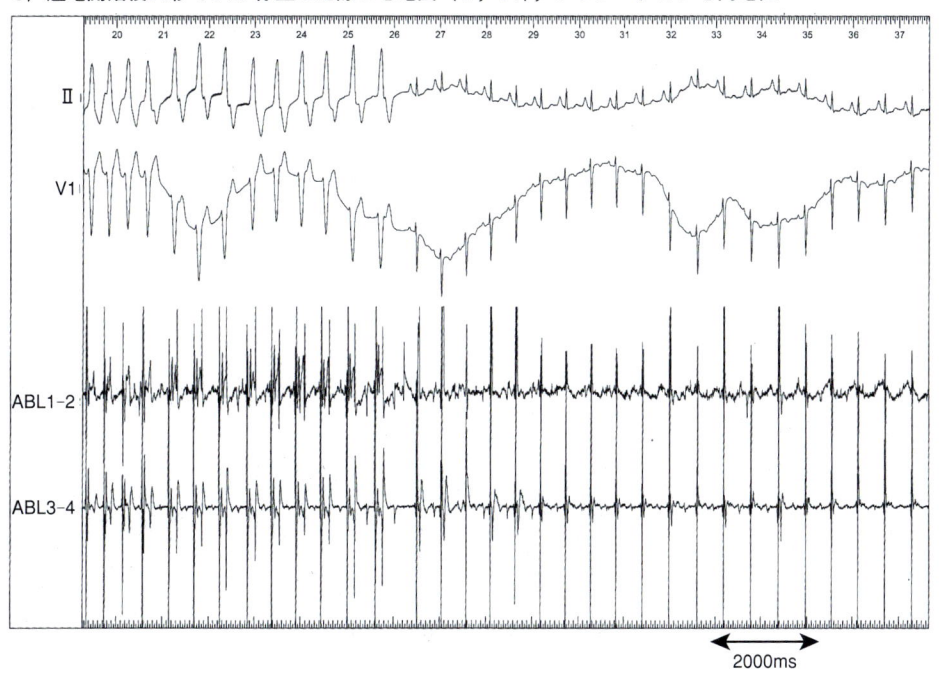

2000ms

図 頻拍時心電図およびアブレーション成功前後の心電図・心内心電図（つづき）
B) ABL1-2で示されている局所双極誘導電位はQRS開始点より34ms先行していた．単極誘導所見ではQS patternを呈していた
C) VTは徐拍化後停止している

3 特発性心室頻拍 131

【文献】 ▶ Advice from Professional 2 参照
1) Sekiguchi. Y. et al.：J. Cardiovasc. Electrophysiol., 16：1057-1063, 2005
2) Yamauchi. Y. et al.：J. Cardiovasc, Electrophysiol., 16：1 - 8, 2005

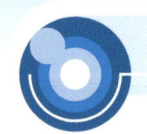

Advice from Professional

1 考察ポイント

Point 1
アブレーションの適応については症状以外に心室性不整脈の出現頻度，BNP 値や心エコー所見が参考となる[1]．

Point 2
流出路起源特発性心室性不整脈における心電図診断の中で，His 束近傍起源のタイプはアブレーションによる房室ブロックの可能性があり，事前に心電図所見からその可能性を見出しておくことは重要である[2]．

Point 3
心内心電図の解釈は専門医でないと難しい部分がある．よって12誘導心電図から所見を見出し診断をすることが最初のステップとなる．本稿に示したようなアルゴリズムを参考に考察を加えるとよい．

2 押さえておきたい論文

文献 1 ： Sekiguchi. Y. et al.：J. Cardiovasc. Electrophysiol., 16：1057-1063, 2005
流出路起源特発性心室性不整脈による BNP 高値や心エコー上の拡張期左室径などの客観的指標がアブレーション治療により改善することを示した論文．

文献 2 ： Yamauchi. Y. et al.：J. Cardiovasc, Electrophysiol., 16：1 - 8, 2005
His 束近傍起源反復性心室性不整脈が通常の右室流出路起源心室性不整脈に比し，I 誘導でより高い R 波，III 誘導で低い R 波高，V1 での QS パターン，aVL で R 波が認められる確率が高いなどの特徴的心電図所見を示した．

memo

ベラパミル感受性左室起源特発性VTのアブレーション治療

患者抄録

【患　者】18歳男性
1. 診　断　ベラパミル感受性左室起源特発性VT
2. 主　訴　動悸
3. 既往歴・家族歴　特記すべきことなし
4. 生活歴　喫煙歴，飲酒歴なし
5. 現病歴　2007年9月に動悸が一日中持続することを経験したが，安静にて消失していた．数日後近医を受診したところ心電図異常を指摘され，他総合病院を受診した．初診時，Ⅱ，Ⅲ，aVF，V3-V6で陰性T波を指摘されたが洞調律であった．その1カ月後に労作時に動悸が出現し，安静にても治まらないため，同総合病院救急外来を受診，心電図上HR185/分の上方軸，右脚ブロックtypeのwide QRS頻拍であった．その後ベラパミル（40mg）を1日3T内服下で症状の出現はなかった．2008年4月に再度動悸発作が出現し，ベラパミル，ATP，フレカイニド，プロプラノロールを使用するも発作は停止しなかった．受診した同日にEPS施行右室へ留置したカテーテルによるoverdrive pacingにより心室頻拍は停止した．VTは再現性をもって右室からのプログラム刺激で誘発され，連続刺激で停止した．VTのQRS波形およびベラパミル感受性であることから頻拍はベラパミル感受性左室起源特発性VTと診断されRFCA目的で当科紹介となった．
6. 入院時現症
　　身長169cm，体重66kg，血圧120/62mmHg，脈拍70/分・整，体温36.2℃，意識清明
　　頭部：眼瞼結膜：貧血（−），点状出血（−），眼球結膜：黄染（−），口腔内：咽頭発赤（−），扁桃腫大（−），表在リンパ節：頸部・鎖骨上：触知せず，頸部：頸静脈怒張（−），甲状腺腫大（−），血管雑音（−）
　　胸部：心音：S1→S2→S3（−）S4（−），心雑音（−），正常肺胞呼吸音
　　腹部：平坦・軟，圧痛（−），腫瘤（−），腸蠕動音正常，肝・脾：触知せず
　　四肢：下腿浮腫（−），冷感（−），両足背動脈触知良好
7. 入院時検査成績
　①血　算：WBC 5,800/μL（Neu 53.3%, Lym 32.4%, Mo 6.7%, Eo 7.1%, Ba 0.5%），RBC 492×10^4/μL，Hb 14.9g/dL，Hct 44.5%，MCV 90.4fL，MCH 30.3pg，MCHC 33.5%，Plt 23.6×10^4/μL
　②生化学：TP 7.2g/dL，Alb 4.7g/dL，BUN 10mg/dL，Cr 0.65mg/dL，UA 5.0mg/dL，Na 138mEq/L，K 3.8mEq/L，Cl 104mEq/L，Ca 10.0mg/dL，LDH 169U/L，AST 13U/L，ALT 11U/L，γGTP 13U/L，ALP 209IU/L，T-Bil 0.9mg/dL，T-Chol 165mg/dL，TG 94mg/dL，LDL-Chol 101mg/dL
　③内分泌：TSH 1.97μIU/mL，FT3 3.36pg/mL，FT4 1.03ng/dL，BNP 8.1pg/mL
　④胸部単純X線：CTR 41%，CPA：sharp，肺門部血管陰影増強（−），胸部異常陰影（−）
　⑤心電図：洞調律，心拍数62/分，QRS軸＋80°，移行帯：V3，心電図診断：正常心電図
　⑥発作時心電図（図A）：心拍数170/分のwide QRS頻拍，QRS−90°，RBBB
　⑦心エコー：LVDd 36mm，LVDs 31mm，EF 60%，LVH（−），LV asynergy（−）
8. 入院後の経過
　　入院翌日に電気生理学的検査・アブレーションを施行した．VTは心室プログラム刺激（600ms×6-300ms）にて容易に誘発された．頻拍はwide QRSであり，心内心電図で房室解離を認め，VTと診断された．誘発されたVTの12誘導心電図は臨床的に記録されたものと一致した．ア

ブレーションカテーテル先端におけるP1，P2電位（図B）は，左室中隔中部から心尖部の間で得られた．成功通電後，ISP負荷でもVTは全く誘発されなかった．また，アブレーション成功後洞調律時にQRS直前のP2，QRS後方にP1を認めた（図C）[1]．合併症なく術後3日で退院となった．

9．**退院時処方** なし
10．**考 察** ▶ Advice from Professional 1 参照

　ベラパミル感受性左室起源特発性VTは，VTとしては比較的短いQRS間隔を示し，変行伝導を伴う上室頻拍や元来心室内伝導障害をもつ患者の上室頻拍との鑑別が難しい．心電図で房室解離所見（P波がQRS波形と無関係に出現すること）が認められればVTと診断できるが，本例においても頻拍中のP波同定は困難であった．本例ではVT時心電図上V6で深いS波が認められており，VTを示唆する一所見と考えられた．VT診断のための絶対的所見がない場合，1つ1つの補助的な心電図所見を総合してVTか否かを判断することが肝要と考えられる．

　ベラパミル感受性左室起源特発性VTはVT時心電図所見から左脚後枝領域VT（約90％），左脚前枝領域VT（約10％），上部中隔VT（1％未満）に分類できる．本例では上方軸，右脚ブロックであったことから左脚後枝の，あるいはその近傍の異常Purkinje組織がVT回路に含まれるVTと診断された．今回VT中の2種のPurkinje電位〔P1は減衰伝導特性とベラパミル感受性を有した特殊Purkinje組織の電位を表し，P2は左脚後枝あるいはその近傍のPurkinje組織の電位を示す．図2，3（p.126）参照〕を指標としたカテーテルアブレーションを施行した．図1Bの部位で成功通電を得た．

　ベラパミル感受性左室起源特発性VT症例において，仮性腱索がVT回路に含まれる可能性を報告した論文[2]が存在するが，本例では明らかな仮性腱索の存在は認められなかった．

A）ベラパミル感受性左室起源特発性VTの12誘導心電図

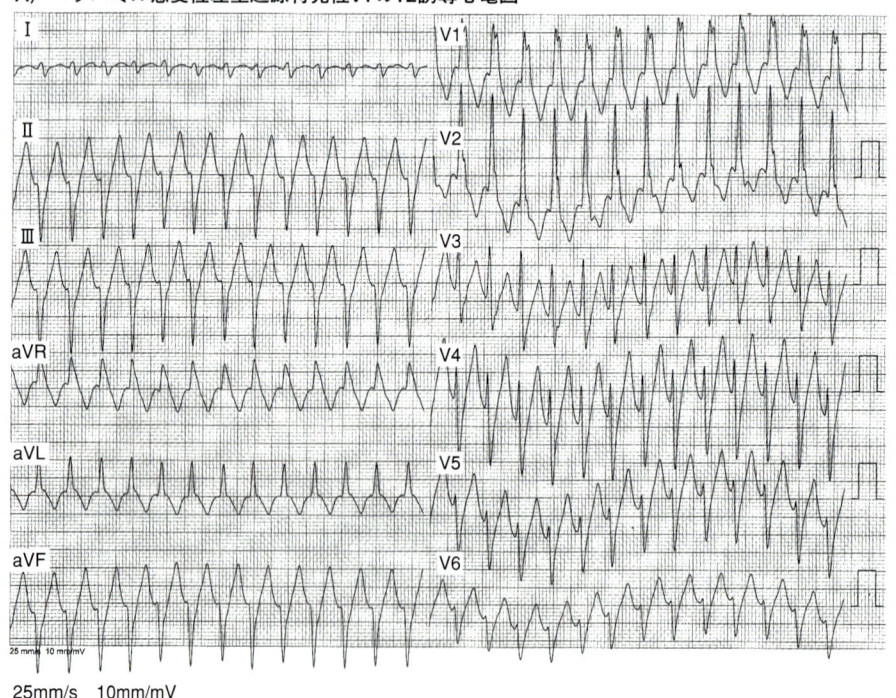

図　頻拍時心電図およびアブレーション成功前後の心電図・心内心電図
　A）周期360ms，上方軸，右脚ブロックを呈している

B) アブレーション成功部位の心内心電図

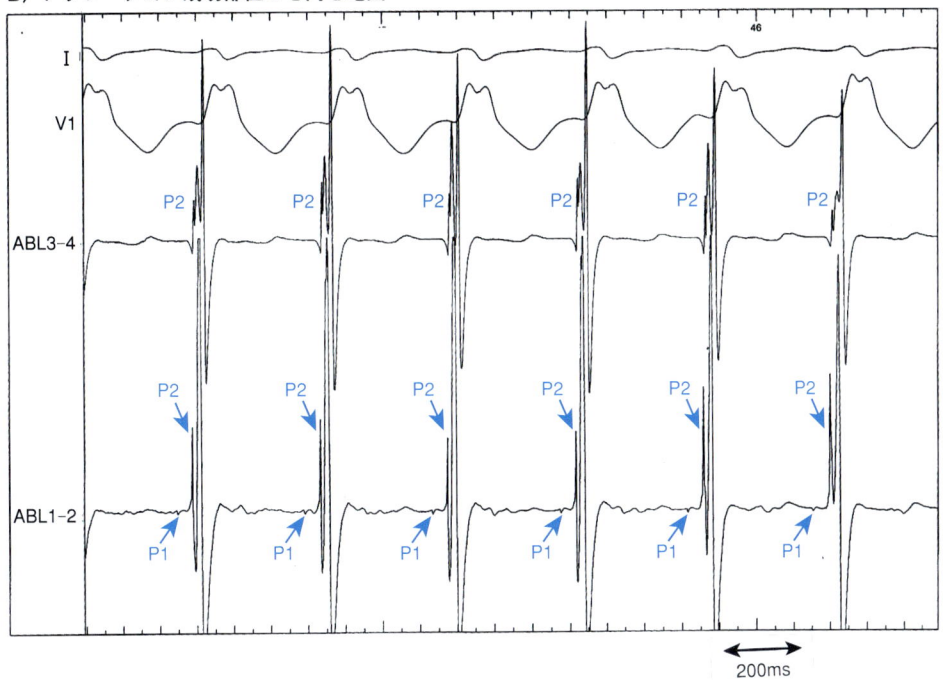

C) アブレーション成功後の洞調律時心内心電図

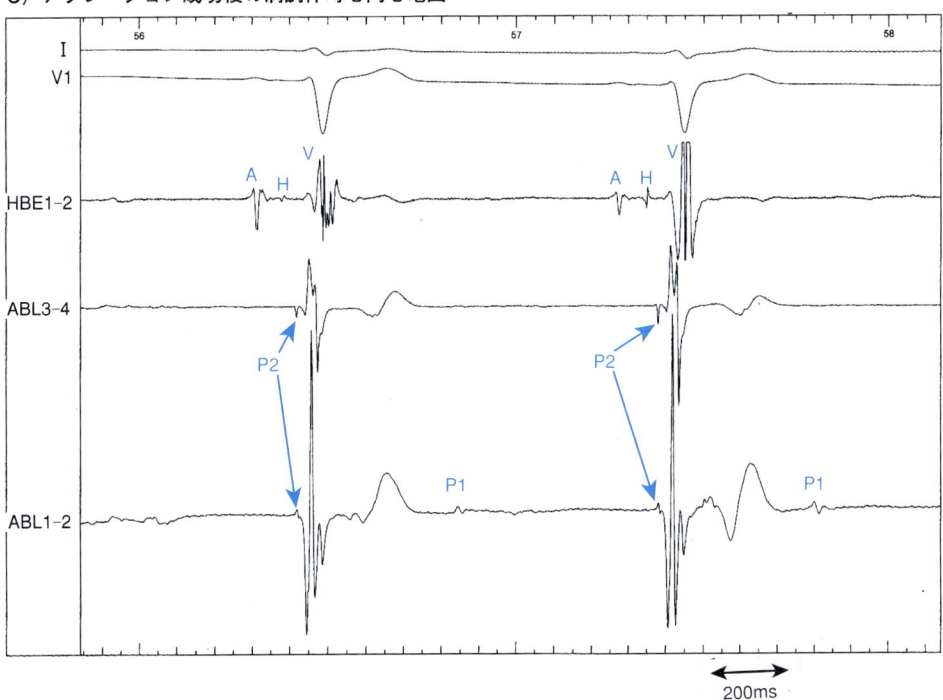

図　頻拍時心電図およびアブレーション成功前後の心電図・心内心電図（つづき）
　B) アブレーションカテーテル先端（ABL 1-2）にP2に先行するP1電位を認める．P1は減衰伝導特性とベラパミル感受性を有した特殊Purkinje組織の電位を表しP2は左脚後枝あるいはその近傍のPurkinje組織の電位を示している
　C) P1，P2出現メカニズムについては図3（p.126）参照．A：心房電位，H：His束電位，V：心室電位

【文 献】 ▶Advice from Professional ②参照
1) Nogami. A. et al.：J. Am. Coll. Cardiol., 36：811-823, 2000
2) Maruyama. M. et al.：J. Cardiovasc. Electrophysiol., 12, 968-972, 2001

Advice from Professional

① 考察ポイント

Point 1
心電図所見から，ベラパミル感受性左室起源特発性VTであるか否か，そしてベラパミル感受性左室起源特発性VTの3タイプのうちいずれかを判断し，アブレーション標的部位を予測する．ベラパミル感受性左室起源特発性VTはVT時心電図所見から，①左軸～上方軸＋右脚ブロック→左脚後枝領域VT（約90％），②右軸偏位＋右脚ブロック→左脚前枝領域VT（約10％），③narrow QRS→上部中隔VT（1％未満）に分類できる．本例は上方軸，右脚ブロックであったことから，左脚後枝の，あるいはその近傍の異常Purkinje組織がVT回路に含まれると診断された[1]．

Point 2
本頻拍回路を理解することが頻拍のアブレーション治療につながっていることを知る．文献2では，電気生理学的検査における左室へ縦方向に留置した多極（20極）電極カテーテルの使用および心エコーにより，頻拍回路の領域に一致した仮性腱索の存在を報告している．

Point 3
wide QRS頻拍の鑑別から始めると考察を書きやすい．リエントリー性頻拍ではその回路がどのようになっているのかが重要であり，治療結果に直接結びつく．教科書を参考にリエントリー回路についても言及するとよい．

② 押さえておきたい論文

文献1 ： Nogami. A. et al.：J. Am. Coll. Cardiol., 36：811-823, 2000
左脚後枝の，あるいはその近傍の異常Purkinje組織がVT回路に含まれ，その電位を指標としたカテーテルアブレーションが有効であることを示した論文である．

文献2 ： Maruyama. M. et al.：J. Cardiovasc. Electrophysiol., 12, 968-972, 2001
電気生理学的検査で左室へ縦方向に留置した多極（20極）電極カテーテルから頻拍中に全周期を網羅する拡張期連続電位を記録し，一方，心エコーでその領域に一致して仮性腱索が存在するベラパミル感受性左室起源特発性VT症例を報告した．仮性腱索が真に本頻拍回路に含まれるか否かの議論に一石を投じた．

4. QT延長症候群・QT短縮症候群

牧元久樹，清水　渉

Point

1. 先天性QT延長症候群，QT短縮症候群は心筋細胞のイオンチャネルが遺伝子異常により機能異常をきたし，活動電位持続時間がそれぞれ延長，短縮することで生じる疾患である
2. 遺伝子異常においては心筋細胞のKチャネルの機能異常をきたす変異が最も頻度が高い
3. 運動や情動ストレス，睡眠中の雑音による覚醒などの交感神経活性亢進は，心室性不整脈の誘因となる
4. QT延長症候群・QT短縮症候群は若年者の突然死をきたす疾患であることから，患者本人への診断・治療のみならず，家族・近親者への診断や心理的ケアが必要とされる

―QT延長症候群―

1 病態の特徴・疫学

QT延長症候群（long QT syndrome）は，**先天性QT延長症候群**と**後天性（二次性）QT延長症候群**の2つに大別される．前者は，安静時から修正QT時間（QTc）時間の延長が認められ，torsade de pointes（TdP）と呼ばれるQRS波の極性が心拍ごとに刻々と変化する多形性心室頻拍を発症し，失神や突然死を引き起こすものである．一方，後者は，抗不整脈薬などの薬剤や低K血症などの電解質異常，徐脈などを誘因としてQTc時間が著明に延長しTdPを発症する．本稿では前者の先天性QT延長症候群について述べることとする．

1）疫学と診断

先天性QT延長症候群の有病率は2,000人に1人前後と推定されているが，明確な根拠となりうるデータは少ない[1]．

先天性QT延長症候群の臨床診断はSchwartzの診断基準に準じて行われる（表1）[2]．これは，心電図所見（Bazett式によるQTc時間，TdP，T波交互脈，ノッチT波，徐脈），臨床症状（失神発作，先天性聾），家族歴によりスコアを算出し，このスコアから診断を行うものである．合計スコアが4点以上で診断確実，3点または2点の場合は疑い，1点以下は可能性が低いと診断される．

2）遺伝子型と病態

最近では分子遺伝子的研究の進歩により，さまざまな循環器疾患で遺伝子解析が行われているが，先天性QT延長症候群は遺伝子診断の最も進んだ不整脈疾患である．臨床的に先天性QT延長症候群と診断される患者の50〜70％で遺伝子異常が同定されている[3]．2008年4月1日からは，先天性QT延長症候群患者に対する遺伝子診断が保険診療で承認されるようになっている．

先天性QT延長症候群のRomano-Ward症候群

● 表1　Schwartzの診断基準

			点数
心電図所見	①QTc時間	≧480ms	3
		460〜479ms	2
		450〜459ms（男性）	1
	②torsades de pointes※		2
	③T波交互脈		1
	④ノッチT波（3誘導以上）		1
	⑤徐脈		0.5
臨床症状	①失神発作※	ストレスに伴う	2
		ストレスに伴わない	1
	②先天性聾		0.5
家族歴	①診断の確実な先天性QT延長症候群の家族あり		1
	②30歳未満での突然死の家族あり		0.5

※ストレスに伴う失神発作とTdPを両方認める場合は合計2点とする

（先天性聾を伴わない）では，7つの染色体上に12個の遺伝子型が報告されている（表2）．各遺伝子は心筋のイオンチャネルの機能に関与しており，心室筋活動電位プラトー相の外向き電流が減少（loss of function）するか，内向き電流が増加（gain of function）することにより活動電位持続時間が延長し，心電図上のQT延長を呈することとなる．遺伝子診断される患者における遺伝子型の頻度では，LQT1が40％，LQT2が30〜40％，LQT3が10％と，この3つの遺伝子型で90％以上を占めている[3]．

LQT1では遅延整流K電流の活性化の遅い成分（I_{Ks}）の減少を呈する，先天性QT延長症候群で最も頻度の高い病型である．交感神経刺激に対する感受性が最も強く，心イベントの多くは運動中に起こる[4][5]．特に水泳中の心イベントはLQT1に特徴的である．それに対し，遅延整流K電流の活性化の速い成分（I_{Kr}）の機能低下を呈する**LQT2**患者においては，心イベントの多くは情動ストレス（恐怖や驚愕），睡眠中の雑音（目覚まし時計や電話の呼び出し音）による覚醒時など，急激に交感神経が緊張する状態で生じる．またもう一方で，**LQT3**は活動電位プラトー相で流れるlate Na電流（I_{Na}）が増強する病型であるが，心イベントは睡眠中や安静時に多いとされている．

この3型のうち，LQT1患者は初回心イベント発症年齢はLQT2，LQT3患者よりも若く，20歳以上での初回発症は比較的少ない[6]．また，生涯心イベント発生率はLQT1，LQT2患者に比べLQT3患者で低いものの，心イベントによる致死率が高いことが報告されている[7]．

2 治療のメカニズムとストラテジー

1）生活指導と薬物治療

遺伝子診断により遺伝子型が同定された場合には，遺伝子型特異的な薬物治療や生活指導が行われる．薬物治療のターゲットは，内向き電流を減少させることにあり，抗不整脈薬が用いられる．

LQT1は交感神経刺激に感受性が高いため，生活指導として運動制限の重要性が強調される．水泳中の心イベントが特徴的であることから，未成年者では競泳・潜水などは禁止する必要があり，その他の競争的スポーツも避けるよう指導する．心イベント予防薬としてはβ遮断薬が第一選択となる[8]．late Na遮断作用をもつメキシレチンや，Ca拮抗薬のベラパミルも，β遮断薬との併用で補助的な効果が期待される．

LQT2でも運動制限とともに，β遮断薬内服が第

● 表2　先天性QT延長症候群の原因遺伝子とイオンチャネル

タイプ	遺伝子座	原因遺伝子	イオンチャネル
Romano–Ward 症候群			
LQT1	11（11p 15.5）	KCNQ1	I_{Ks}（α）
LQT2	7（7q 35-36）	KCNH2	I_{Kr}（α）
LQT3	3（3q 21-23）	SCN5A	I_{Na}（α）
LQT4	4（4q 25-27）	ANK2	Na-K ATPase, I_{Na-Ca}
LQT5	21（21q 22.1-22.2）	KCNE1	I_{Ks}（β）
LQT6	21（21q 22.1-22.2）	KCNE2	I_{Kr}（β）
LQT7	17（17q 23）	KCNJ2	I_{K1}
LQT8	12（12q 13.3）	CACNA1C	I_{Ca-L}
LQT9	3（3p 25）	CAV3	I_{Na}
LQT10	11（11q 23.3）	SCN4B	I_{Na}
LQT11	7（7q 21-q 22）	AKAP-9	I_{Ks}
LQT12	20（20q 11.2）	SNTA1	I_{Na}
Jervell–Lange Nielsen 症候群			
JLN1	11（11q 15.5）	KCNQ1（homozygous）	I_{Ks}（α）
JLN2	21（21q 22.1-22.2）	KCNE1（homozygous）	I_{Ks}（β）

一選択となる．しかし，β遮断薬はLQT1に比較して有効率が低く，他の抗不整脈薬の併用（メキシレチン，ベラパミル）が必要となることも多い．また，LQT2患者では，K製剤とK保持性利尿薬による血清K値の上昇によりQT時間が短縮することが報告されている[9]．

　LQT3では，メキシレチンによりQT時間の著明な短縮を呈し，第一選択薬とされている．しかし，LQT3患者の頻度が低いためエビデンスに乏しく，メキシレチン単独投与やβ遮断薬の要否については慎重な判断が必要である．また，LQT3患者では，特に徐脈を呈している場合，ペースメーカ治療が有効である．

2）植込み型除細動器

　先天性QT延長症候群においても，植込み型除細動器（implantable cardioverter defibrillator：ICD）の有効性が認められている．①TdPまたは失神の有無，②家族の突然死の有無，③β遮断薬に対する治療抵抗性，の3項目のうち2項目以上が陽性であれば，ICD植込みの適応がclass Ⅱaとされている．ただし，LQT3では，β遮断薬の効果が期待できないため，ほかの2項目のうち1つ以上を認める場合class Ⅱaとなる．

　救命には有用なICDだが，TdP発作時に意識下でICDが作動した場合，交感神経活性が亢進し，TdPを再誘発してしまう可能性も指摘されている．また，小児症例では成長による問題で経静脈リードの挿入ができず，心外膜リードと腹壁へのICD植込みが必要となることがあり，手術侵襲が大きくなってしまうという問題点がある．

> **memo 外科的左心交感神経除去術**
> **(left cardiac sympathetic denervation)**
> 心臓を支配する交感神経節を切除することで，交感神経活性増強による心イベントが生じるのを防ぐ小手術．海外のデータでは心イベントを90%以上減少させることができるとの報告があり，心イベントを繰り返す患者に対し施行することでQOL上昇を図ることができると考えられている．

3 処方の実際

　第一選択薬として，β遮断薬を用いることとなる．第二選択薬としては，メキシレチン，ベラパミルなどが使用される．

1）β遮断薬

・塩酸プロプラノロール（インデラル®）20mg，3錠，1日3回，毎食後（1〜2mg/kg/日）

　最も広く用いられているβ遮断薬である．内服回数を減らすためにインデラルLA® 60mg，1錠，1日1回，内服を使用することもできる．LQT1に比較し，LQT2, 3はβ遮断薬の有効性が低いことに注意する必要がある．また，β遮断薬を処方していても，休薬・怠薬による失神やTdP出現を認めることがあり，患者指導が大切である．

2）Naチャネル遮断薬

・塩酸メキシレチン（メキシチール®）100mg，3錠，1日3回，毎食後

　Naチャネル遮断薬のうちQT時間を延長させないⅠb群抗不整脈薬の投与が行われる．LQT3ではlate Naチャネルの"gain of function"が原因となっているため，メキシレチンの投与によりQT時間が短縮することが期待でき，第一選択薬となる．

3）Ca拮抗薬

・塩酸ベラパミル（ワソラン®）40mg，3錠，1日3回，毎食後

　β遮断薬の補助療法として用いられる．

4）K保持性利尿薬

・スピロノラクトン（アルダクトンA®）50mg，1錠，1日1回，夕食後

　前述のようにLQT2患者では，低K血症が増悪因子であり，K製剤とK保持性利尿薬の併用による血清K値上昇により，QT時間が有意に短縮することが報告されている．

> *注意点*
> ①気管支喘息を基礎疾患にもつ場合にはプロプラノロールの投与が困難となることがある．このような場合には，β1選択性の高いβ遮断薬を使用するか，あるいはメキシレチンやベラパミルの投与を優先する
> ②メキシレチンの副作用として，食思不振がみ

られることがある．また，稀だがStevens Johnson Syndrome発症の報告もあり，投与には注意を要する

③K製剤とスピロノラクトンを併用する場合には，定期的に血清K値のチェックを行い，高K血症に注意する必要がある

4 おわりに

先天性QT延長症候群では遺伝子診断につき，すでに保険診療が承認されており，遺伝情報が患者の治療・生活指導方針に有効活用されている[3]．若年者に致死的な心イベントを生じうる疾患であり，診断・治療には注意を要する．また，遺伝疾患であることから，診断された患者の家族にも無症候性の患者が潜んでいる可能性があり，家族にも心電図・遺伝子診断を施行することも考慮が必要である．

―QT短縮症候群―

1 病態の特徴・疫学

QT短縮症候群は頻度の低い疾患で，QTc時間が320ms以下の短縮を認め，心房細動の合併や心室細動から突然死を発症する予後不良の疾患である．現在のところ疾患頻度が低いため，診断基準などは設けられていない．

QT短縮症候群でも，これまでに5つの遺伝子型が報告されている．SQT1，SQT2，SQT3は，先天性QT延長症候群LQT2，LQT1，LQT7の原因遺伝子であるKCNH2，KCNQ1，KCNJ2上に変異を認める．これらのKチャネルのgain of functionが原因でK電流が増加し，活動電位持続時間の短縮，QT時間の短縮をきたす．SQT4，SQT5は，Brugada症候群を合併しており，CACNA1C，CACNB2上に変異を認め，L型Ca電流（I_{Ca-L}）が減少し，QT時間が短縮する．

2 治療のメカニズムとストラテジー

心室細動を既往にもつQT短縮症候群症例では，二次予防としてのICDが絶対適応となる．純粋なQT短縮のみをもつ個体が必ずしも突然死の危険性が高いわけではないという報告があり[10]，QT短縮を認める無症候例ではICDの予防的植込みを行うかどうか議論が分かれている．

一方で，Kチャネルのgain of functionが原因となっている場合，Kチャネル遮断作用のある薬剤が治療に有用である可能性が指摘されている．しかし，症例数が少ないため，有効性が明確となっておらず，現時点では有症候症例に対してはICDが第一選択の治療である．

<文　献>
1) Quaglini. S. et al.：Eur. Heart. J., 27：1824-1832, 2006
2) Schwartz. P.J et al.：Circulation, 88：782-784, 1993
3) Shimizu. W.：Circ. J., 72：1926-1936, 2008
4) Schwartz. P. J. et al.：Circulation, 103：89-95, 2001
5) Shimizu. W. et al.：J. Am. Coll. Cardiol., 41：633-642, 2003
6) Locati. E.H. et al.：Circulation, 97：2237-44, 1998
7) Zareba. W. et al.：N. Engl. J. Med., 339：960-965, 1998
8) Vincent. G.M. et al.：Circulation, 119：215-221, 2009
9) Compton. S.J. et al.：Circulation, 94：1018-1022, 1996
10) Gallagher. M.M. et al.：Am. J. Cardiol., 98：933-935, 2006

次頁：患者抄録

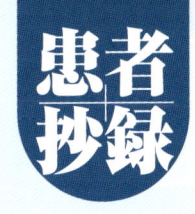

QT延長症候群（薬物治療）

【患　者】22歳女性
1．診　断　QT延長症候群
2．主　訴　心室細動．蘇生後，基礎疾患の精査とICD植込み適応の検討
3．既往歴　2歳時に川崎病
4．家族歴　妹にQT延長あり，突然死の家族歴は認めず
5．生活歴　特記すべきことなし　職業：事務
6．現病歴
　　2009年7月10日に嘔吐，下痢，頭痛から近医で急性胃腸炎と片頭痛と診断され，鎮痛薬の処方を受けていた．
　　7月17日早朝安静臥床時，家人がうめき声に気づき駆けつけたところ，呼吸停止を認め，救急要請した．モニター心電図上VFを認め，DC2回で自己心拍再開した．他院で緊急冠動脈造影を施行されたが，異常所見を認めず，その後も計4回のVFを繰り返した．血清K値の補正後はVFの再発を認めなかった．
　　繰り返すVFの基礎疾患精査とICD適応の検討を目的に7月24日当院に転院となった．
7．入院時現症
　　身長163cm，体重48.8kg，BMI 18.4，意識清明，血圧105/58mmHg，脈拍数72/分・整，体温36.6℃
　　胸部：S1→S2→S3（−）S4（−），心雑音（−），肺雑音（−）
　　四肢：浮腫（−）
8．入院時検査成績
　　① 血　算：WBC 4,400/μL，Hb 10.6g/dL，Plt 27.4万/μL
　　② 生化学：BUN 3mg/dL，Cr 0.53mg/dL，Na 141mEq/L，K 4.0mEq/L，Cl 105mEq/L，ほか特記すべき異常なし
　　③ 胸部単純X線：CTR 50％，congestion（−）
　　④ 心電図：心拍数72/分，正常洞調律，QT時間560ms，QTc時間650ms（図）
9．入院後の経過
　　QT延長症候群
　　　転院時12誘導心電図にてQT延長を認めていた．川崎病でフォローアップされていた医院での心電図でも550ms以上のQTc時間であったことから，QT延長症候群と診断した．Schwartz scoreは5点であった．QT延長症候群によるVFを繰り返した症例であり，8月14日ICD植込み術を施行された．8月19日より塩酸プロプラノロール（インデラル®）30mg，分3の内服を開始，8月26日12誘導心電図では心拍数77/分，正常洞調律，QT時間440ms，QTc時間500msと入院時に比較しQTc時間の短縮を認めた．9月2日退院．
10．退院時処方
　　塩酸プロプラノロール（インデラル®）10mg，3T，分3
11．考　察　▶ Advice from Professional 1 参照
　　早朝起床後の安静臥床時に心室細動を発症したQT延長症候群の症例である．川崎病の既往から，近医で定期的に心電図検査を受けており，以前からQT時間が延長していたことが明らかになった（15歳時の心電図V3-V5でノッチT波を認めていた，図）．LQT1患者は半数以上が15歳までに発症するのに対し，LQT2患者では29％であるとされている[1]．

A) 15歳時　QTc＝560ms
B) 入院時　QTc＝650ms

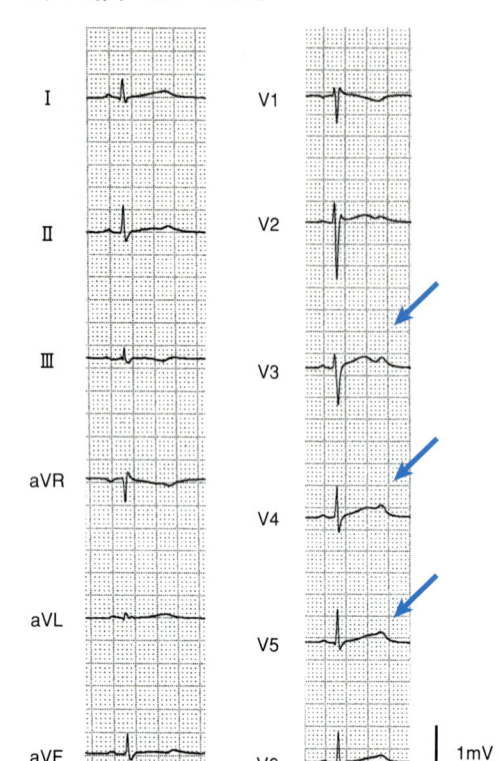

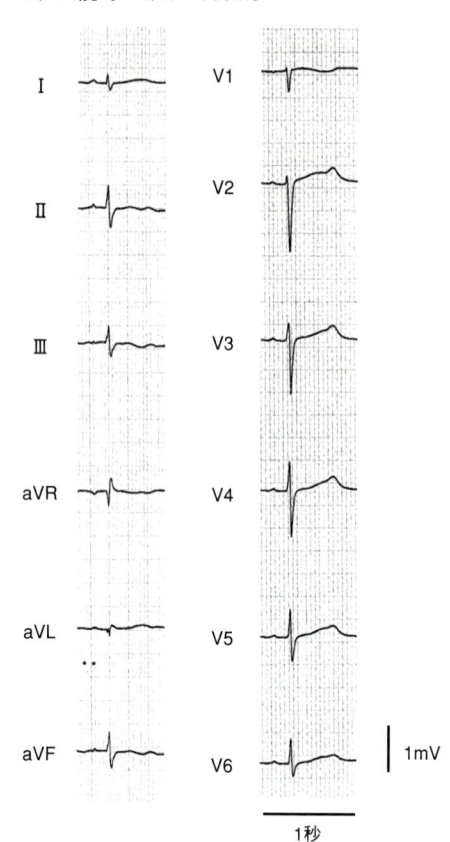

図　QT延長症候群症例の12誘導心電図
15歳時の心電図で胸部誘導にノッチT波を認めた（←）

　誘因の1つとして，約1週間前からの下痢による低K血症（前医での血清K 3.3mEq/Lと低値であった）が考えられた．LQT2患者では血清K値上昇により，QT時間が有意に短縮することが報告されている[2]．なお，後日遺伝子診断の結果，本症例はLQT2（KCNH2上のナンセンス変異）であることが判明した．
　本症例は若年の未婚女性であり，今後妊娠などの可能性もある．妊娠は心イベント（失神，心停止，突然死）のtriggerとなる可能性が指摘されており，β遮断薬がそのリスクを低減することが報告されている[3]．今後のフォローアップでは，運動制限や突然の大きな音を避けることに加えて，妊娠にも注意を払っていく必要があると考えられた．

【文献】　▶ Advice from Professional 2 参照
1) Zareba. W. et al.: N. Engl. J. Med., 339: 960-965, 1998
2) Compton. S.J. et al.: Circulation, 94: 1018-1022, 1996
3) Rashba. E.J. et al.: Circulation, 97: 451-456, 1998

Advice from Professional

1 考察ポイント

Point 1
20歳以上になるまで無症状であり，今回の発症は下痢による低K血症が誘因であった．川崎病の既往はあるものの，冠動脈造影で異常所見を認めていない．以前からの心電図を取り寄せて，QT時間の測定を行うことが診断に重要であった．

Point 2
臨床的な所見（発症年齢，発症形式，治療に対する反応）から先天性QT延長症候群のどの遺伝子型であるかを推測することが可能である．

Point 3
今回の入院経過，治療経過のみでなく，今後の治療方針に関しても，考察で言及することが望ましい．

2 押さえておきたい論文

文献1 ： Zareba. W. et al.： N. Engl. J. Med., 339 ： 960-965, 1998
先天性QT延長症候群の国際登録により541人の患者について評価された．LQT1患者は若年で心イベントを生じやすいことを報告している．LQT3では，心イベントの発症率はLQT1とLQT2に比較して少ないものの，40歳までの死亡率は逆に高いことを報告している．

文献2 ： Compton. S. J. et al.： Circulation, 94 ： 1018-1022, 1996
LQT2患者ではK製剤とK保持性利尿薬の併用による血清K値上昇により，QT時間が有意に短縮することが報告されている．

文献3 ： Rashba. E. J. et al.： Circulation, 97 ： 451-456, 1998
先天性QT延長症候群の国際登録から，422人の女性について，後向きに分析されたデータである．妊娠が心イベントの危険性を上げることと，β遮断薬によりその危険性を低減できると報告された．

memo

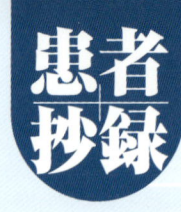

QT短縮症候群（ICD治療）

【患　者】37歳男性

1. 診　断　①QT短縮症候群，②Brugada様心電図，③潰瘍性大腸炎
2. 主　訴　心肺停止の基礎疾患精査，ICDの適応検討
3. 既往歴　35歳時：潰瘍性大腸炎と診断され治療開始
4. 家族歴　突然死の家族歴なし
5. 生活歴　飲酒歴：機会飲酒　喫煙歴：20本×10年，30歳で禁煙
6. 現病歴

    潰瘍性大腸炎のため他院で加療を受けていた．これまでに心疾患を指摘されたことはなかった．2008年6月1日午前8時頃就寝中に突然大声を上げ，その後呼吸が停止した．同室にいた妻が救急要請し，心肺蘇生を実施した．心電図上 wide QRS tachycardia（QRS幅の広い頻拍）からVFに移行，DCを施行後に自己心拍再開した．他院で緊急冠動脈造影を施行されたが，冠動脈・左室造影に異常所見を認めなかった．低体温療法後，経過は良好であったが，VFによる心肺停止の基礎疾患精査とICD植込み適応検討目的に6月11日，当院に転院となった．

7. 入院時現症

    身長 174 cm，体重 67 kg，BMI 22.1，意識清明，血圧 115/60 mmHg，脈拍数 86/分・整，体温 36.7℃
    胸部：S1→S2→S3（−）S4（−），心雑音（−），肺雑音（−）
    四肢：浮腫（−）

8. 入院時検査成績

    ① 血　算：WBC 7,400/μL，Hb 14.0 g/dL，Plt 39.1万/μL
    ② 生化学：BUN 20 mg/dL，Cr 0.83 mg/dL，Na 142 mEq/L，K 4.4 mEq/L，Cl 104 mEq/L，ほか特記すべき異常なし
    ③ 胸部単純X線：CTR 48%，congestion（−）
    ④ 心電図：心拍数 87/分，正常洞調律，QT時間 290 ms，QTc時間 320 ms（図）

9. 入院後の経過

    ① QT短縮症候群
    ② Brugada様心電図

    　入院時心電図でQT時間 290 ms，QTc時間 320 msと短縮を認め，QT短縮症候群と診断した．また，V1-V3誘導を1肋間上で記録したところ，V1でcoved type，V2でSaddle back typeのST上昇を認め，Brugada様心電図と診断した．
    　VFによる心肺停止症例であることからICDの適応と判断し，6月23日ICD移植術を実施した．また，SQTSにおいてQT時間を延長させるとの報告のある硫酸キニジンの内服負荷を6月27日より施行したところ，QT時間の延長を認めた（QTc 350 ms，図）．経過は良好であり，7月1日退院．

    ③ 潰瘍性大腸炎

    　入院中はサラゾピリン®坐薬を継続し，下血・下痢などの消化器症状は認めなかった．

10. 退院時処方

    サラゾスルファピリジン（サラゾピリン®）坐薬 500 mg，1T，分1

11. 考　察　▶ Advice from Professional ❶参照

    　早朝就眠中に心イベントを発症した中年男性の一症例で，冠動脈造影で異常所見を認めず，心

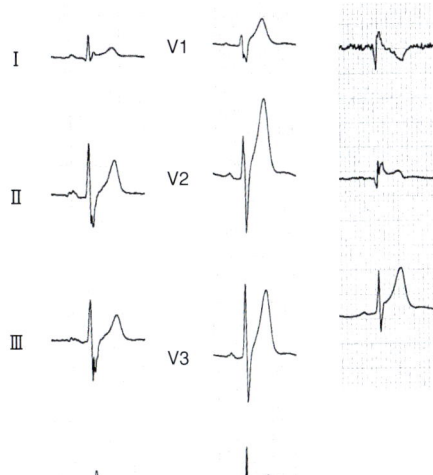

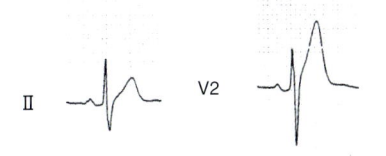

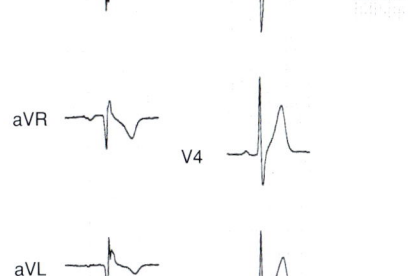

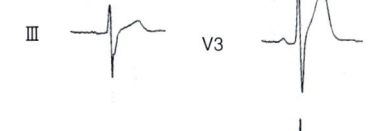

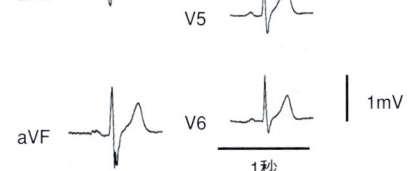

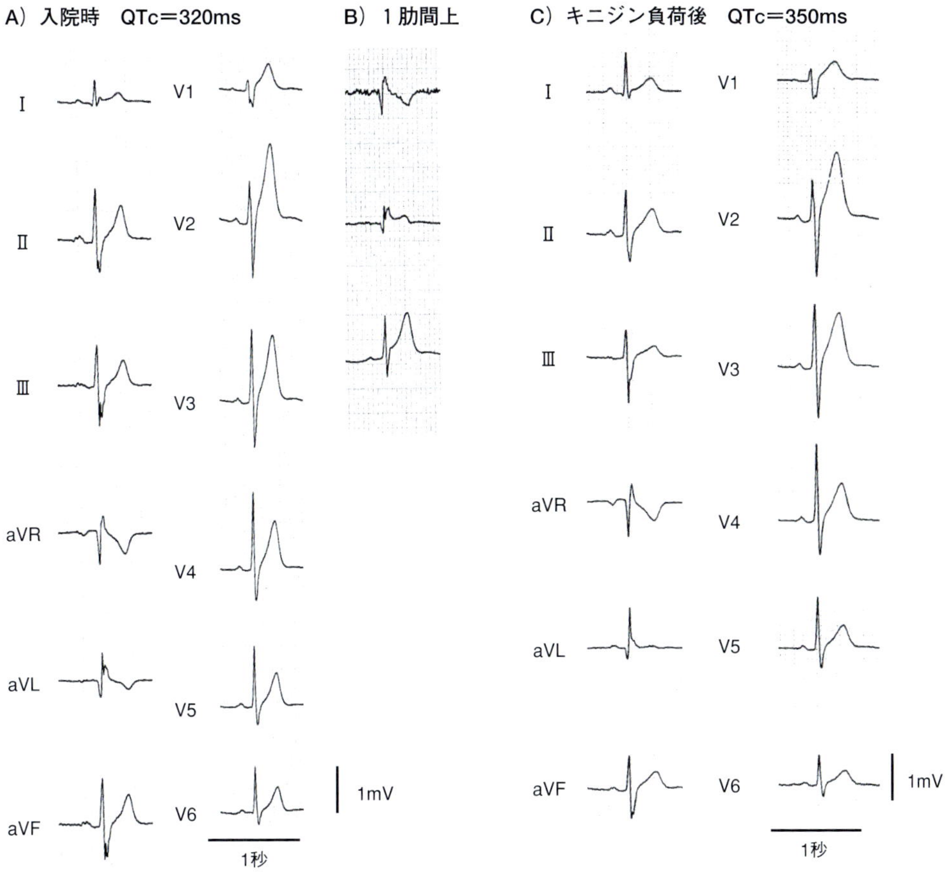

図　QT短縮症候群症例の12誘導心電図
A）入院時　QTc=320ms
B）1肋間上
C）キニジン負荷後　QTc=350ms

　機能などにも異常を認めなかった．QT時間の著明な短縮と前胸部誘導でのST上昇からQT短縮症候群とBrugada様心電図の双方の関連が疑われた．Caチャネルのloss-of-function変異により，QT短縮症候群とBrugada症候群の混合した病型を呈することがあることが報告されており[1]，SQT4，SQT5と分類されている．

　治療に関しては，VFによる心肺停止を生じていたため，ICD植込みとなった．KCNH2遺伝子変異を伴うQT短縮症候群に対してはキニジンの投与でQTの延長を認めることが報告されているが[2]，それ以外の遺伝子変異では一定の見解は得られていない．しかし，キニジンはBrugada症候群の治療に用いられることもあり，Brugada様心電図を呈している本症例においてはこの観点からもキニジンが有効である可能性が考えられた．入院中に負荷試験を行い，QT短縮に対する有効性を確認した．

【文献】　▶Advice from Professional ❷参照
1）Antzelevitch. C. et al.：Circulation, 115：442-449, 2007
2）Gaita. F. et al.：J. Am. Coll. Cardiol., 43：1494-1499, 2004

Advice from Professional

1 考察ポイント

Point 1
本症例は，QT短縮症候群のみならず，Brugada様心電図の特徴を併せもっていた．このような病型がこれまでに報告されていたのかどうか，文献で検索する必要がある．類似した症例があれば，どのような機序で発症していたのかを調べることで治療にも結びつくことがある．

Point 2
本症例で行った治療以外に選択肢があったのかどうか，また，あるならば入院中にその選択肢を検討したのかどうか考察に記載しておきたい．

2 押さえておきたい論文

文献 1 ：Antzelevitch. C. et al.：Circulation, 115：442-449, 2007
心筋L型Caチャネルのloss-of-function missense変異により，心電図上QT短縮のみならず前胸部誘導でのST上昇を呈する，という最初の報告．これよりも前の報告はLQTと共通の遺伝子の逆の発現により生じたSQTの症例であった．

文献 2 ：Gaita. F. et al.：J. Am. Coll.. Cardiol., 43：1494-1499, 2004
SQTに対して薬物治療（キニジン）によりQTを延長させ，EPSでVFが誘発されなくなったことを報告している．特に，ICDの植込みが（その後の成長のため）難しい小児において，リスクを低減するのにキニジンが有効である可能性があるとされた．

memo

第4章　心室性不整脈の治療

患者抄録

5. Brugada症候群

草野研吾

Point

1. 右側胸部誘導のST上昇と心室細動を特徴とする特発性心室細動の1つである
2. 基礎心疾患のない心臓突然死の20％を占めるとされている
3. ST上昇には日内変動，日差変動があることが知られている．診断には右側胸部誘導でのcoved型のST上昇（type 1 波形）が捉えられていれば可能であるが，そうでない場合は，上位肋間での心電図記録やピルジカイニド負荷が有用な場合がある
4. 治療はICDが用いられる

1　病態の特徴・疫学

1992年にBrugadaらは，器質的心疾患がなく，右脚ブロック様波形と右側胸部誘導（V1-V3）のST上昇を有し，心室細動（VF）を生じる患者群を報告した[1]．それより以前から，本邦ではこのような特徴的な心電図波形を呈する例が存在することは報告されていた[2]が，新しい一群であることを最初に報告したことから，報告者の名前にちなんでBrugada症候群として特発性心室細動のうちで区別して扱われるようになった．現在では，右脚ブロックの存在は重要ではなく，J波の存在とST上昇が重要視されている．

疫学的特徴としては，男性に多く（男女比＝8：1），不整脈や心イベントの発生は30～40歳前後の壮年期に多いこと，日本で古くから知られている「ぽっくり病」やタイの「Lai Tai」のような若年から中年男性における突然死の原因疾患の1つと考えられることがあげられている．また，しばしば突然死の家族歴を有し，常染色体優性遺伝の遺伝形式を示すことも知られている．

2　病気のメカニズムと治療ストラテジー

1）ST上昇やVF発生のメカニズム

Brugada症候群におけるST上昇やVFの発生には，右室心筋細胞の貫通性電位勾配が重要な役割を果たすと考えられている．これにはAntzelevitchらが提唱しているイヌのwedge modelを用いた仮説が有名である[3]．すなわち，右室心外膜側心筋に豊富に存在している一過性外向きK電流（I_{to}）の亢進により，右室流出路心外膜の活動電位の第1相にノッチが出現し，再分極相に心外膜-心内膜間の電位較差が生じることによって，体表心電図にJ波とそれに引き続くST上昇が形成される（図1）．さらに亢進したI_{to}の影響で一部の心外膜側心筋の極端な活動電位持続時間短縮（loss of dome）が生じ，細胞間の活動電位時間のばらつきからリエントリー（phase 2 reentry）が発生して期外収縮から多型性VT/VFが生じ，持続するというものである．ST上昇が徐脈により増強されることや，I_{to}遮断薬であるキニジンの投与によってST上昇が軽減したりVT/VFの発生が抑制されることは，彼らの説を支持するものと考えられる．

複雑なことに，このノッチやドームの形成は，I_{to}以外にもいくつかの電流系が関与している．例えば，他の外向きK電流（I_{Ks}, I_{Kr}, I_{KATP}）が増加したり，内向き電流（I_{Ca}, fast I_{Na}）が減少すると，心外膜のノッチがさらに深くなり，ドームが消失する．したがって，これらのイオンチャネルの働きを修飾すると，ST上昇が増強したり，あるいは軽減することになる[4]．

2）臨床所見

一方，心電図上認められるPQの延長，脚ブロックや軸偏位の存在[1]，洞不全症候群や心房細動の合

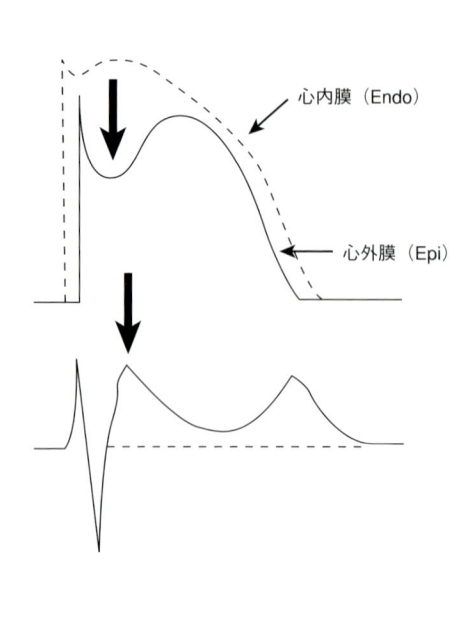

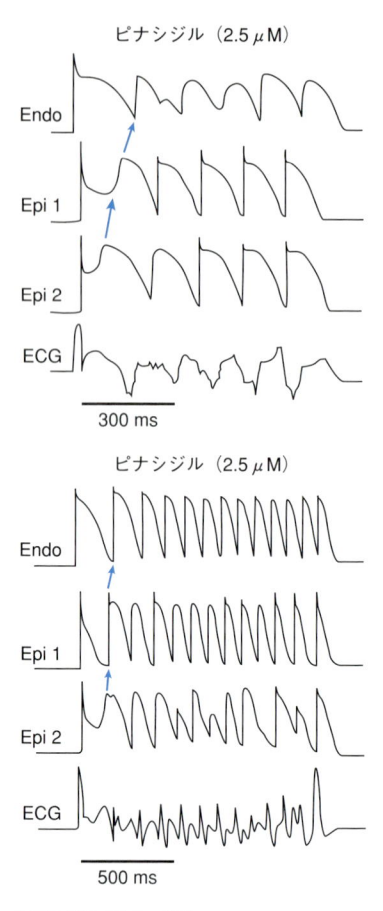

● 図1 ST上昇の機序（A）とphase 2 reentryによる不整脈発生（B）
A）心外膜電位（Epi）に生じたノッチと，体表面心電図のJ波の出現
B）ピナシジル投与によって生じた，phase 2 reentryによる，期外収縮，心室細動発生．Epi-Epi間の電位勾配によって，不整脈が誘発されている（→）
（文献3より）

併[5)6)]，加算平均心電図における心室遅延電位，CT等による右心室の形態異常や不整脈源性右室心筋症との重複の可能性の報告，心筋組織における炎症細胞や線維脂肪組織の検出，といった所見はBrugada症候群における脱分極相の異常も関与していることを示唆していると考えられる．図2に現在受け入れられているBrugada症候群の病態を示す[4)]．不整脈の基質をつくり出すものとして，遺伝子異常は大変重要であると考えられるが，それらを修飾する因子がきわめて多い点が病態をさらに複雑にしていることがうかがえる．

3 治療のメカニズムとストラテジー

1）診断

Brugada症候群において，VF発作時に著明なST上昇が生じることが知られており，**VFとST上昇を心電図にて捉えることができればBrugada症候群と診断される**．しかしながら，非発作時（非VF時）に，ST上昇がほとんど正常化（消失）する症例も存在する（図3）．したがって，原因不明のVFあるいは失神患者におけるNaチャネル遮断薬（日本ではpure sodium channel blockerのピルジカイニドが使用されることが多い）の誘発試験によって

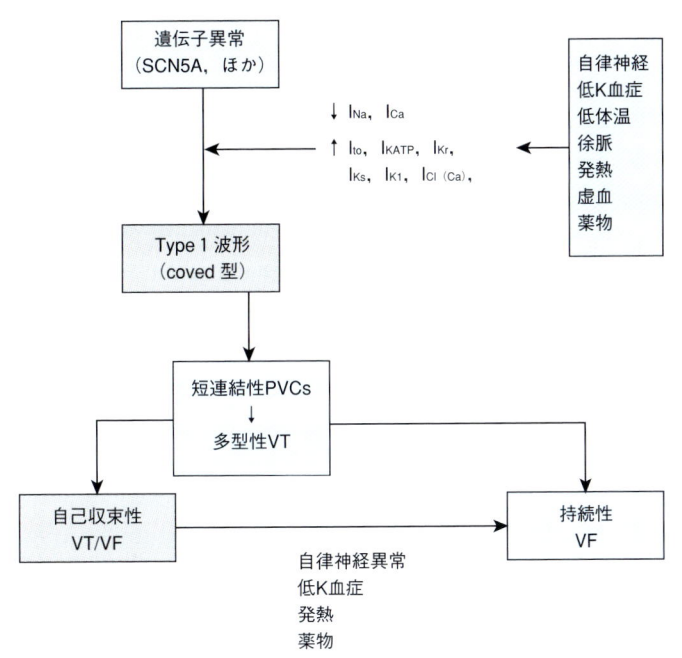

● 図2　Brugada症候群の病態と関連する因子
　　　典型的な心電図波形の形成やVFの発生にさまざまな因子が
　　　関連していることがうかがえる
　　　（文献3より）

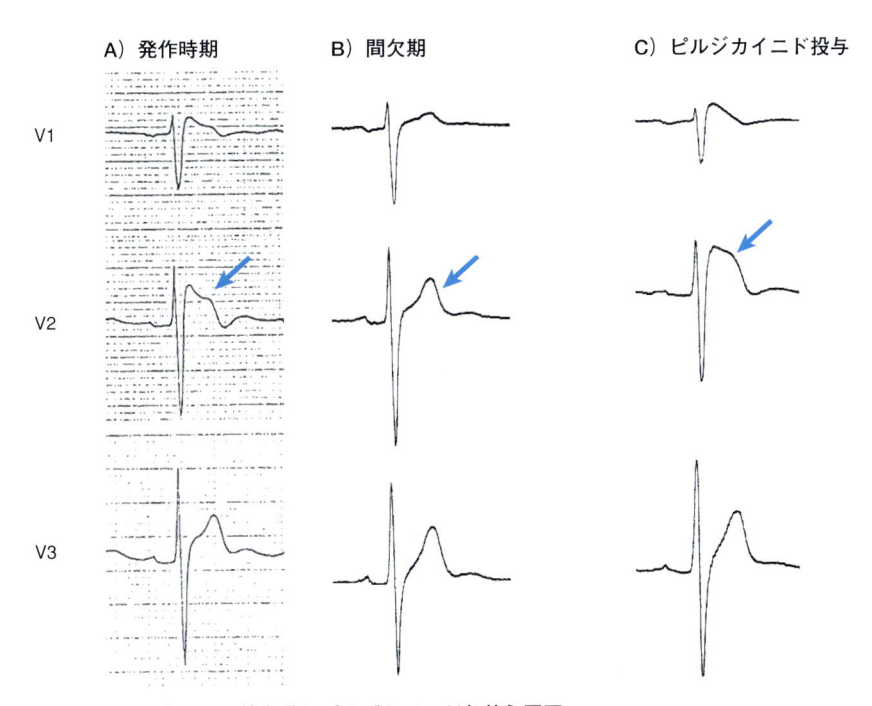

● 図3　ST上昇の日差変動とピルジカイニド負荷心電図
　　　非発作時にはSTが正常化しているが，ピルジカイニド投与によって発作時と同
　　　様のcoved型（type 1）波形が再現されている（→）

Brugada型心電図を再現する（unmaskする）ことは診断上大変有用である（図3）.

現在では薬物投与の有無によらず，**V1–V3誘導の中でtype 1波形（いわゆるcoved型）が1つ以上の誘導で得られればBrugada症候群と診断される**[4]. 上位肋間での心電図記録がBrugada症候群の診断に有用であるとの報告があるが，診断の判定材料とすべきかに関しては，偽陽性の増加が予想されるため未だ意見が分かれる．しかしながら，上位肋間の記録はBrugada症候群を否定することには十分役立つと考えられている．12誘導心電図検査においてVFを生じやすいハイリスク患者の鑑別としては，自然type1波形，ST上昇度の日差変動・日内変動が激しい例，T波の交代現象が観察される例などが報告されている[4].

2）負荷心電図の有用性について

Naチャネル遮断薬による誘発試験は，隠れたBrugada型心電図をunmaskすることに有用であるが，ハイリスク患者の推定には有用ではない．最近，食後の心電図によってハイリスク患者の推定が可能であるという報告がある（full stomach test）[7]. Brugada症候群において，VFの発生例に副交感神経活動の亢進があることや，夜間の発生が多いことなど副交感神経の亢進状態がVF発生に関連しているという報告がある[4]ことから，full stomachによる副交感神経亢進状態の心電図記録がVF予知に有用ではないかという内容であり興味深い．

4 治療の実際

1）薬物治療

①慢性期における植込み型除細動器（ICD）作動の予防と，②electrical stormに対する急性期治療である（患者抄録，p.152で後述）．いずれの薬物治療もVFの発生予防であり，ICDを植込んだ上での補助療法として行われる．p.147のAntzelevitchの仮説に沿って薬物治療が考案されると，I_{to}を抑制する薬物が最も適しているわけであるが，純粋にI_{to}をブロックする薬物は存在しないため，ST上昇を悪化させるとされる他のイオンチャネルを修飾させる薬物が使用される．すなわち，薬物によってNa電流やCa電流を亢進させたり，ATP感受性Kチャネルを抑制させたりする作用，などである[8)9)]. 自律神経，特に副交感神経活動の亢進がVFの発生に密に関連していることも報告されているので，副交感神経の遮断作用のある薬物も選択される．

- 硫酸キニジン（キニジン®）200〜450mg，分2〜3，朝夕・毎食後
- 塩酸ベプリジル（ベプリコール®）100〜200mg，分1〜2，朝または朝夕
- シロスタゾール（プレタール®）200mg，分2，朝夕

> **注意点**
>
> ①硫酸キニジンは，副作用として抗コリン作用，SLE様症状，無顆粒球症などがあるので少量から開始する．また有効血中濃度の治療域が狭いため，血中濃度を定期的に測定することが重要である
>
> ②塩酸ベプリジルは，特に腎機能障害患者では血中濃度を上昇させ副作用としてQT延長から**torsades de pointesを引き起こすことがあるので頻回の心電図記録が必要である**
>
> ③シロスタゾールは慢性動脈閉塞症に基づく潰瘍，疼痛および冷汗等の虚血諸症状改善に一般的に用いられるが，副作用として脈拍数の増加があり，これがBrugada症候群の発作予防に効果がある．**抗血小板作用があり，出血患者や頻脈による狭心症の悪化があるため，これらの患者では投与を行わないことが重要である**

2）非薬物療法

非薬物療法としてカテーテルアブレーションやICDがあげられる．カテーテルアブレーションでは，Haissaguerreらによって，3例のVFの誘導となる心室期外収縮のカテーテルアブレーションの有用性が報告されているが，長期の予防効果については明らかではないため，現時点ではICDに勝る非薬物治療はない．

ICDの機種選択では，心室性不整脈がターゲットとなるので，第四世代のICDで十分であるが，実際には電池寿命を延ばすため，また並存する心房細動のモニターをする目的で第五世代のICDが選択されているケースもあるようである．

5 おわりに

現在，臨床的に最も重要な問題は，検診で発見される無症候性のBrugada心電図症例である．こういった無症候例に対するICD適応や電気生理学的検査の必要性についてさまざまな報告やガイドライン作りがなされているが，未だ統一されたものはない．遺伝子解析により，重要な遺伝子異常が見つかるなど，個々の症例における重症度評価がさらに可能になることが期待される．

【謝辞】
創薬基盤推進研究事業：ヒトゲノムテーラーメード研究「致死性遺伝性不整脈疾患の遺伝子診断と臨床応用」から援助を受けたことに感謝します．

<文　献>

1) Brugada. P. et al.: J. Am. Coll. Cardiol., 20 (6): 1391-1396, 1992
2) 相原直彦ほか：心臓，22 (suppl 2): 80-86, 1990
3) Yan. G.X. et al.: Circulation, 100 (15): 1660-1666, 1999
4) Antzelevitch. C. et al.: Circulation, 111 (5): 659-670, 2005
5) Kusano. K.F. et al.: J. Am. Coll. Cardiol., 51 (12): 1169-1175, 2008
6) Morita. H. et al.: J. Am. Coll. Cardiol., 40 (8): 1437-1444, 2002
7) Ikeda. T.J. Cardiovasc. Electrophysiol., 17 (6): 602-607, 2006

→ 次頁：患者抄録

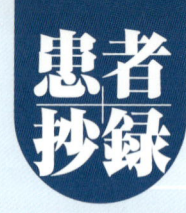

患者抄録　Brugada症候群（薬物治療）

【患　者】42歳男性
1．診　断　Brugada症候群のVF storm
2．主　訴　ICD頻回作動
3．既往歴　42歳，Brugada症候群と診断されICD植込み術を受ける
4．家族歴　父：45歳で突然死
5．生活歴　特記事項なし
6．現病歴

　　生来健康．42歳のときに，夜間のあえぎ様呼吸を主訴に近医を受診．心電図上，典型的なtype 1波形のBrugada症候群の心電図所見であり，当科を紹介受診．加算平均心電図陽性で，電気生理学的検査で右室からの頻回刺激によりVFが誘発されたため，ICDの植込みを行った．その後の検査でSCN5Aの遺伝子変異が認められた．今回，インフルエンザに罹患し，39度の発熱を生じ，その際突然ICDの頻回作動が生じたため，当科へ緊急入院となった．

7．入院時現象

　　身長168cm，体重60kg．体温38.6℃．胸腹部に異常所見なし．血圧110/60mmHg

8．入院後の経過

　　発熱に対し，インドメタシン（インダシン®）坐薬を使用．入院後すぐにVFが生じ，たまたま記録したVF発作時の心電図は，右室流出路型の心室期外収縮からVFが生じていた（図1）．VFの頻回作動がICDの記録から得られた（図2）ため，Brugada症候群のVF stormと診断した．イソプロテレノール（プロタノール®）の持続点滴（1〜2μg bolus＋0.15μg/分持続）を開始し，以後VF発作なく経過した．

9．退院時処方

　　VF発作に対する患者の不安が強く，塩酸ベプリジル（ベプリコール®）100mg，分2を処方した．

10．考　察　▶ Advice from Professional 1 参照

　① electrical stormに対する薬物治療

　　electrical stormとは，24時間以内に2（ないし3）回以上のDCを必要とするVT/VF発作を認めるものと定義されている．臨床的にもBrugada症候群の中には，いったんVFが生じると，その後の短期間の間に繰り返してVFが生じることがあることが経験される．このような症例にイソプロテレノール（プロタノール®）が使用される．虚血性心疾患のような場合には，イソプロテレノールの使用はかえってVT/VFの発作を誘発する危険性が高いので，Brugada症候群であることを診断した上で（すなわち他の基礎心疾患，特に急性虚血を除外した上で）使用しなければならない．最近の報告では，心拍数の増加を伴わないような低用量のイソプロテレノール（1〜2μg bolus＋0.15μg/分持続）が，electrical stormを予防するのみならず，ST上昇を軽減させたという報告がある[1)2)]．また高用量のキニジンの有効性も報告されている．

　② 慢性期におけるICD作動の予防としての薬物治療

　　ICD植込み後に，頻回にVFが生じる症例において，VFの発生自体を予防する必要がある．現時点で有効性が報告されているものは，キニジン，シロスタゾール，ベプリジル[3)]であろう．ジソピラミドも有効であるとされている．一般的な抗不整脈薬であるアミオダロン，β遮断薬，クラスⅠc群抗不整脈薬，プロカインアミドは無効，あるいは禁忌である．

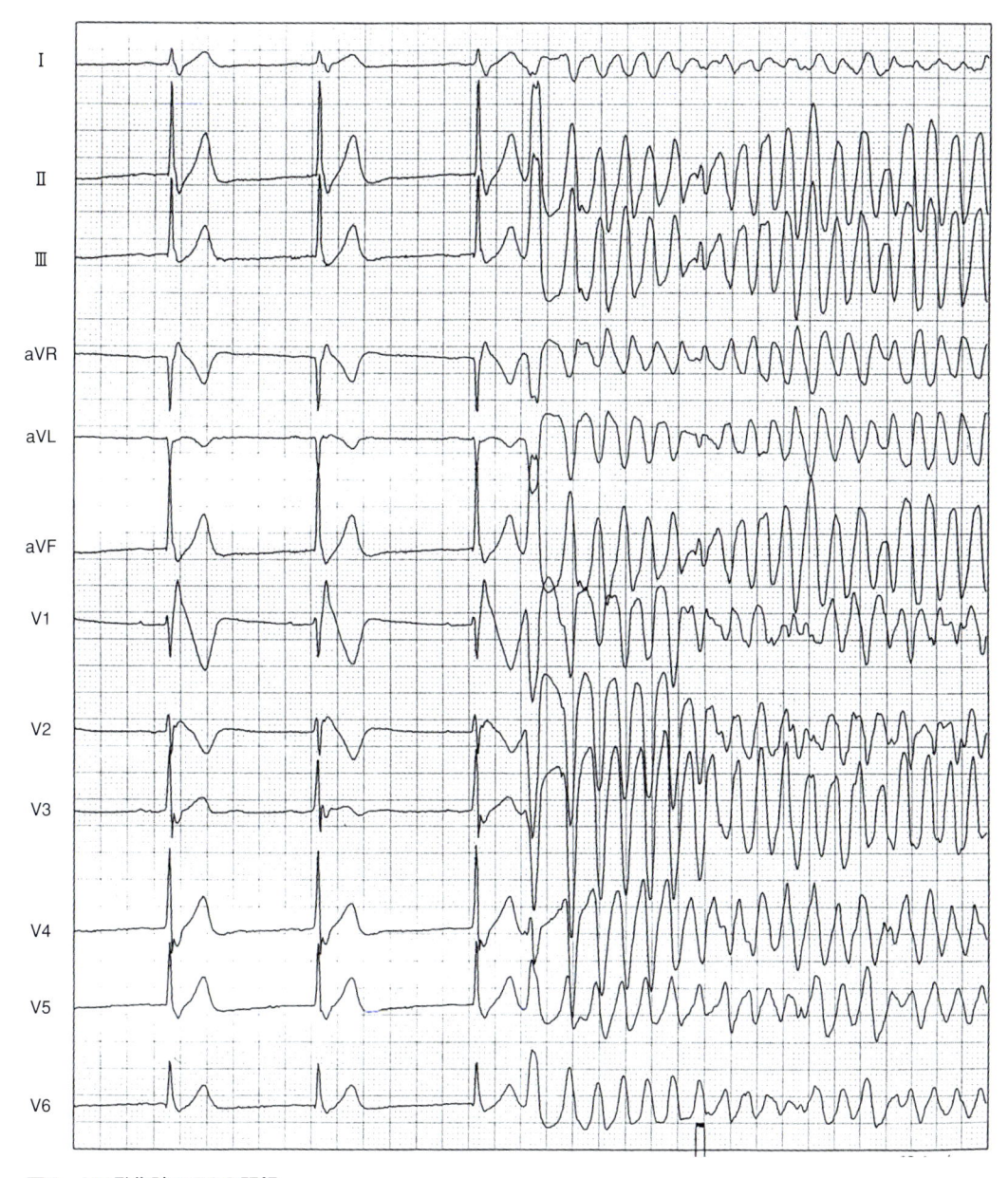

図1　VF発作時のECG記録
　type 1 波形と，右室流出路型の心室期外収縮（左脚ブロック＋下方軸）からVFが発生している

a）キニジン

　この薬物でNaチャネル遮断薬に属するが，キニジンは一過性外向きK電流（I_{to}）を抑制する薬理作用を併せもって有しており，心内膜－外膜における電位差を減少させ，その結果Brugada症候群で生じるST上昇を減少させ，phase 2 reentryを発生しにくくする薬物と考えられる．実際，キニジンの使用により，長期間にわたりVFの発生が抑制されたという種々の報告がある．

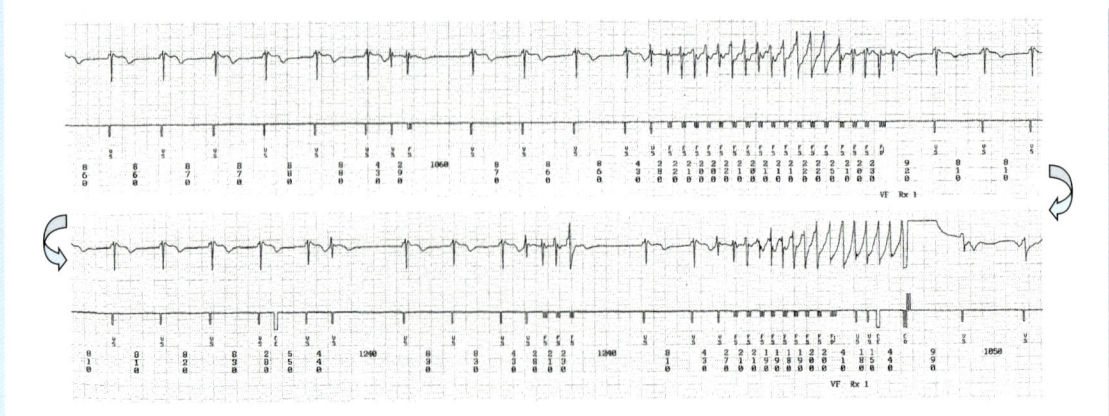

図2　ICDに記録された心内心電図
RR間隔が非常に短いVFが捉えられて，ICDによるDC治療でいったんVFが止まったにもかかわらず，その後VFが再発しDC治療が再び行われている

b）シロスタゾール

　シロスタゾールは抗血小板薬として知られているが，phosphodiesterase（PDE）阻害による細胞内cAMPの増加を介してCa電流を増加させ，Brugada症候群におけるST上昇を軽減させることが報告されている．またシロスタゾールには心拍数を増加させる作用があるため，心拍数増加による二次的なI_{to}抑制効果もST上昇の軽減に関連していることが示唆されている[4]．

c）ベプリジル

　ベプリジルは，新しいIV群抗不整脈薬である，Ca拮抗薬としての作用以外にNaチャネルおよびKチャネルの遮断作用を併せもったユニークな作用をもっている．このKチャネル遮断作用の中にI_{to}抑制効果を有することから，Brugada症候群におけるST上昇の軽減作用があると考えられる．臨床的にもVF抑制効果があることが報告されている．

【文　献】　▶ Advice from Professional 2 参照

1）Litovsky. S.H.：Circ. Res., 67（3）：615-627, 1990
2）Watanabe. A. et al.：Eur. Heart J., 27（13）：1579-1583, 2006
3）Sugao. M.J.：Cardiovasc. Pharmacol., 45（6）：545-549, 2005
4）Tsuchiya. T.J.：Cardiovasc. Electrophysiol., 13（7）：698-701, 2002
5）Yan. G.X. et al.：Circulation, 100（15）：1660-1666. 1999
6）Antzelevitch. C. et al.：Circulation, 111（5）：659-670, 2005

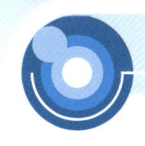

Advice from Professional

1 考察ポイント

Point 1
Brugada症候群のST上昇を増悪させる因子はさまざまなものが知られており（発熱など），VFを生じやすくさせるので，そのような修飾因子があれば考察に加えること[5]．

Point 2
心拍数の変わらない少量のイソプロテレノールがBrugada症候群のVF発作の際には大変有効であるが，虚血性心疾患に伴うVFの場合には禁忌であるので，必ず急性虚血を除外した後で使用すること．

Point 3
すべてのVF例がICDの作動予防に内服薬を必要とするのではなく，ICD作動の頻度や患者の精神的な苦痛を考慮して内服の有無を決定するので，内服薬を選んだ理由を書き加えること．

2 押さえておきたい論文

文献1 : Watanabe. A. et al. : Eur. Heart. J., 27（13）: 1579–1583, 2006
Brugada症候群のVF頻発時の薬物としてイソプロテレノールが大変有効であり，同時にST上昇の軽減もあることが示されている．臨床的に大変重要な論文である．

文献2 : Antzelevitch. C. et al : Circulation, 111（5）: 659–670, 2005
Brugada症候群におけるST上昇のメカニズムを細胞レベルから臨床レベルまでまとめている論文である．さまざまな修飾因子がST上昇の増悪とVF発生に密にかかわっていることが示されている．

memo

第4章　心室性不整脈の治療

患者抄録

6. カテコラミン誘発多形性心室頻拍

市川理恵，住友直方

Point

1. カテコラミン誘発多形性心室頻拍（CPVT）は，運動や感情の高まり，カテコラミン投与などにより，3心拍以上2種類以上のQRS波形が出現する稀な不整脈である
2. 失神や突然死をきたし，非常に重篤である
3. 性差はなく，発症年齢は約10歳である
4. 原因にはリアノジン受容体（RyR2）異常やカルセクエストリン2（CASQ2）遺伝子異常がある
5. 治療はβ遮断薬やCa拮抗薬が有効であるが，重症例はICD植込みの適応と考えられる

1 病態の特徴・疫学

1）定義

カテコラミン誘発多形性心室頻拍（catecholaminergic polymorphic ventricular tachycardia：CPVT）の定義を表1に示す．多形性の心室頻拍（VT）がカテコラミンあるいは運動負荷で誘発され，原因となる他の病態を認めず，QT延長症候群やBrugada症候群などの心電図異常が存在しないもの，と定義される[1]．

2）発症年齢・性差

CPVTの発症好発年齢は7～10歳である．乳児での報告はなく，幼児の報告も少ない．乳児期には運動量がそれほど多くないこと，リアノジン（ryanodine）受容体（RyR）[※1]がまだ未発達であることなどの理由が考えられている．

性差はみられない．

3）臨床症状

Leenhardtらの報告では全例に失神を認めている[2]．初回発作後は失神を起こすストレスを避けようとするため，めまいや顔面蒼白などの症状におさまることも多い．また，失神発作を頻回に繰り返す重症例が，必ずしも突然死するとは限らない．

4）VTの特徴

典型的な波形は二方向性VTである[2]．運動強度やカテコラミンの量を増やすと心室期外収縮が徐々に増加し，多形性もしくは二方向性VT，非常に速い多形性VT（350～400/分），心室細動（VF）の順に頻拍が出現する傾向がある．VTはプログラム刺激では誘発されない．VT中に失神を起こすことはきわめて稀で，VFが誘発されてはじめて失神を起こす．

● 表1　CPVTの定義

① 3心拍以上，2種類以上のQRS波形をもつ心室頻拍もしくは心室細動が，カテコラミンあるいは運動負荷で誘発されること
② 電解質異常，心筋症，虚血性心疾患など，多形性心室頻拍が起こりうる病態が存在しないこと
③ QT延長症候群，Brugada症候群などの心電図異常が存在しないもの

※1 リアノジン受容体（RyR）
筋小胞体（SR）上に存在するCa^{2+}放出チャネルである．種々のRyR結合型修飾タンパクがチャネル開閉機能を調節している．RyRには骨格筋型（RyR1），心筋型（RyR2）および脳型（RyR3）の3つのサブタイプが知られている．

5) 安静時心電図

安静時徐脈が特徴である．また，上室性不整脈を合併することがある．

6) 家族歴

過去の報告をまとめると，CPVTの症例のうち家族歴があるのは約25％である[1)～3)]．そのうち60％が常染色体優性遺伝，残りの40％は常染色体劣性遺伝と考えられる．家族歴のはっきりしない例は，常染色体劣性遺伝や突然変異による孤立性のCPVT症例の可能性がある．

7) 発症原因

VTの機序は，細胞内Ca^{2+}の上昇に伴う撃発活動と考えられている（図）[4)]．現在，2種類の遺伝子変異が発見されている．

a) リアノジン受容体（RyR2）異常

常染色体優性遺伝形式のCPVTで発見された，1q42-q43に存在するRyR2の遺伝子異常である[3)]．

CPVTではRyR2の変異により，RyR2と結合タンパクFKBPとの結合が阻害されていること，unzippingと呼ばれる構造異常の2種類が関与していることが報告されている[5)]．β受容体刺激後にRyR2を介して過剰のCa^{2+}放出（CICR[※2]）が起こり，これにより遅延後脱分極を機序とするCPVTが発生する[3)4)]．CPVTのRyR2変異キャリアは男性に多い．発症年齢は若く，突然死のリスクも高い[6)]．

b) カルセクエストリン2（CASQ2）遺伝子異常

常染色体劣性遺伝形式のCPVTには1p11-p13.3に存在するCASQ2遺伝子異常が発見されている[7)]．このタイプは発症年齢が7歳と若く，10歳までに全例発症する．QT時間が若干延長し，非常に予後が悪い．CASQ2は心筋の筋小胞体（SR）内にあるCa結合タンパクの1つであり，Ca貯蔵を担っている．CASQ2の異常により，SR内のCa^{2+}濃度が上昇し，RyR2のCa^{2+}放出過程に悪影響を与えると考えられている．

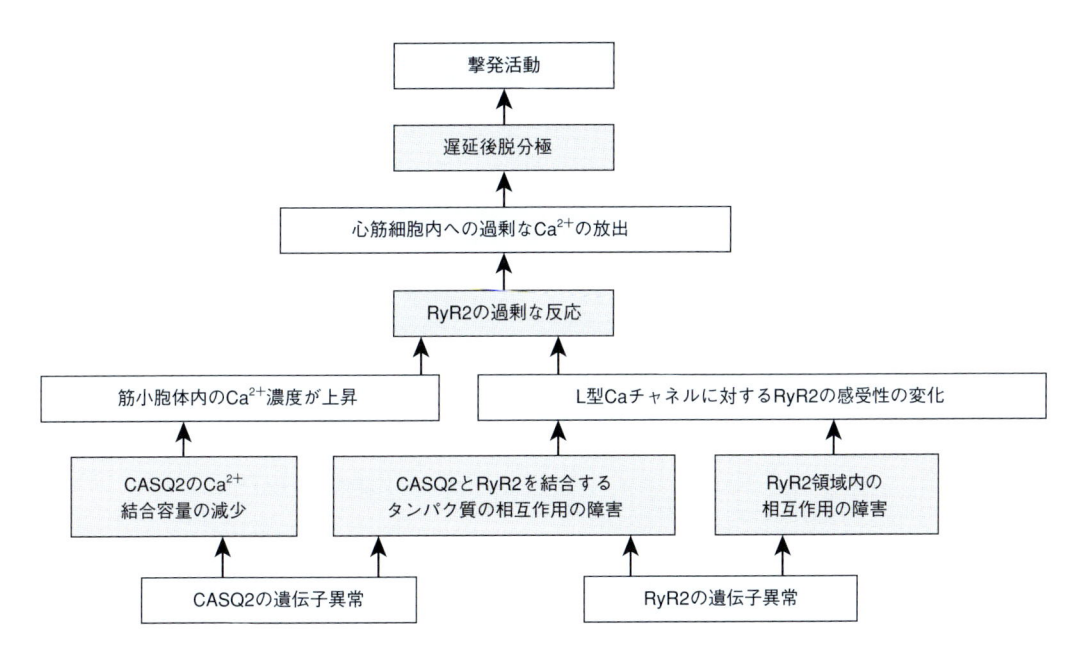

● 図　CASQ2とRyR2の変異によるCPVT発生の機序
（文献4より）

※2 CICR（Ca^{2+}-induced Ca^{2+} release）

心筋細胞に活動電位が発生すると細胞膜上のL型Ca^{2+}チャネルが開口し，Ca^{2+}が細胞内に流入する．流入したCa^{2+}はSR上のRyR2を開口させSR内に入った後，速やかにカルシウム結合タンパクからCa^{2+}を解離させる．こうして大量のCa^{2+}がSRから細胞質に放出される．このしくみをCICRと呼ぶ．放出されたCa^{2+}は筋原繊維に供給され，ATPを利用してアクチンとミオシンを結合させ，心筋を収縮させる．

8）予後

Leenhardtらの症例では7年で2例（10％）が突然死しており，予後はきわめて悪い[2]．また，低心拍数でVTが誘発される症例ほど，突然死の危険性が高い[1]．

2 治療のメカニズムとストラテジー

突然死を予防するための治療が必要となる．「心臓突然死の予知と予防法のガイドライン」（日本循環器学会）[8]に基づいた治療方針を表2に示す．これらの治療に加えて，厳重な運動制限が必要である．β遮断薬は有効であるが，服用中に突然死した症例もある．β遮断薬とCa拮抗薬併用例で有意にCPVTの運動誘発が抑制されており[9]，2剤の併用が推奨される．

カテーテルアブレーションは困難である．植込み型除細動器（implantable cardioverter defibrillator：ICD）を積極的に植込み，良好な成績を得ているが長期予後はまだ不明である．

3 処方の実際（表3）

1）プロプラノロール（インデラル®）

薬理作用：β1，β2ともに遮断し，内因性交感神経刺激作用はない．Naチャネル遮断作用をもつ．カテコラミンにより誘発される上室頻拍，心室頻拍に有用である．

注意点

徐脈，房室ブロック，低血圧，心不全の悪化などがある．シメチジン，ヒドララジン，キニジンなどの併用で本剤の血中濃度上昇が，非ステロイド性消炎鎮痛薬，リファンピシンとの併用で血中濃度低下が起こることがある．

● 表2　カテコラミン感受性多形性心室頻拍の突然死予防

治療目的／所見	クラスⅠ	クラスⅡa	クラスⅡb
二次予防			
VFまたは心停止	ICD ＋β遮断薬 ＋Ca拮抗薬		
一次予防			
失神		ICD	
RyR2変異のある男性またはCASQ2遺伝子異常例	β遮断薬 ＋Ca拮抗薬	ICD	
突然死の家族歴あり，小児期でNSVTまたは失神がある	β遮断薬		

運動制限は全例に必要
（文献8より転載）

クラスⅠ：有益であるという根拠があり，適応であることが一般に同意されているもの
クラスⅡ：有益であるという意見が多いもの
クラスⅢ：有益であるという意見が少ないもの

● 表3　処方薬一覧表

抗不整脈薬	一般名	商品名	経口投与量	成人量
β遮断薬	プロプラノール	インデラル®	0.5～3 mg/kg/日	30～120mg，分3
	アテノロール	テノーミン®	1～2 mg/kg/日	50～100mg，分1
	カルテオロール	ミケラン®	0.2～0.4mg/kg/日	10～30mg，分2～3
Ca拮抗薬	ベラパミル	ワソラン®	3～10mg/kg/日	120～360mg，分3
Naチャネル遮断薬	フレカイニド	タンボコール®	3～5 mg/kg/日	100～200mg，分2

2）ベラパミル（ワソラン®）

薬理作用：L型Caチャネル遮断薬で，撃発活動による心室頻拍に有効である．

注意点

房室ブロック，洞機能の悪化，低血圧，心不全の悪化，めまい，頭痛などが起こることがある．副作用出現時には投薬の中止および，拮抗薬としてCa剤などの投与を行う．

3）フレカイニド（タンボコール®）

薬理作用：RyR2に直接作用し粗面小胞体からのCa^{2+}放出を抑制し，またNaチャネル抑制によるVT抑制にも効果があると報告されている[10]．

注意点

報告がまだ多くないが，CASQ2異常に伴うCPVTなどでも動物実験では効果がある．

3 非薬物療法

1）左交感神経切除術

作用機序：左交感神経切除術は心臓へのノルエピネフリンの分泌を抑制することにより，効果を発揮する．心臓交感神経の節前線維を切除するため，神経の再疎通はなく，効果は半永久的であるとされる．

注意点

まだ報告が少ないため，長期予後に関することは不明である．

2）肺静脈隔離術

心房細動が頻発し，ICDの誤作動を生じる例や，心房細動が心室頻拍を誘発する例などで有効例がある．

作用機序：心房細動発生源を隔離することによる細動発生の抑制と，心臓への交感神経遮断作用が機序として考えられている．

注意点

肺静脈隔離だけでは根本的な治療とはならず，必ずβ遮断薬など，ほかの治療法と併用する必要がある．

4 おわりに

CPVTは特異的な臨床像を示す．稀な疾患ではあるが，非常に予後の悪い疾患であり，早期に診断し突然死予防に努めなければならない．

<文　献>

1) Sumitomo. N. et al.：Heart, 89：66-70, 2003
2) Leenhardt. A. et al.：Circulation, 91：1512-1519, 1995
3) Priori. S.G. et al.：Circulation, 103：196-200, 2001
4) Györke. S.：Heart Rhythm, 6（1）：123-129, 2009
5) Yano. M. et al.：Nat. Clin. Pract. Cardiovasc. Med., 3：43-52, 2006
6) Priori. S.G. et al.：Circulation, 106：69-74, 2002
7) Lahat. H et al.：Circulation, 103：2822-2827, 2001
8) 「心臓突然死の予知と予防法のガイドライン」（日本循環器学会）：Circulation. J., 69（Suppl IV）：1227-1228, 2005
9) Rosso. R. et al.：Heart Rhythm, 4：1149-1154, 2007
10) Watanabe. H. et al.：Nat. Med., 15：380-353, 2009

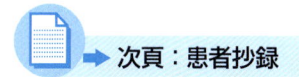

→ 次頁：患者抄録

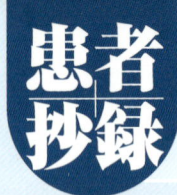

カテコラミン誘発多形性心室頻拍へのICD植込み例

【患　者】11歳女児
1．診　断　カテコラミン誘発多形性心室頻拍（CPVT）
2．主　訴　意識消失
3．既往歴
　　　1歳4カ月時に初回の痙攣を認めた．約3分の痙攣が21回あり，近医に入院した．4歳時に微熱に伴う痙攣を3回起こし，同院でてんかんの診断で内服薬を処方された．脳波は正常で，6歳頃に服薬を中止した．
4．家族歴
　　　両親および20歳，18歳の姉はともに健康である．突然死の家族歴もない．兄は4番染色体の異常で，仮死で出生後に死亡した．
5．生活歴　特記事項なし
6．現病歴
　　　入院8カ月前，運動会で走行中に意識消失した．その後，運動時の意識消失発作を5回認めた．入院15日前に，自転車で走行中に意識消失し，当院救急外来を受診した．来院時，意識は清明で身体所見，頭部CTに異常はなく，いったん帰宅した．翌日外来を受診し，Holter心電図で二方向性VT（図1）を認めたため，精査目的で入院した．
7．入院時現症
　　　身長143cm，体重31kg，意識清明，体温36.0℃，脈拍72/分・整，呼吸数16/分，血圧104/64mmHg，全身状態良好，チアノーゼなし
　　　胸部聴診上心雑音および過剰心音なし，呼吸音正常
　　　腹部は軟で肝臓は触知せず，下腿に浮腫は認めない
8．入院時検査成績
　　①血液検査：WBC 7,300/μL，RBC 518×10^4/μL，Hb 14.4g/dL，Hct 42.2%，Plt 26.7×10^4/μL，AST 18IU/L，ALT 6 IU/L，LDH 189IU/L，BUN 12.4mg/dL，Cr 0.50mg/dL，Na 141mEq/L，

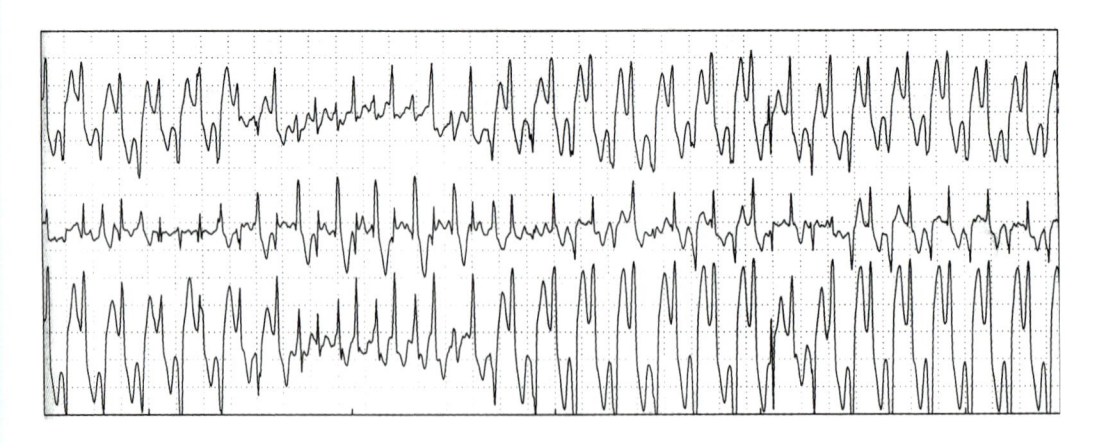

図1　Holter心電図
　　　二方向性VTを認める

K 4.3 mEq/L，Cl 104 mEq/L，Ca 10.2 mg/dL，CK 100 IU/L
② 胸部X線写真：CTR 0.42，肺野にうっ血はない
③ 脳波：明らかな異常は認めない
④ 心エコー：左室駆出率76%，壁運動に異常はなく，心内奇形も認めない
⑤ 安静時12誘導心電図（図2）：HR 65/分，洞調律，QRS電気軸−30°，PR時間 140 ms，QRS幅66 ms，QT 360 ms，QTc 370 ms
⑥ 心室遅延電位（LP）：陰性
⑦ トレッドミル運動負荷試験：

　　　運動開始から53秒後に心室期外収縮（PVC）が出現し，二段脈となった．3分18秒後に多形性VTが誘発された．負荷を中止すると速やかにVTから二段脈に戻り，40秒後にPVCも消失した．プロプラノロール2 mgを投与し，再度運動負荷試験を行ったところ，3分19秒後にPVCが出現，4分21秒後に二段脈となったがVTは誘発されなかった．

9．入院後の経過

　　入院3日目に電気生理学的検査を行った．安静時12誘導心電図は洞調律で期外収縮も認めなかった（図2）．頻拍はプログラム刺激では誘発されなかった．イソプロテレノール投与でPVCが増加し，多形性および2方向性の持続性VTが誘発された．頻拍の起源は右室流出路および左室起源であった．VTはイソプロテレノール静注を中止しても持続し，プロプラノロール2 mgの静注で停止した．入院15日目にICDを植込み，1週間後にICD作動チェックを行い，入院23日目に退院した．

10．退院時処方

　　頻拍予防のためにプロプラノロール30 mg/日を処方した．

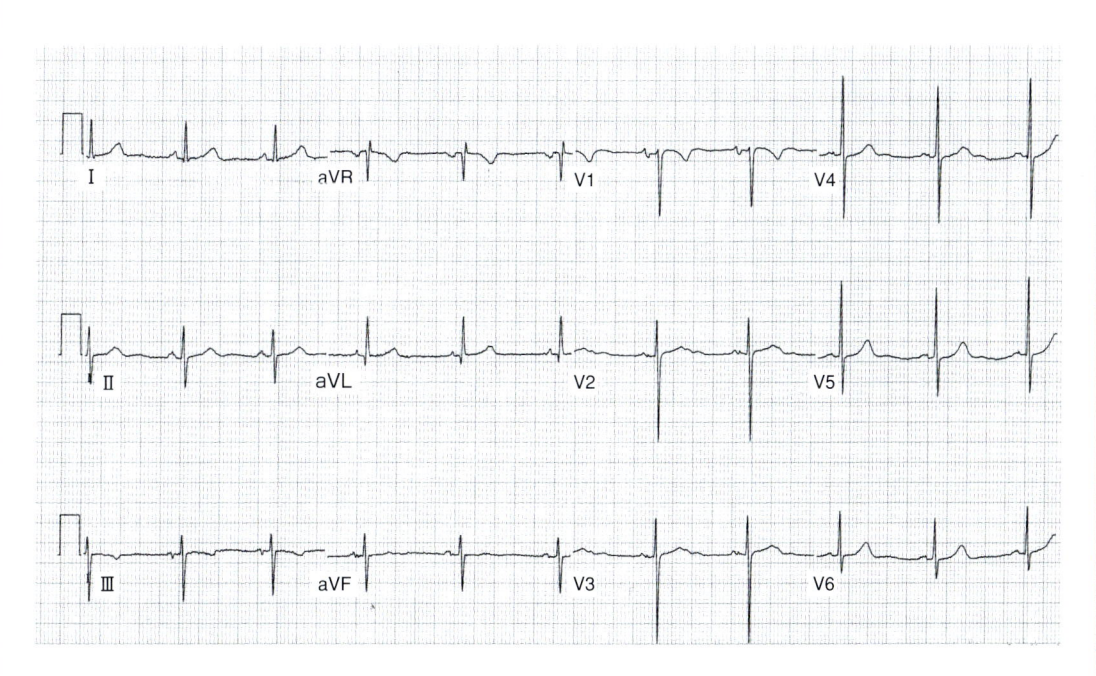

図2　安静時12誘導心電図
軽度の左軸偏位と徐脈を認める．その他は正常である

11. 退院後経過

その後プロプラノロールを100 mg/日まで増量し，ベラパミル120 mgを併用したが，頻拍は完全には抑制できなかった．徐脈に伴う前失神状態となったため，アテノロール75 mgとベラパミル120 mgに変更したが，頻拍は完全には抑制できなかった．18歳時に，心房細動に伴うICDの不適切作動を頻回に認め，心房細動に対する肺静脈隔離術を行い，心房細動，心室頻拍は減少した．

12. 考 察　▶ Advice from Professional ①参照

器質的心疾患を伴わない特発性心室頻拍は予後が良好であると言われている．しかし，運動や緊張およびカテコラミン投与で二方向性あるいは多形性のVTが誘発されるカテコラミン誘発多形性心室頻拍は，失神や突然死を引き起こす予後の悪い疾患である．

本症例は運動時に意識消失を複数回認めた11歳の女児である．Holter心電図で典型的な二方向性VTを認めたため診断に至った．頭部CT，脳波に異常はなく，電解質異常や心筋症，QT延長などの所見は認めなかった．

CPVTの症例では約30%に家族歴を認め[1]，発症原因としてリアノジン受容体RyR2異常とCASQ2遺伝子異常の2つの遺伝子異常が発見されている．本症例での家族歴は明らかなものはなく，遺伝子異常も認めなかった．常染色体劣性遺伝もしくは突然変異による孤立性の症例と考えられる．

治療は，β遮断薬が有効とされているが，内服していても突然死した症例がある．β遮断薬にCa拮抗薬を加えた症例では，運動によるVTの誘発が抑えられ，薬剤治療ではもっとも推奨される．カテーテルアブレーションは本疾患では困難であり，ICDの植込みは積極的に検討する必要がある[1]．しかし，不適切な除細動に伴いカテコラミンが増加しelectrical stormの状態になる可能性も指摘されており，ICDを植込んだ症例の長期予後はまだ不明である．本例では肺静脈隔離術で不整脈をある程度抑制できたが[2]，この効果は完全ではない．近年非薬物治療として左交換神経節切除術が有効であるという報告もある[3]．

【文 献】　▶ Advice from Professional ②参照

1）Sumitomo. N. et al.：Heart, 89：66-70, 2003
2）Sumitomo. N. et al.：Heart Vesssel, 25：2010（in press）
3）Wilde. A.A. et al.：N. Engl. J. Med., 358：2024-2029, 2009

Advice from Professional

① 考察ポイント

Point 1

症例は，繰り返す意識消失を主訴に受診した11歳の女児である．鑑別のために行った検査や，診断基準をもとに確定診断に至った経過について明確にする．

Point 2
CPVTは遺伝子異常が明らかになっている疾患である．家族歴が明らかな症例もあるが，本症例のように家族歴がない場合も多い．

Point 3
治療について，ガイドラインは存在するものの長期予後に関しては不明な点も多い．今回の治療を選択した理由，また不利益な点についても考察で説明する．

2 押さえておきたい論文

文献1 ： Sumitomo. N. et al.： Heart, 89 ： 66-70, 2003
CPVTの症例21例をまとめた報告である．効果的な治療はβ遮断薬であるが，薬剤服用にもかかわらず，約7年の経過観察で2例（10％）が突然死した．

文献2 ： Sumitomo. N. et al.： Heart Vesssel, 25 ： 2010（in press）
CPVTに心房細動を合併し，ICDが誤作動を繰り返した症例に，肺静脈隔離術を行ったところ，心房細動は減少し，それとともにCPVTも減少した．

文献3 ： Wilde. A.A. et al.： N. Engl. J. Med., 358 ： 2024-2029, 2009
CPVT 3例に左交感神経切除術を行ったところ，その後30カ月から20年にわたり，失神回数の減少，心室性期外収縮の減少，ICD作動の減少を認めた．

memo

第5章

徐脈の治療

1. 洞機能不全症候群	166
2. 房室ブロック	176
3. 神経調節性失神	187

第5章　徐脈の治療

1. 洞機能不全症候群

林　英守，中里祐二

Point

1. 徐脈の症状を伴う洞機能不全症候群には，原則的としてペースメーカ治療を行う
2. 薬剤や迷走神経過緊張などの外的要因が，徐脈に関与していないか注意しなければならない
3. 軽症例（自覚症状が軽度で徐脈の程度も軽く，心停止はあっても2～3秒程度で頻度が少ないような例）では薬物治療で改善できる可能性がある
4. ペースメーカの設定は心房（AAI）ペーシングが生理的で，不要な心室ペーシングを最小限に抑える工夫が必要である

1 病態の特徴・疫学

洞機能不全症候群（sick sinus syndrome：SSS）は洞結節における刺激生成異常および洞房伝導の異常に伴う徐脈を主徴とする症候群である．通常，Rubensteinらの分類[※1]が最も簡便で汎用されており，原因不明の洞徐脈，洞停止，洞房ブロック，徐脈頻脈症候群などがある（図1）．

洞機能不全症候群の患者は加齢に伴い増加する傾向にある．その大部分は原因不明の特発性で，一部の例で虚血性心疾患，高血圧性心疾患，心筋炎，心筋症，リウマチ性弁膜症，膠原病，代謝性疾患，ジフテリア，心臓手術などの原因疾患を有する．病理学的には洞結節を含む刺激伝導系の変性，すなわち，洞結節細胞数の減少，周囲の脂肪変性・線維化などの所見が報告されている．

2 治療のメカニズムとストラテジー

洞機能不全症候群では徐脈，心停止に伴う心拍出量の低下により，めまい，立ちくらみ，失神などの脳虚血症状（Adams-Stokes症候群）や，労作時息切れ，疲労感が出現する．また，徐脈頻脈症候群の多くは上記症状のほかに頻拍に伴う動悸などを伴う．

洞性徐脈は洞自動能の低下による，原因不明の心拍数50/分以下の持続性徐脈と定義されるが，洞機能不全以外でもジギタリス製剤，Ca拮抗薬，β遮断薬などの薬剤の影響や，電解質，甲状腺などのホルモン異常などの外的要因により同様の所見を呈する例があるため鑑別を要する（表）．また，健康若年者や運動選手などでは安静時や睡眠時に迷走神経の過緊張により洞性徐脈を呈するが，このような場合は，洞結節が自律神経の影響を強く受けていることが多いため病的意義は乏しいと考える．

徐脈の原因となる薬剤の中止や運動負荷，アトロ

※1 Rubensteinらの分類

洞機能不全症候群の分類としてわが国ではRubensteinらの分類が広く用いられ，各群は以下のように分類されている[1]．

Ⅰ型：洞性徐脈
　原因不明の心拍数50/分以下の持続性洞性徐脈を言う．

Ⅱ型：洞停止，洞房ブロック
　洞停止とは，一般的に3秒以上の洞結節自動能の停止状態を言う．
　洞房ブロックとは，洞結節自体は正常な刺激生成を行っているものの，洞結節から心房への刺激伝導が障害されている状態を言う．心電図上，先行するP-P間隔の整数倍の延長を認める．

Ⅲ型：徐脈頻脈症候群
　発作性心房細動，心房粗動，心房頻拍，発作性上室頻拍などの上室頻拍の停止時に洞機能不全に伴う洞停止をきたすタイプである．心房の頻回興奮が洞結節の自動能に対しoverdrive suppression（オーバードライブ洞抑制）を引き起こした現象である．

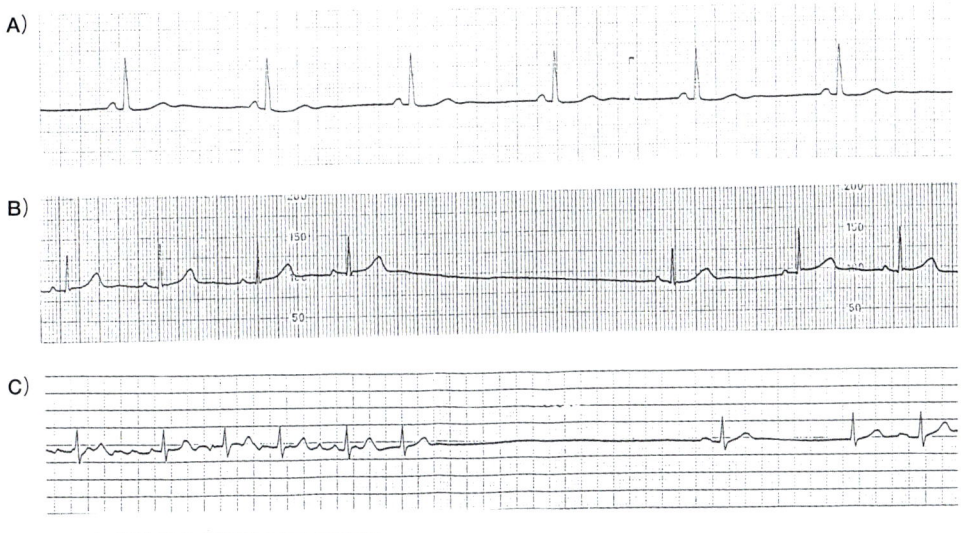

● 図1　洞機能不全症候群の心電図所見
A）Ⅰ型：洞性徐脈．心拍数47/分の洞性徐脈を認める
B）Ⅱ型：洞停止．洞調律中に約3秒の洞停止を認める
C）Ⅲ型：脈頻脈症候群．心房細動停止時に約4秒の洞停止を認める

ピン静注によっても心拍数の増加不良があり，特に労作時息切れ・動悸などの症状を伴う場合には洞機能不全が示唆される（図2）．また，Holter心電図上，徐脈をきたす上記薬剤の非使用下での24時間総心拍数が70,000拍以下の場合，洞機能不全の可能性を否定できない．

12誘導心電図やHolter心電図で，洞性徐脈，洞停止，洞房ブロック，徐脈頻脈症候群が記録され，徐脈に伴う症状があれば洞機能不全の診断は可能である．しかしながら，症状の原因として洞機能不全が疑われるものの，心電図上，洞機能不全が証明されていない場合などには「不整脈の非薬物治療ガイドライン（2006年改訂版）」（日本循環器学会）を参考にして電気生理学的検査（EPS）を施行する．

EPSにおける洞機能の各評価法はさまざまあるが，一般的には**洞結節回復時間（sinus node recovery time：SNRT）**の測定により洞機能の評価を行うことが多い[2]．SNRTは，高位右房に留置した電極カテーテルから自己心拍より速い心拍数で30〜60秒間心房頻回刺激を施行し（オーバードライブ洞抑制試験，over drive suppression test：ODST），最終心房電気刺激から刺激停止後の自己洞性心房波出現までの時間である．正常値は報告により異なるが，1,400〜1,600ms未満とするものが多い．

● 表　洞機能不全症候群の外因性因子と類縁疾患

自律神経系	交感神経緊張低下 副交感（迷走）神経緊張亢進 血管迷走神経反射 過敏性頸動脈洞症候群 神経調節性失神（心抑制型・混合型）
体液性因子	高K血症 甲状腺機能低下症
薬剤	ジギタリス製剤 交感神経遮断薬 Ca拮抗薬 Ⅲ群抗不整脈剤 Ⅰa，Ⅰc群抗不整脈薬

memo 診断を目的としたEPS
classⅠ：
① 失神・めまい等の症状と，洞機能不全，房室ブロック，心室内伝導障害等による徐脈との因果関係が不明な場合
② 失神・めまいを有し，原因として徐脈が疑われる場合

classⅡa：
① ペースメーカの適応のある洞機能不全，房室ブロック症例で，洞結節機能や房室伝導障害の評価が必要な場合
② 症状のないMobitzⅡ型2度房室ブロック・3度房室ブロックおよび2枝または3枝ブロックの症例でブロック部位の同定および洞結節機能評

A) 前

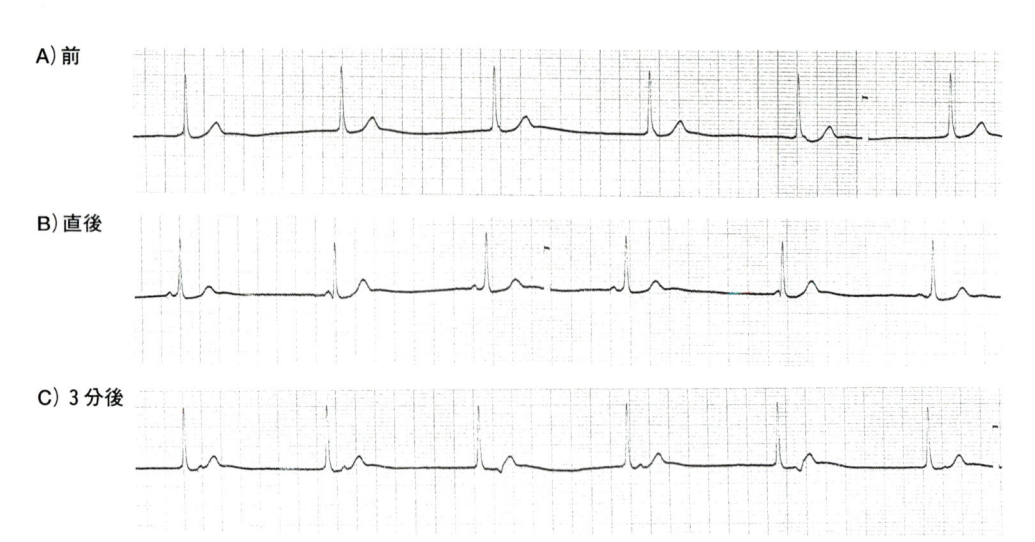

B) 直後

C) 3分後

● 図2　洞機能不全症候群の運動負荷所見
心拍数38/分の房室接合部性補充調律を呈しており，マスター二階段運動負荷試験後の洞性P波拍数の上昇が不良で心室拍数も39/分であり，負荷3分後には再び補充調律へ移行している

　　価が必要な場合
class Ⅱb：
① 症状のない慢性2枝ブロック
class Ⅲ：
① 症状のない洞徐脈，1度房室ブロック，Wenckebach型2度房室ブロック

3　処方の実際

著しい徐脈や一過性心停止のため，脳虚血症状や心不全症状をきたす場合治療の対象となる．唯一確実な治療法は人工ペースメーカであり，薬物療法はペースメーカ治療までの対症的かつ一時的なものである．特に，徐脈頻脈症候群では頻脈治療に用いられる薬剤は徐脈を助長し，頻脈停止後の長い心停止の原因となる．逆に徐脈に対する治療は頻脈を起こしやすくするため，薬物療法は困難である．

1）薬物療法

a）軽症で緊急を要さない場合
① 硫酸オルシプレナリン（アロテック®）30 mg/日
　副作用：血清K値の低下，頻脈性不整脈の発生，手のふるえ
② シロスタゾール（プレタール®）100〜200 mg/日
　副作用：出血傾向，頻脈，頭痛

b）緊急を要する場合
① 硫酸アトロピン（硫酸アトロピン®）
　0.02 mg/kg，静注
　副作用：口渇，動悸，緑内障や前立腺肥大症では禁忌
② 塩酸イソプレナリン（プロタノール-L®）
　0.005〜0.01 μ/kg/分，点滴静注
　副作用：心室性不整脈（心室期外収縮，心室頻拍，心室細動）

2）ペーシング治療

a）一時的体外式ペーシング

恒久的ペースメーカ治療まで一時的に心拍数を確保する目的で，ペーシングカテーテルを経静脈的（鎖骨下静脈，内頚静脈もしくは大腿静脈経由）に右心室に留置し，体外のジェネレーターから心室ペーシングを行う方法である．

b）恒久的ペースメーカ

恒久的ペースメーカの適応に関しては，「不整脈の非薬物治療ガイドライン（2006年改訂版）」を参考にする．ペースメーカの設定としては，**基本的に心房ペーシング（AAI）が選択されるが，労作時の心拍数上昇が不良な例ではAAIRに設定する．**房室伝導能は，EPSによって，① A-H時間と房室結節の不応期が正常範囲，② 心房漸増ペーシング法でA-H Wenckebach出現ペーシングが拍数>120/分，③

His束以下の伝導が正常，であれば正常と判断できる．筆者らの研究[3]では，このすべてを満たした洞機能不全症候群例に対し心房ペーシングを行ったところ，長期にわたり安定した心房ペーシングが可能で房室伝導障害によって心室ペーシングを要した例は1.5%のみで，他の報告でもほぼ同様であった[4)5]．

しかしながらペースメーカ植込み時に正常房室伝導例でも，長期経過における房室伝導障害出現の予測は困難で，特に**高齢者，低左心機能例，房室伝導に作用する薬剤使用者に対しては，DDDモードを選択するべきである**．ただし，DDDペースメーカであっても，**AV delayを延長させ極力心室ペーシングを抑制させ，自己のQRSが出るように工夫する**．これは，心室ペーシングによる心不全や心房細動の発症を抑制する目的であり[6]，最近では，MVPモード※2に代表される，不必要な心室ペーシングを最小化するためのアルゴリズムを備えたDDDペースメーカが使用可能になっている．

また，洞機能不全症候群には心房細動合併例が比較的多いため，心房ペーシング部位に関しても心房細動抑制やリードによる心穿孔などを考慮して，従来までの右心耳ペーシングから心房中隔ペーシングを選択する機会が増えている．これは，スクリューイン型リードを用い，低位心房中隔またはBachmann束をペーシングすることで左右の心房をほぼ同時に興奮させ，心房細動抑制効果を期待する方法である[7)8]．ペーシングによる心房細動抑制のアルゴリズムの分野においても開発が進んでおり，徐脈頻脈症候群においては有用なケースもある[9]．

> **memo** 洞機能不全症候群における
>   恒久的ペースメーカの適応[10]
> **classⅠ：**
> ① 失神，痙攣，眼前暗黒感，めまい，息切れ，疲労感などの症状あるいは心不全があり，それが洞結節機能低下に基づく徐脈，洞房ブロック，洞停止あるいは運動時の心拍応答不全によるものであることが確認された場合．それが長期間の必要不可欠な薬剤投与による場合を含む
> **classⅡa：**
> ① 上記の症状があるが，徐脈や心室停止との関連が明確でない場合
> ② 徐脈頻脈症候群で，頻脈に対して必要不可欠な薬剤により徐脈をきたす場合
> **classⅡb：**
> ① 症状のない洞房ブロックや洞停止
> **classⅢ：**
> ① 症状のない洞性徐脈

4 おわりに

洞機能不全症候群は生命予後の点からは比較的予後良好な徐脈性不整脈ではあるが，症状を伴う場合にはペースメーカが必要である．ペーシング治療においては，単に心拍数を増やすだけではなく，より生理的なペーシングにより心房細動や心不全の発症を抑制し，QOLを向上させる治療が要求される．

＜文　献＞
1) Rubenstein. J.J. et al.：Circulation, 46：5-13, 1972
2) Josephson. M.E.：Sinus node dysfunction.「Clinical Cardiac Electrophysiology. Techniques and Interpretation, 2nd ed」(Lea & Febiger)，Pennsylvania, 71-95, 1993
3) Nakazato. Y. et al.：Jpn. Circ. J., 55：665-668, 1991
4) Kristensen. L. et al.：PACE, 24：358-365, 2001
5) Andersen. H.R. et al.：Circulation, 98：1315-1321, 1998
6) Sweeney. M.O. et al.：Circulation, 107：2932-2937, 2003
7) Noguchi. H. et al.：Clin. Cardiol., 27：50-53, 2004
8) Bailin. S. J. et al.：J. Cardiovasc. Electrophysiol., 12：912-917, 2001
9) Sulke. N. et al.：Europace, 9：790-797, 2007
10)「不整脈の非薬物療法ガイドライン（2006年改訂版）」（日本循環器学会）
http://www.j-circ.or.jp/guideline/pdf/JCS2006_kasanuki_d.pdf

→次頁：患者抄録

※2 **MVP（managed ventricular pacing）モード**
MVPモードはメドトロニック社のペースメーカに搭載されていて，自己房室伝導がある状態ではAAI/Rとして作動するが，房室ブロックの持続が確認された場合にDDD/Rへとモードが変換され，房室伝導が回復すれば再びAAI/Rへ変換される機能である．他社のペースメーカでもさまざまなアルゴリズムにより，不要な心室ペーシングを抑制するモードの設定が可能である．

患者抄録

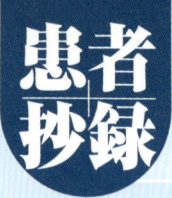

洞機能不全症候群・発作性心房細動合併例へのペースメーカ治療

【患　者】58歳男性
1. 診　断　①洞機能不全症候群，②発作性心房細動
2. 主　訴　失神
3. 既往歴　18歳：虫垂炎，46歳：高尿酸血症
4. 家族歴　父：高血圧
5. 生活歴　喫煙：20本/日×20年（20～40歳）
6. 現病歴

 2003年より健康診断にて洞性徐脈の指摘を受けていたが，二次精査においては問題なく，症状もなかったため治療せず経過観察となっていた．2008年初旬より，時折動悸やめまいを自覚するようになり，食事中に失神もきたしたため当院受診となった．外来受診時の12誘導心電図では洞性徐脈のみであったが，Holter心電図を施行したところ，心房細動停止時に失神を伴う10秒以上の洞停止を認めたため（図1），精査加療目的に入院となった．

7. 入院時現症

 身長168cm 体重73kg，BMI 25.9，意識清明，呼吸数18回/分，心拍数49/分・整，血圧134/82

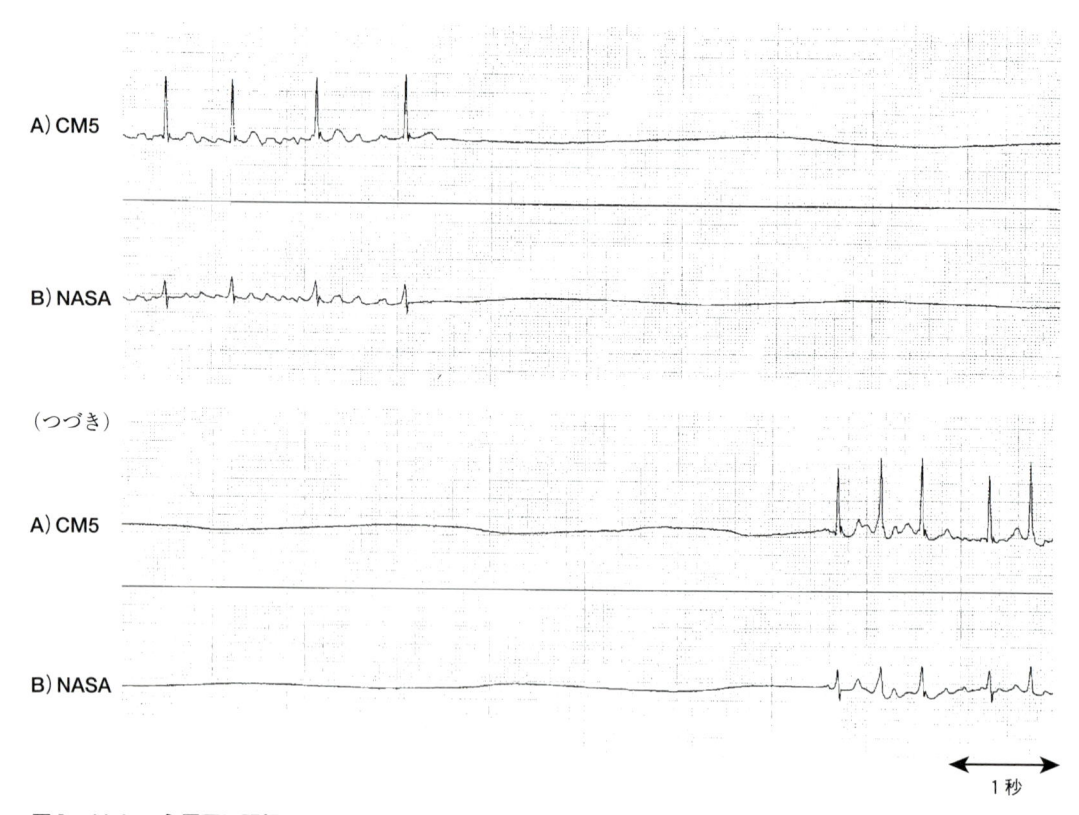

図1　Holter心電図に記録された洞停止所見
　心房細動停止時に約14.5秒の洞停止が記録され，この間，補充収縮は出現せず心停止となっていた．洞停止後の洞性P波は1拍のみであり，その直後の心房期外収縮より再び心房細動が誘発されている

mmHg，体温36.0℃，眼瞼結膜に貧血なし，眼球結膜に黄疸なし
心音に異常なし，胸部聴診で肺野にラ音を聴取せず
腹部は平坦・軟で圧痛なし．下腿浮腫なし．四肢筋に麻痺なし

8．入院時検査成績
① 血　算：WBC 6,500/μL，RRC 470万/μL，Hb 14.7 g/dL，Hct 43.5％，Plt 21.7万/μL．
② 生化学：TP 7.6 g/dL，Alb 4.8 g/dL，AST 24 IU/L，ALT 30 IU/L，LDH 355 IU/L，CPK 87 IU/L，BUN 16 mg/dL，Cr 0.90 mg/dL，Glu 108 mg/dL，Na 144 mEq/L，K 4.0 mEq/L，Cl 103 mEq/L，CRP 0.2 mg/dL，T-Cho 252 mg/dL，HDL-Cho 50 mg/dL，TG 247 mg/dL，HbA1c 4.9％，UA 8.8 mg/dL，BNP 50.4 pg/mL
③ 心電図：洞性徐脈，心拍数 49/分
④ 胸部単純X線：CTR 51％，肺うっ血なし
⑤ 経胸壁心エコー：EF 65％，左房径 40 mm，弁膜症なし

9．入院後経過
① 洞機能不全症候群（SSS）

　もともとは無症候性の洞性徐脈（RubensteinⅠ型）であったが，心房細動停止時に失神を伴う洞停止（RubensteinⅢ型）が記録されたことによりペースメーカの適応と考えられ入院となった．臨床経過よりSSSの診断は容易であったが，ペースメーカ植込み術前に電気生理検査（EPS）を施行した．洞機能の評価としてODSTを行ったところ，洞結節回復時間は7.7秒と延長を認めSSSの確定診断に至った（図2）．その他，EPSでは心房細動以外の頻脈性不整脈は誘発

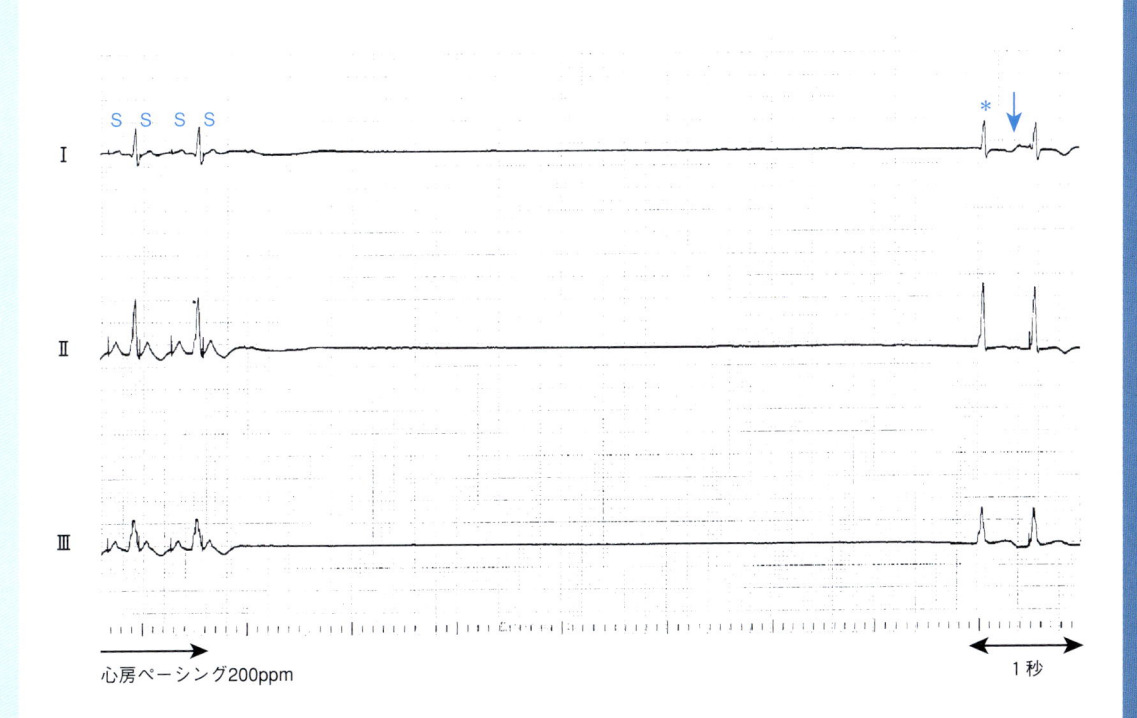

図2　ODST
　200 ppmの心房ペーシング（S）による最後のP波から，最初の洞性P波（→）までの時間（洞結節回復時間）は7.7秒と延長していた．補充収縮（*）も洞性P波回復のわずかに手前でようやく出現しており，心停止としても7秒を超えていた

されず，房室伝導能に異常は認めなかった．

後日，恒久的ペースメーカの植込み術を施行した．ペースメーカは，将来的に発作性心房細動に対して抗不整脈薬を投与する可能性があり，その際の房室伝導抑制を考慮してDDDペースメーカを選択した．心房リードの固定位置はスクリューインリードを用いて中隔側を選択し，PQ時間（心房のペーシングスパイク：自己QRS）が短くなるような部位で留置した．ペースメーカの設定はDDD 70〜120/分，AV delay 300 msとし，極力心室ペーシングが入らないようにしたところ，心拍数70/分の心房ペーシング調律で経過した．

② 発作性心房細動

本例のように，SSSには心房細動合併例が比較的多いため，心房ペーシング部位に関しても心房細動抑制を考慮して，リード留置部位としては心房中隔を選択した．本例では心房細動の頻度が少ないことより，抗不整脈薬は使用せず，AAIの最低設定レートを70/分としたところ，心房細動の出現はなく経過良好であった．今後，心房細動の出現頻度に応じて抗不整脈薬や抗凝固療法を検討していく．

10. 退院時処方　なし

11. 考　察　▶ Advice from Professional ❶参照

本例はもともと無症候性の洞性徐脈であったが，心房細動を合併したことにより，症状を伴う洞停止が顕在化した．

本症例の恒久的ペースメーカ植込み術の適応に関しては，「不整脈の非薬物治療ガイドライン（2006年改訂版）」（日本循環器学会）[1]に準じるとclass Iであるが，頻脈性不整脈の誘発や房室伝導能を評価する目的でEPSを施行した．徐脈頻脈症候群においては，将来的に頻脈に対し抗不整脈薬が必要になることがあり，植込み時点での房室伝導能の評価はペースメーカのモード設定の点において重要である．

通常，SSSに対するペースメーカの設定としては心房ペーシング（AAI）が選択されるが，DDDペースメーカであっても，AV delayを延長させ極力心室ペーシングを抑制させ，自己のQRSが出るように工夫する．これは，心室ペーシングによる心不全や心房細動の発症を抑制する目的であり，最近では，不必要な心室ペーシングを最小化するための機能を備えたペースメーカを使用する機会が増えてきている[2),3)]．心房のペーシング部位においても，従来までのタインドリードを用いた右心耳ペーシング以外の部位を選択する方法もとられている．代表的なペーシング部位としては心房中隔（Bachmann束，下位心房中隔）があげられるが，これは心房中隔をペーシングすることで左右の心房をほぼ同時に興奮させ，左右の心房不応期の不均一性を是正し心房細動抑制効果を期待する方法である．心房中隔側へのリード固定は，スクリューインリードを用いて，透視画像（側面や左右斜位）とペーシングによるP波の極性や幅などを参考に行われる．

SSSに対するペーシング療法においては単に徐脈を解除するだけではなく，より生理的なペーシング方法により心房細動や心不全の発症を抑制し，QOLを向上させることが重要である．

【文　献】　▶ Advice from Professional ❷参照
1) 「不整脈の非薬物治療ガイドライン（2006年改訂版）」（日本循環器学会）
　　http://www.j-circ.or.jp/guideline/pdf/JCS2006_kasanuki_d.pdf
2) Sweeney. M.O. et al.：Circulation, 107：2932-2937, 2003
3) Sweeney. M.O. et al.：N. Engl. J. Med., 357：1000-1008, 2007

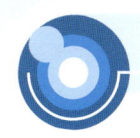

Advice from Professional

1 考察ポイント

Point 1
洞機能不全症候群の診断までに至った経緯・理由を述べる．本例では現病歴から診断は容易であったが，EPSを行い確定診断に至った．診断のために行った検査の意義と必要性も明確にするとよい．

Point 2
徐脈性不整脈に対するペースメーカ植込み術を含め，循環器疾患の手術適応に関しては欧米または本邦のガイドラインでおおむね定められているので，それを参考し考察する．

Point 3
症例に応じてペースメーカリードの位置やモード設定が異なるため，各症例の病態とペースメーカのさまざまな機能を理解し考察する．

Point 4
最後に，洞機能不全症候群におけるペースメーカ治療の展望や今後に期待することを，最近のトピックスや文献などを参考に考察するとよい．

2 押さえておきたい論文

文献 1 ： Sweeney. M.O. et al.： N. Engl. J. Med, 357： 1000-1008, 2007
洞機能不全症候群においては，ペースメーカ自身が患者の房室伝導状態を詳細にモニターし，自己房室伝導が残存する場合はそれを優先させ，極力心室ペーシングを控えるという機能（心室ペーシング最少化機能）が有用となる．

最近公表されたSAVE-PACe試験では，この機能を併せもつペースメーカは，機能をもたない従来型のDDD/Rペースメーカに比べ，洞不全症候群患者で心室ペーシング率を90％削減し，さらに持続性心房細動発症の相対リスクを40％減少することが示されている．

memo

evidence DANISH試験，MOST試験

1 DANISH試験[1)2)]

【目　的】
洞機能不全症候群（SSS）患者において，AAIペーシングがVVIペーシングと比較して優れているかを前向きに調査すること．

【対　象】
ペースメーカを必要とするSSS患者225人（76±8歳）をAAI群（110人）とVVI群（115人）に分け，平均3.3年の経過観察を行った．

【調査方法】
両群間で，心房細動発生，血栓塞栓症，心不全重症化，全死亡の項目について前向きに調査した．

【結　果】
経過観察中の心房細動の発生頻度，脳梗塞，末梢動脈塞栓などの血栓・塞栓によるイベントの頻度はVVI群で有意に高かったが，心不全の重症度と死亡率に関しては両群間に差を認めない結果であった．しかしながら，平均観察期間をさらに延長して平均5.5年としたところ，AAI群では全死亡率（p＝0.045），心血管死（p＝0.0065）が低く（図1），心不全の重症化も抑制できるという結果であった．また，本研究では経過中にAAI群の4例（年間危険率0.6）も房室ブロックが認められた．

2 MOST試験[3)]

【目　的】
SSS患者において，DDDペーシングはVVIペーシングと比較して優れているかを前向きに調査すること．

【対　象】
ペースメーカを必要とする21歳以上の2,010人をDDDR群（1,014人）とVVIR群（996人）に分け，平均33カ月の経過観察を行った．

【調査方法】
両群間で，心房細動，心不全，脳卒中の発症率などの項目について前向き調査した．

【結　果】
経過観察中，DDDR群はVVIR群に比べて，心不全による入院率は低かったが，脳卒中の発症や死亡率に有意差を認めなかった．心房細動の発症と慢性化への移行率などの心房細動に対する効果はDDDR群がVVIR群より有意差をもって優れていた（図2）．

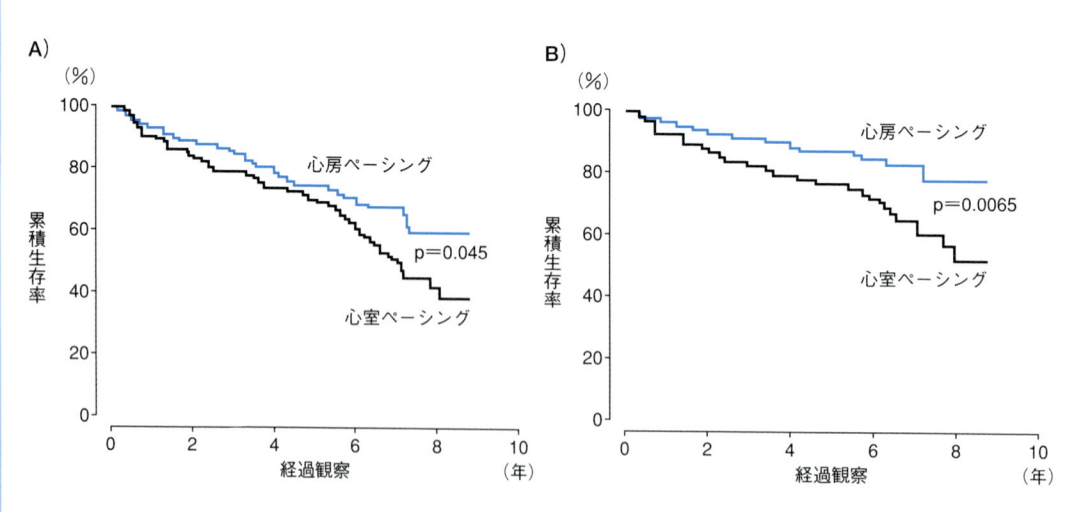

● 図1　心房（AAI）ペーシングと心室（VVI）ペーシングにおける全死亡（A）と心血管死（B）に関した累積生存率の比較
（文献2より）

3 考察

欧米の大規模臨床試験の結果からは，AAI（R）やDDD（R）といった生理的ペーシングは，VVI（R）ペーシングと比較して，心房細動の新規発症や慢性化への移行を抑制することが証明されている．しかしながら，心血管死，脳梗塞，心不全，死亡に関する効果は臨床試験のデザインによって異なる結果であり，比較的短期の経過観察では有意差が出ない傾向にある．現在，SSSに対するペースメーカ治療においては，心房ペーシング部位やペーシングモードなどを工夫し，極力心室ペーシングを最小化する工夫がなされているが，QOLの改善や生命予後に関しては長期的な経過観察が必要であろう．

■ 文献

1) Andersen. H.R. et al.：Lancet, 344：1523-1528, 1994
2) Andersen. H.R. et al.：Lancet, 350：1210-1216, 1997
3) Lamas. G.A. et al.：N. Engl. J. Med., 346：1854-1862, 2002

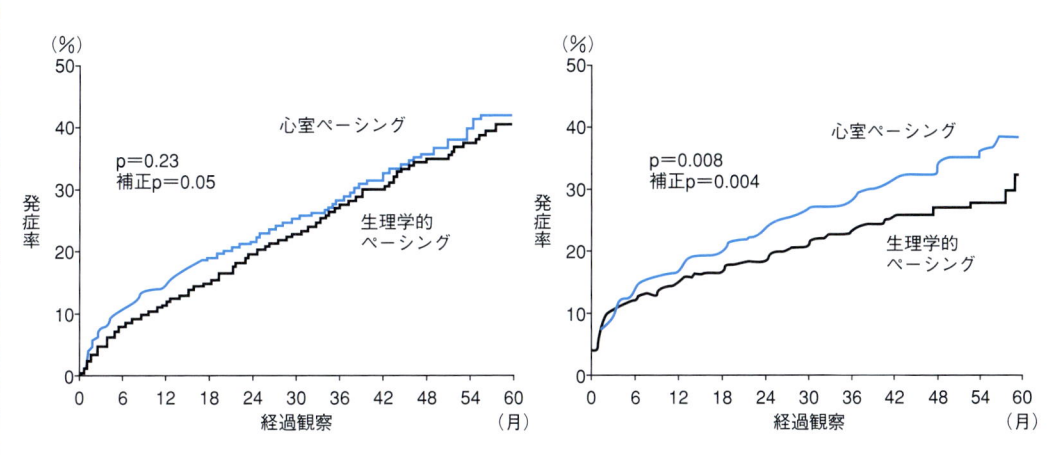

● 図2 生理的（DDDR）ペーシングと心室（VVIR）ペーシングにおける心不全，脳卒中あるいは死亡（左側）と心房細動（右側）に関した累積危険率の比較
（文献3より引用）

（林　英守，中里祐二）

第5章 徐脈の治療

2. 房室ブロック

前田峰孝, 沖重 薫

Point

1. 房室ブロックは, 外来で経過観察できる程度から突然死の危険がある重症例まで, さまざまな病状がある
2. 房室ブロックに対するペースメーカ適応に関してはガイドラインにて定められており, 治療を行う際には適応に関する十分な検討が必要である
3. 長期心室ペーシングを要する場合, 将来, ペーシング自体による原因で心不全をきたす可能性もあるため, そのような例に対しての対応を検討する必要がある

1 病態の特徴・疫学

房室ブロックとは一般に刺激伝導系における伝導の遅延または途絶した状態と定義される. その原因は不明なことが多いが, 先天性心疾患では修正大血管転移症, 心内膜床欠損, 心室中隔欠損を伴う心奇形に認められることが多い. 二次性としては虚血性心疾患や心筋疾患(心筋炎, 心筋症, 心サルコイドーシス, アミロイドーシス, 膠原病など), 心筋損傷, 心臓外科手術後などがあげられる. ちなみに, the Worcenter Heart Attack Studyによると 急性心筋梗塞 4,762例のうち5.8%に完全房室ブロックを合併し, 予後不良であったとの報告がある[1].

ブロック部位としては房室結節, His束, His-Purkinje系のいずれかとなる. His束心電図(図)記録により, ブロック部位を確認することができる. 健常成人における正常値としてA-H時間は60〜125 ms, H-H時間は10〜25 ms, H-V時間は35〜55 msとされている.

房室ブロックの重症度による分類としては表1のように1度, 2度, 3度と分類される.

またブロック部位によって重症度も異なる. それぞれA-Hブロック, B-H(His束内)ブロック, H-Vブロックに分けられており, B-H, H-Vブロックの場合, 補充収縮が不安定であり, 循環動態は破綻することが多い. そのため, 病態として1度房室ブロックであるが, H-V時間の延長(60 ms以上)をきたしている場合, 将来的に完全房室ブロックへ進展する危険性がある.

将来的に完全房室ブロックを起こす危険が高い所見としては心室内伝導障害であり, この内訳には2枝ブロック, 3枝ブロックなどがある. これらは脚伝導(右脚, 左脚前枝, 左脚後枝)のうち2カ所でブロックされると, 2枝ブロックであり, 3カ所でブロックされると3枝ブロックとなって, 完全房室ブロックに至る. 12誘導心電図の所見としては右脚ブロック+左軸変位(左脚前枝ブロック), 右脚ブロック+右軸変位(左脚後枝ブロック)が出た際には, 以後に完全房室ブロックをきたす危険性があるため, ペースメーカ植込みも検討しなければならない.

2 治療のメカニズムとストラテジー

1) ペースメーカの適応

房室ブロックの治療として重要なことはペースメーカの適応に関する評価である. 房室ブロック, 2枝および3枝ブロックのペースメーカ適応に関しては「不整脈の非薬物療法ガイドライン(2006年改訂版)」(日本循環器学会)において示されている(表2・3). 主にclass IからIIIに分かれており, class Iは絶対適応に対し, class IIIは適応なしとされている. 表4にclassごとの病態を示す.

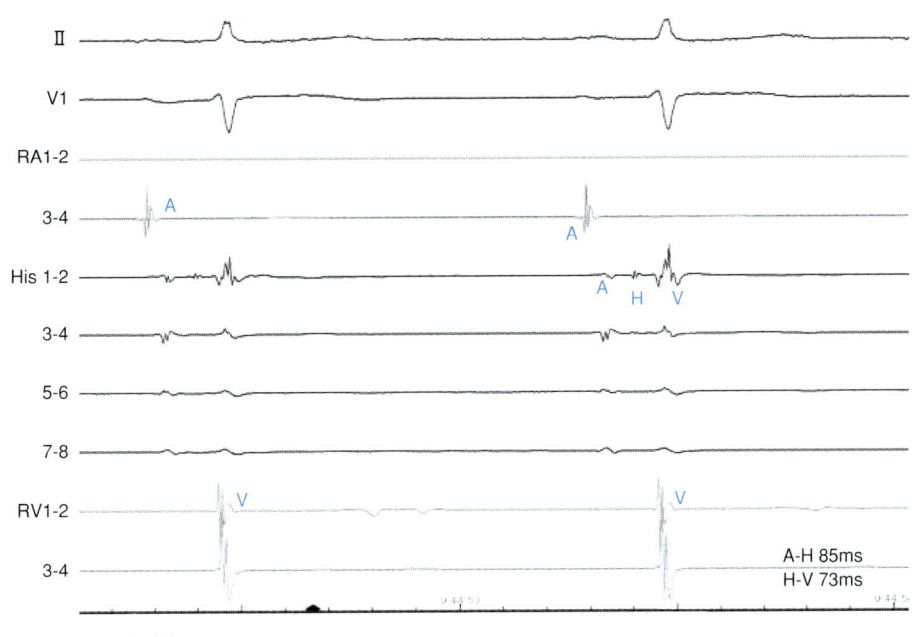

● 図　His束電位

A-H 85ms
H-V 73ms

2) ペースメーカの植込み治療

　心房収縮の心拍出量に対する寄与（atrial kick）は20〜30%であり，心房，心室の協調性を維持することで心機能の改善を維持することができると考えられる．そのためペースメーカに関してはなるべく生理的な設定になるように，DDDモード（両室ペーシング，両室センシング，抑制および同期設定）で設定することが多い．

　生理的ペーシングと考えられていたDDDモードにおいて，ペーシング率が高ければ高いほど心不全の増悪や心房細動の出現などの危険性があると最近報告されている[3]．そのため，His束でのペーシング，心室中隔ペーシングの試みが行われている．2002年，JACCによりTseらの報告では右室流出路ペーシングと右室心尖部ペーシングにおいて，18カ月以上の長期フォローアップの結果，右室流出路ペーシングの方が優れていると報告がある[4]．

　初めに通常の単心室ペースメーカを留置し，心不全兆候が確認されたり，dissynchrony（非同期）を確認したところでバージョンアップを検討する方法もあるが，2007年Korkeilaらによるとペースメーカ植込み後6カ月において静脈造影にて評価を行ったところ，14%の患者において血管閉塞が確認されたと報告がある[5]．また新しくリードを挿入する際に

● 表1　房室ブロックの重症度による分類

分類		特徴・病態
1度		房室伝導時間の延長を示す．1:1伝導は維持されているがPR間隔が0.21秒以上に延長する
2度	Wenckebach（Mobiyz）I型	PR間隔が徐々に延長し，QRSが脱落する
	MobiyzII型	PR間隔の延長を伴わずに突然QRS波の脱落が起こる
3度（完全房室ブロック）		P波とQRS波が全く無関係にみられる（房室解離現象）

リード損傷の危険性などもあり，もともと基礎心疾患のある低心機能患者で心室ペーシング率が高率に起こりうる症例に対しては，最初からDDDペースメーカより両心室ペーシングによる心臓再同期療法を検討するのがよいかもしれない．今後の検討課題であろう．

3　処方の実際

　房室伝導を抑制する薬としては抗不整脈薬，Ca拮抗薬，β遮断薬，強心配糖体に示している薬剤があげられる．そのため房室ブロックが認められる患

● 表2　房室ブロックにおける植込み適応

class I	1．ブロック部位にかかわらず，徐脈による明らかな臨床症状を有する2度，高度または3度房室ブロック 2．ブロック部位にかかわらず，高度または3度房室ブロックで以下のいずれかを伴う場合 　①投与不可欠な薬剤によるもの 　②改善の予測が不可能な術後房室ブロック 　③房室接合部のカテーテルアブレーション後 　④進行性の神経筋疾患に伴う房室ブロック 　⑤覚醒時に著明な徐脈や長時間の心室停止を示すもの
class IIa	1．症状のない2度，高度または3度房室ブロックで，以下のいずれかを伴う場合 　①ブロックの部位がHis束内またはHis束下のもの 　②徐脈による進行性の心拡大を伴うもの 　③運動または硫酸アトロピン負荷で伝導は不変もしくは悪化するもの 2．徐脈によると思われる症状があり，他に原因のない1度房室ブロックで，ブロック部位がHis束内またはHis束下のもの
class IIb	1．症状のない高度または3度房室結節内ブロックで，覚醒時に著明な徐脈や長時間の心室停止がない場合 2．至適房室間隔設定により血行動態の改善が期待できる心不全を伴う1度房室ブロック
class III	1．症状のない1度室ブロック（脚ブロックを有するものを含む） 2．症状のないWenckebach型2度房室ブロック 3．一過性で，原因を取り除くことにより改善し，かつ再発もしないと思われる房室ブロック（薬剤性など）

● 表3　2枝および3枝ブロックにおける植込み適応[2]

class I	1．慢性2枝または3枝ブロックがあり，2度Mobitz II型，高度もしくは3度房室ブロックの既往のある場合 2．慢性2枝または3枝ブロックがあり，投与不可欠な薬剤の使用が房室ブロックを誘発する可能性が高い場合 3．慢性2枝または3枝ブロックとWenckebach型2度房室ブロックを認め，失神発作の原因としてさらに高度の房室ブロック発現が疑われる場合
class IIa	1．慢性2枝または3枝ブロックがあり，失神発作を伴うが原因の明らかでないもの 2．慢性2枝または3枝ブロックがあり，器質的心疾患を有し，電気生理学的検査によるHis束以下での伝導遅延・途絶の証明された場合
class IIb	慢性2枝または3枝ブロックがあり，電気生理学的検査でHis束以下での伝導遅延・途絶の所見を認めるが，器質的心疾患のないもの
class III	慢性2枝または3枝ブロックがあるが，電気生理学的検査でHis束以下での伝導遅延・途絶の所見を認めず，症状がなく器質的心疾患もないもの

● 表4　classごとの房室ブロックの病態

class I	・2度以上のブロックで徐脈による症状を有する場合，ブロック部位にかかわらず高度房室ブロック以上の病態が含まれる ・上記の中で，薬剤性によるものであり薬剤中止ができないもの，進行性の神経筋疾患，改善の予測不可能な術後房室ブロック，A-V node ablation後などの病態が含まれている ・覚醒中に著明な徐脈や著明な心室停止が認められる病態はclass Iに含まれている
class IIa	・class IIa，IIbの病態は，臨床の現場では十分な検討が必要となる ・症状のない2度以上の房室ブロックで，以下のうち1つの要素があればclass IIaとなる 　①B-HまたはH-Vブロック例 　②徐脈に伴う進行性の心拡大を伴う例 　③運動または硫酸アトロピン負荷で伝度の不変または悪化をきたすもの ・1度房室ブロックであってもHis束以下のブロックで，徐脈による症状が疑わしい場合もclass IIaとなる
class IIb	・症状のない2度以上の房室ブロック（A-Hブロック）で覚醒時に徐脈や心室停止が認められていない状態 ・至適房室間隔をコントロールすることにより循環動態の改善を期待できる1度房室ブロックを伴う心不全例
class III	・症状のない1度房室ブロック（脚ブロックも含む） ・症状のないWenckebach型2度房室ブロック ・一過性であり，原因除去により改善し，再発しないとされる房室ブロック

者に対して上記薬剤を使用する際には，病状の悪化の兆候はないか注意を要する．もし薬剤が中止できない状況で完全房室ブロックを起こした場合，「不整脈の非薬物療法ガイドライン」（日本循環器学会）において class I に分類され（表2），ペースメーカ植込みが適応になる．

4 おわりに

現在房室ブロックへの治療法としては主にペースメーカであり，ガイドラインに基づいて，ペースメーカ適応を検討することになる．しかし，長期的な予後として将来的に心房細動の合併やペーシングによる心室の dissynchrony から心不全を併発する可能性があり，これらに対して今後何らかの対策が必要と考える．

<文　献>

1) Goldberg. R.J. et al.：Am. J. Cardiol., 69：1135-1141, 1992
2) 「不整脈の非薬物治療ガイドライン（2006年改訂版）」（日本循環器学会）
http://www.j-circ.or.jp/guideline/pdf/JCS2006_kasanuki_h.pdf
3) Sweeny. M.O. et al.：Circulation, 23：2932-2937, 2003
4) Tse. H.F. et al.：J. Am. Coll. Cardiol., 40：1451-1458, 2002
5) Korkeila. P. et al.：Pacing. Clin. Electrophysiol., 30（2）：199-206, 2007

➡ 次頁：患者抄録

房室ブロック（A-Hブロック）の症例

患者抄録

【患　者】43歳女性
1. 診　断　①完全房室ブロック，②右心不全
2. 主　訴　動悸，ふらつき
3. 既往歴　特記すべきことなし
4. 家族歴　特記すべきことなし
5. 生活歴　職業：主婦，喫煙歴：なし，飲酒歴：機会飲酒のみ
6. 現病歴

    今まで失神歴なし．以前より起立時のふらつきを自覚することがあった．2007年5月頃，特に誘因なく短い動悸を自覚するようになり，当科を受診．心電図上，HR 38/分の完全房室ブロックを認めた．ペースメーカ植込み目的にて2007年7月2日に当科入院となった．

7. 入院時現症

    身長153 cm，体重48 kg，BMI 20.5，血圧120/70 mmHg，脈拍40/分・整，体温36.1℃，眼球結膜に貧血・黄染なし，頸静脈怒張あり
    胸部：S1（→），S2（→），S3（−），S4（−），心雑音聴取せず，正常肺胞呼吸音
    腹部：異常所見なし，両側前脛骨浮腫（＋）

8. 入院時検査成績

    ① 血　算：WBC 7,600/μL，RBC 468万/μL，Hb 11.3 g/dL，Hct 37.9%，Plt 25.4万/μL
    ② 生化学：BUN 10.7 mg/dL，Cr 0.58 mg/dL，UA 4.5 mg/dL，Na 141 mEq/L，K 3.9 mEq/L，Cl 106 mEq/L，GOT 22 U/L，GPT 18 U/L，LDH 231 U/L，γGTP 18 U/L，CK 101 U/L，T-Chol 188 mg/dL，TG 78 mg/dL，HDL-Chol 68 mg/dL，BNP 104 pg/mL，リゾチーム 6.2 g/mL，ACE 13.2 U/L

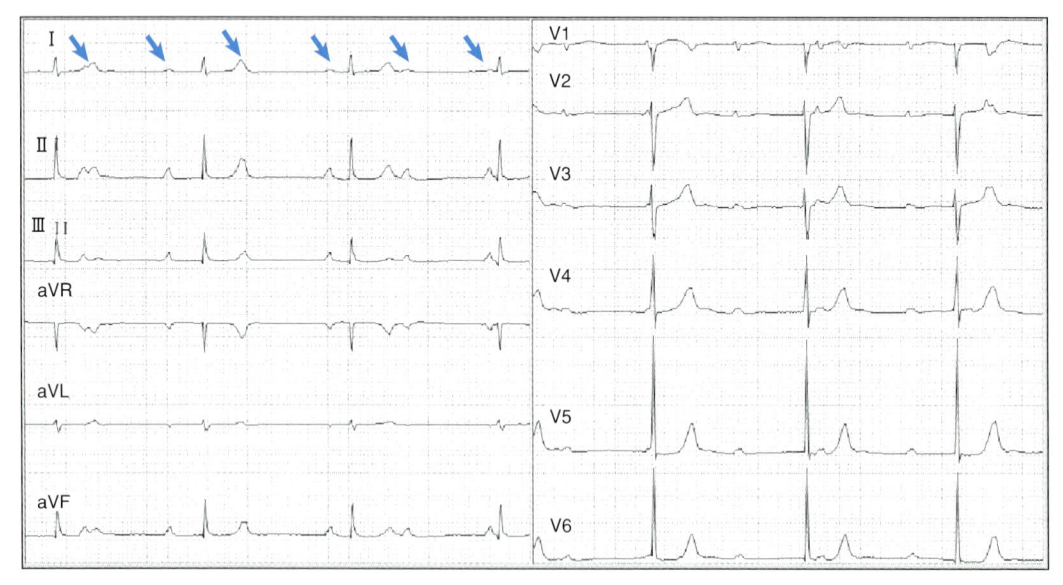

図1　入院時12誘導心電図

HR 38/分の完全房室ブロック．➡でP波を示し，P波もQRS波もそれぞれ規則的な間隔で認められるが，P-QRS間で房室解離の現象が認められる．QRS幅は比較的narrowである

③ 凝固系：PT-INR 1.05，APTT 30.0 秒
④ 胸部単純X線：CTR 58%，CP angle sharp，両肺うっ血像なし
⑤ 心電図（図1）：HR 38/分，完全房室ブロック，QRS 80 ms，QT/QTc 500/433 ms，ST変化なし
⑥ 経胸壁心エコー：左室の収縮力低下なし，RA拡大あり，AR mild，MR（−），PR trivial，TR trivial，AoD 23 mm，LAD 32 mm，IVSTd 9 mm，LVPWTd 8 mm，LVDd/Ds 44/27 mm，推定PA圧 31.1 mmHg，IVC 12/20 mm（呼吸性変動あり），pericardial effusion（−）

9．入院後経過

① 完全房室ブロック，② 右心不全

　　入院後もモニター心電図にてHR 30〜40台の完全房室ブロックは持続していたが，安静にて自覚症状もなく経過．7月3日に電気生理学的検査を行った．大腿静脈より8極の電極カテーテルを挿入し，His束でのブロック部位を確認したところ，A-Hブロックと診断（図2）．完全房室ブロックに対して7月4日にペースメーカ植込み術を施行した．心房リードを右心耳に，心室リードを右室心尖部に留置し，ペースメーカに接続した．術後もペースメーカにて脈拍を60 ppm以上に維持することで，術後4日目にはX線上，心拡大が改善し（CTR 58%→53%），前脛骨浮腫，頸静脈怒張も改善した．術後8日目に退院となった．

10．退院時処方

ファモチジン（ガスター®）10 mg，1T，朝夕2回

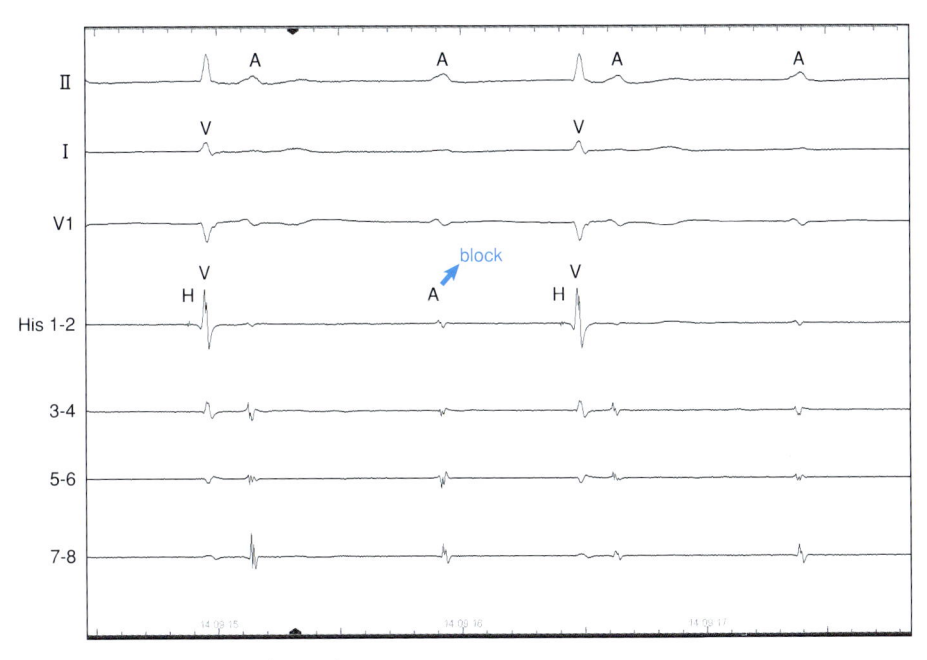

図2　His束電位（A-Hブロック）
12誘導心電図：Ⅱ，Ⅰ，V1誘導
His束心電図：His 1-2〜7-8
12誘導心電図上，房室解離現象が認められ，His束心電図でもH-V間隔は保たれているが，A-H間でブロックが認められる（A-Hブロック）

11. 考　察　　▶ Advice from Professional ■1 参照

比較的若年者の完全房室ブロックであり，自覚症状は乏しかったが，右室拡大，頸静脈怒張など右心不全症状が出ており，今回の「不整脈の非薬物療法ガイドライン（2006年改訂版）」（日本循環器学会）では，本症例はclass Ⅱaの徐脈による進行性の心拡大を伴うものと判断した．現在も右室心尖部からのペーシング率も100％であり，将来的に心不全をきたしたり，その他の不整脈の合併にも今後注意を要する．心機能の低下，心室のdissynchronyをきたすようであれば，両室ペーシングへのバージョンアップも検討する必要があるだろう．

【文 献】　　▶ Advice from Professional ■2 参照

1）「不整脈の非薬物治療ガイドライン（2006年改訂版）」（日本循環器学会）
　　http://www.j-circ.or.jp/guideline/pdf/JCS2006_kasanuki_h.pdf
2）Sweeny. M.O. et al.：Circulation, 23：2932-2937, 2003

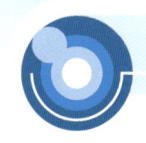

Advice from Professional

■1 考察ポイント

Point 1
今回，若年者の完全房室ブロックで，徐脈に伴う心拡大がペースメーカ適応のポイントとなった．

Point 2
ペースメーカにてHR 60ppm以上の脈拍を維持することで速やかに病態は改善した．今後，心不全や不整脈の合併に対して注意を要する．

Point 3
考察の書き方としては，比較的若年者に対してペースメーカ植込みを行うに至ってガイドラインでの位置を明確にし，長期間右室心尖部ペーシングによる危険性とペースメーカ治療を行わなかった場合の危険性を検討するとよい．

■2 押さえておきたい論文

文献 1：Sweeney. M.O. et al.：Circulation, 23：2932-2937, 2003
右室心尖部のペーシングが長期的に心房細動や心不全を引き起こすといったことを報告している

文献 2：「不整脈の非薬物治療ガイドライン（2006年改訂版）」（日本循環器学会）
http://www.j-circ.or.jp/guideline/pdf/JCS2006_kasanuki_h.pdf
ペースメーカ適応に関して日本循環器学会が定めたガイドラインである．

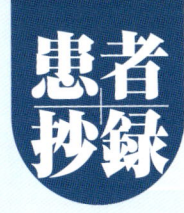

患者抄録 房室ブロック（V-Hブロック）の症例

【患　者】69歳女性

1. 診　断　①完全房室ブロック，②うっ血性心不全，③高血圧
2. 主　訴　呼吸困難，下腿浮腫
3. 既往歴　22歳：肺結核（30歳時に右胸郭形成術を施行），40歳：高血圧
4. 家族歴　特記すべきことなし
5. 生活歴　職業：主婦，喫煙歴：なし，飲酒歴：なし
6. 現病歴
　　当院受診1週間前より湿性咳嗽を自覚．徐々に呼吸困難が増悪し，近医受診．高血圧，浮腫が認められ，胸部単純X線上，肺うっ血も認められたため，当科に紹介，入院となった．
7. 入院時現症
　　身長143cm，体重45kg，BMI 22.0，血圧232/70mmHg，脈拍40/分・整，体温38.1℃，結膜に貧血，黄染なし，頸静脈怒張あり
　　胸部　S1（→），S2（→），S3（＋），S4（－），全肺野にLeviene Ⅲ/Ⅳの湿性ラ音聴取
　　腹部　異常所見なし，両側前脛骨浮腫（＋＋）
8. 入院時検査成績
   ① 血　算：WBC 4,400/μL, RBC 398万/μL, Hb 11.9g/dL, Hct 36.4%, Plt 12.5万
   ② 生化学：TP 7.1g/dL, Alb 4.1g/dL, CRP 9.0mg/dL, BUN 16.5mg/dL, GOT 48U/L, GPT 37U/L, Na 130mEq/L, K 3.6mEq/L, Cl 92mEq/L, LDH 264U/L, ALP 308U/L, γGTP 64U/L, CK 134mg/dL, TSH 0.688μIU/dL, FT3 2.89pg/mL, FT4 1.37ng/dL
   ③ 凝固系：PT-INR 1.07, APTT 28.5秒
   ④ GBA：pH 7.430, PCO_2 46.8mmHg, PO_2 76.1mmHg, HCO_3 30.4mmoL/L, BE 5.2mmol/L, SO_2 96.1%
   ⑤ 尿一般検査：比重 1.021, pH 1.02
   ⑥ 胸部単純X線（図1）：右胸郭形成術後，両肺血管影の増強，両肺うっ血像あり，CTR 62%, CP angle dull

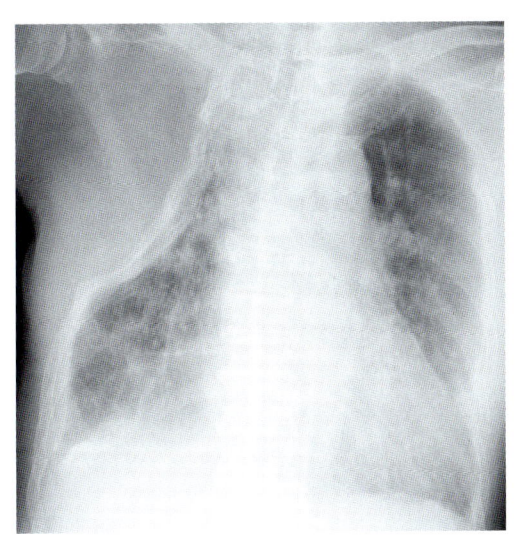

図1　入院時胸部単純X線

⑦ 心電図（図2）：HR 41／分，完全房室ブロック，完全右脚ブロック，QRS 132 ms，QT/QTc 516／451 ms

⑧ 経胸壁心エコー：左室は全周性に mild hypokinesis，AR mild，MR（－），TR mild，AoD 28 mm，LAD 33 mm，IVSTd 7 mm，LVPWTd 7 mm，LVDd/Ds 63/47 mm，EF 49％，推定PA圧 21.3 mmHg，IVC 23/23（呼吸性変動なし），pericardial effusion（－）

9．入院後経過

① 完全房室ブロック，② うっ血性心不全

　　入院後より緊急で大腿静脈よりテンポラリーペースメーカを挿入し，右室心尖部に留置．脈拍の設定を60 ppmでコントロールした．②に関しては入院時，フロセミド（ラシックス®）20 mg静注後，希釈尿がみられ，その後もフロセミド（ラシックス®）20 mg内服を開始し，脈拍を60台でコントロールすることにより心不全のコントロールも良好であった．入院3日目には肺うっ血もほとんど消失し，同日にペースメーカ植込み術を行った．リードを留置する前に8極電極カテーテルにてブロック部位を確認したところ，H-Vブロックと診断．心房リードを右心耳に，心室リードを右室心尖部に留置．ペースメーカに接続した．術後7日目に冠動脈造影を行い，特に有意狭窄は認められなかった．

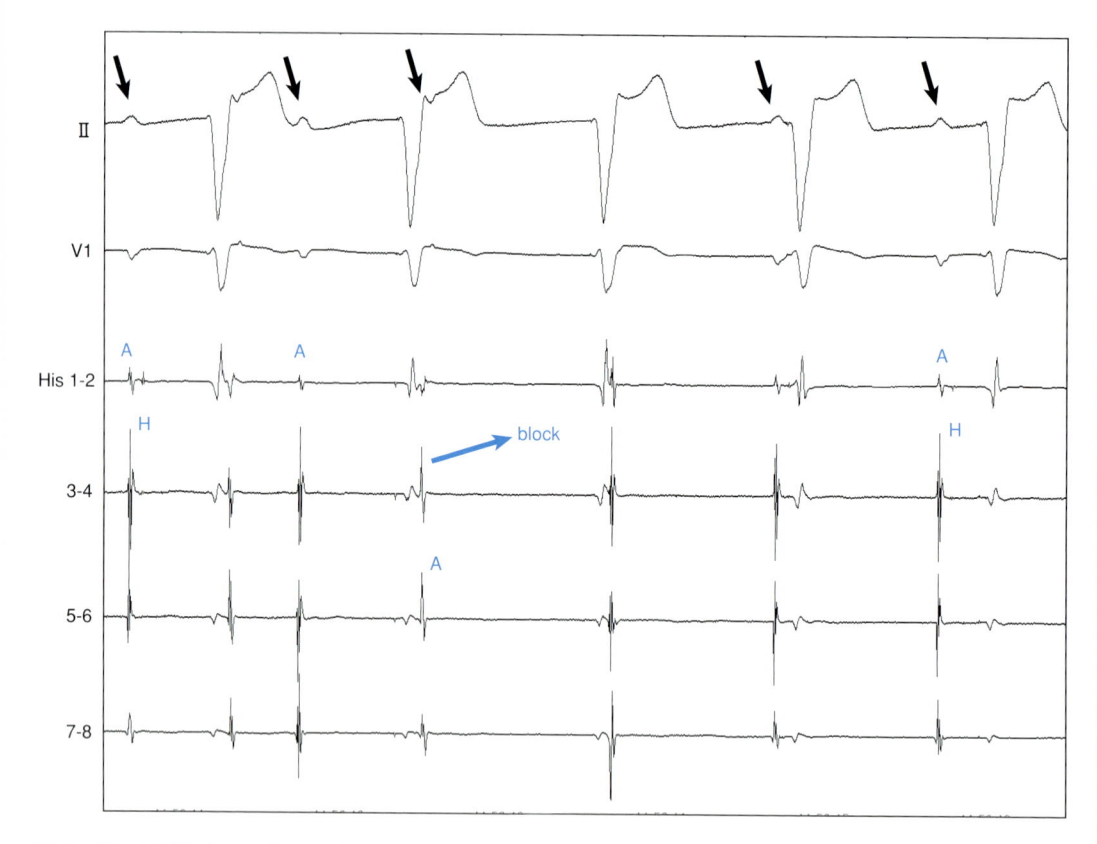

図2　His束電位（H-Vブロック）

12誘導心電図：Ⅱ，V1
His束心電図：His 1-2 〜 7-8

12誘導心電図上，P波は ➡ で示されており，房室解離が認められる．A-H間隔は維持されているが，H-V間で解離が認められ，H-Vブロックと診断

③ 高血圧

　　入院時より高血圧が認められ，ニトログリセリン（ミリスロール®）にてコントロールを行った．入院後よりバルサルタン（ディオバン®）80 mg 内服も開始．入院2日目よりニフェジピン（アダラートCR®）20 mg 2C 朝夕2回，硝酸イソソルビド（ニトロールR®）20 mg 1C 朝夕2回で開始した．その後より血圧コントロール良好となり，血圧も 130/80 mmHg とコントロール良好となった．

④ 上気道炎，喘息

　　入院時より発熱，喘鳴を認め，塩酸セフォチアム（パンスポリン®）1.0 g 1日2回投与を開始．徐々に炎症反応も改善し，入院2日目より発熱も認めなくなった．入院7日目には炎症所見もほとんど陰転化した．

10．退院時処方

　　アスピリン（バイアスピリン®）100 mg，1T，朝1回．バルサルタン（ディオバン®）80 mg，1T，朝夕2回．ニフェジピン（アダラートCR®）20 mg，1C，朝夕2回．硝酸イソソルビド（ニトロールR®）20 mg，1C，朝夕2回．フロセミド（ラシックス®）20 mg，1T，朝1回．ファモチジン（ガスター®）10 mg，2T，朝1回．モンテルカストナトリウム（シングレア®）10 mg，1T，夕1回．プロピオン酸フルカチゾン（フルタイド®）吸入1日2回（朝夕2回）

11．考　察　▶ Advice from Professional ❶ 参照

　　当院受診時には発熱を伴う心不全の状態であり，完全房室ブロックが原因の心不全か否かは不明であった．心エコー上，EF 49％と低下しており，左室も拡大し，肺結核により胸郭形成術の既往があることからも感染，完全房室ブロックによる慢性心不全の急性増悪の可能性も考えられる．完全房室ブロックに関しては心電図にて補充収縮波形は完全右脚ブロックを呈しており，wide QRS の所見からも His 束以下の房室ブロックであると予測できた．病態としては「不整脈の非薬物療法ガイドライン（2006年改訂版）」（日本循環器学会）にて class I と診断し，ペースメーカ適応と判断した．ペースメーカとしては DDD モードを選択．右心耳に心房リードを，右室心尖部に心室リードを留置した．今回の症例はもともとの心機能低下例と思われたが，ペースメーカを行い，心不全治療を行うことで，速やかに心不全が改善したこともあり，完全房室ブロックによる血行動態の破綻が主要な原因と考えた．右室心尖部ペーシングであり，今後心不全の増悪をきたす可能性もあり，その際には心臓再同期療法へのバージョンアップも考慮する必要があるかもしれない．

【文　献】　▶ Advice from Professional ❷ 参照

1) 「不整脈の非薬物治療ガイドライン（2006年改訂版）」（日本循環器学会）
http://www.j-circ.or.jp/guideline/pdf/JCS2006_kasanuki_h.pdf
2) Sweeney. M.O. et al.：Circulation, 23：2932-2937, 2003

Advice from Professional

1 考察ポイント

Point 1
心電図所見から最初の段階でテンポラリーペースメーカが必要な病態なのかを判断する必要があり，その判断はどのような所見を参考にするのかを考察する．

Point 2
うっ血性心不全の原因として完全房室ブロック，感染などさまざまな要因が考えられる病態であり，いかに治療を行っていくかが重要である．

Point 3
今後，外来にてフォローアップしていくことになるが，今後心不全が起こった場合にはどのような治療の選択肢があるのか検討する必要がある．

Point 4
考察については，感染症，心不全を伴う房室ブロックであり，本症例のガイドライン上での位置，心不全の原因，治療方針についても言及するとよい．

2 押さえておきたい論文

p.182 を参照．

memo

第5章 徐脈の治療

3. 神経調節性失神

小貫龍也，小林洋一

Point

1. 失神は，日常診療でよくみられる症状であり，原因によっては予後のよい疾患から突然死に至るものまで存在する．失神の鑑別診断，その診断に合った治療を行うことは重要である
2. HUT検査は失神の中で最も多い神経反射性失神，特に神経調節性失神の鑑別診断によく用いられる
3. 神経調節性失神は，前駆症状を呈し，器質的心疾患を認めないことが多い

1 病態の特徴・疫学

失神は，「急激に発症し，短時間持続後，速やかに完全に自然回復する体位保持不可能な意識消失」と定義される．Framingham研究によると26年間の追跡期間中において，一般人における失神の頻度は，男性で3％，女性で3.5％に少なくとも1回の失神を経験するとされ，年齢とともに増加することが知られている[1]．また，医療機関に救急で来院する患者の約3〜5％，入院患者の1〜3％を占める[2]．失神の原因はさまざまであるが，予後のよい疾患から突然死に至るものまで存在し，特に心原性失神患者の生命予後は非心原性失神患者よりも不良である[3）4)]．以上から，失神は日常診療でよくみられる症状であり，鑑別診断を行いその診断にあった治療を行うことは重要である．診断に必要な検査を考えるときに，失神をきたす各種疾患を整理しておく方がよい．表1に失神の分類を示す．

失神の原因別頻度の発生頻度は，反射性失神が最も多く全体の37％を占める．また，原因不明の失神が38％を占めており，決して少なくないことに注意をすべきである（図1）．失神の原因別における全死亡からみた長期生命予後は，心原性失神患者で最も悪く，続いて脳神経原性失神が悪い．神経反射性

● 表1　失神の分類

① 起立性低血圧
1) 自律神経障害（特発性，二次性，その他）
2) 薬剤性，アルコール
3) 循環血液量低下（出血，下痢，Addison病）
② 神経調節性失神症候群
1) 神経調節性失神
2) 血管迷走神経反射
3) 頸動脈洞過敏症候群
4) 状況失神：咳嗽，嚥下，排便，排尿，食後，急性出血など
5) 舌咽神経，三叉神経痛
③ 心原性
1) 不整脈 　徐脈性不整脈，頻脈性不整脈
2) 器質的心疾患，心肺疾患 　弁膜症，虚血性心疾患，閉塞性肥大型心筋症，心房粘液腫，大動脈疾患，心タンポナーデ，肺塞栓症，肺高血圧症
④ 脳血管
1) 盗血症候群
2) 過呼吸

（文献5より作成）

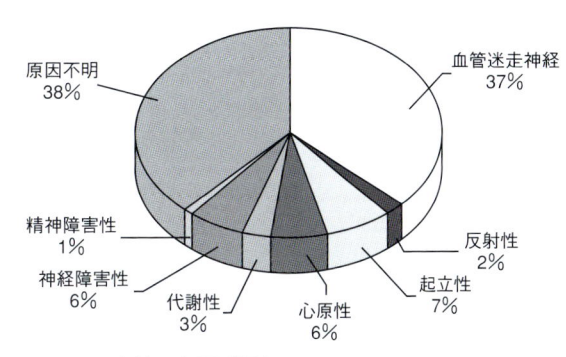

● 図1　失神の病因別頻度
（文献5，6より）

血管迷走神経 37％
原因不明 38％
精神障害性 1％
反射性 2％
神経障害性 6％
起立性 7％
代謝性 3％
心原性 6％

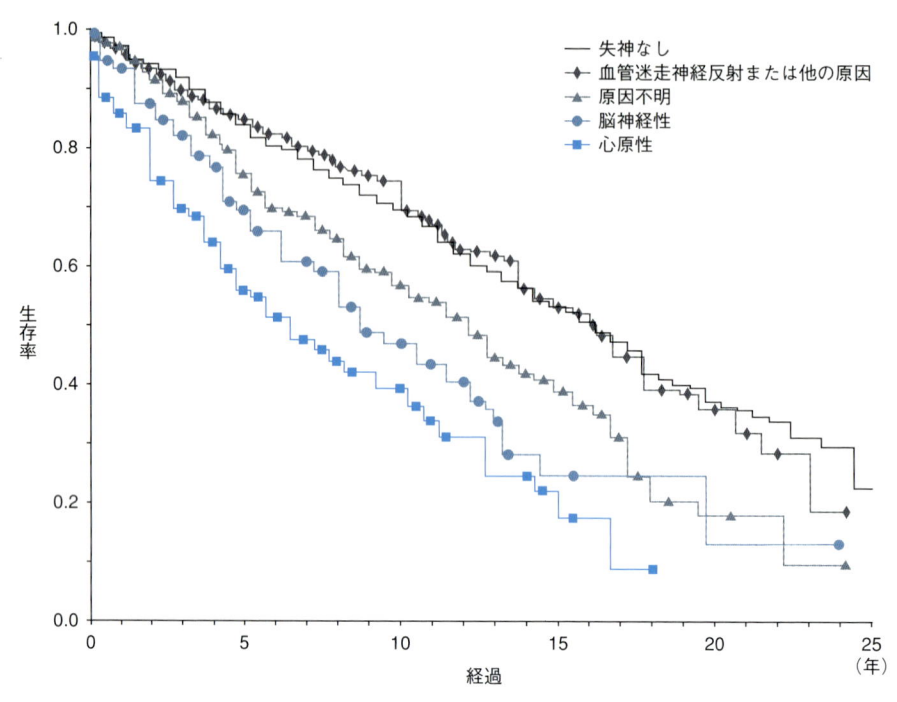

● 図2　失神の原因別生存率
（文献3より）

凡例：
— 失神なし
◆ 血管迷走神経反射または他の原因
▲ 原因不明
● 脳神経性
■ 心原性

縦軸：生存率　横軸：経過（年）

● 表2　失神時に聴取すべき内容

① 発症したときの体勢（臥位か，立位か，坐位か）
② 起立してどれだけの時間で発症したのか（直後，またはしばらくしてなのか）
③ 動作状況（動いているときか，または止まっているときか）
④ 失神を生じる誘因（ストレス，寝不足や精神的・肉体的ストレス，飲酒など）
⑤ 失神前の症状（前駆症状）の有無，また，前駆症状が起きてから失神までの時間
⑥ 血行動態を変える薬剤の内服状況など

　失神患者の生命予後は失神を有さない者とほぼ同等で，生命予後は良好であることが示されている[3]（図2）．
　神経調節性失神は，長時間の立位あるいは坐位で発症し，疲労やストレスで発症することはよく知られており，自律神経異常の関与が本病態の重要な役割を担っている．前駆症状を呈することが多く，その症状は冷汗や頭痛，眼前暗黒感などさまざまである．

2　治療のメカニズムとストラテジー

　失神時の状況を聴取する上で，表2の内容をしっかり問診することが重要である．
　次に失神を示す各種疾患から判断しそれに適した検査を施行する．失神精査の検査として，①胸部X線，②心電図，③24時間Holter心電図，④心エコー検査，⑤運動負荷心電図，⑥head-up tilt test（HUT検査），⑦電気生理学的検査，⑧冠動脈造影検査（アセチルコリン負荷など），⑨頭部CT, MRI，⑩脳波，⑪頸動脈マッサージ，⑫精神科的評価などがある．これらのほとんどは失神の原因となる基礎疾患をみつけるための検査であり，確定診断がされれば治療を開始する．図3に失神精査のフローチャートを示す．

1）HUT検査の方法・評価

　神経調節性失神は，一般的な失神検査で異常が認められないことがほとんどである．HUT検査は失神分類の中でも特に神経調節性失神の診断によく用いられる検査であり，患者を受動起立として，神経

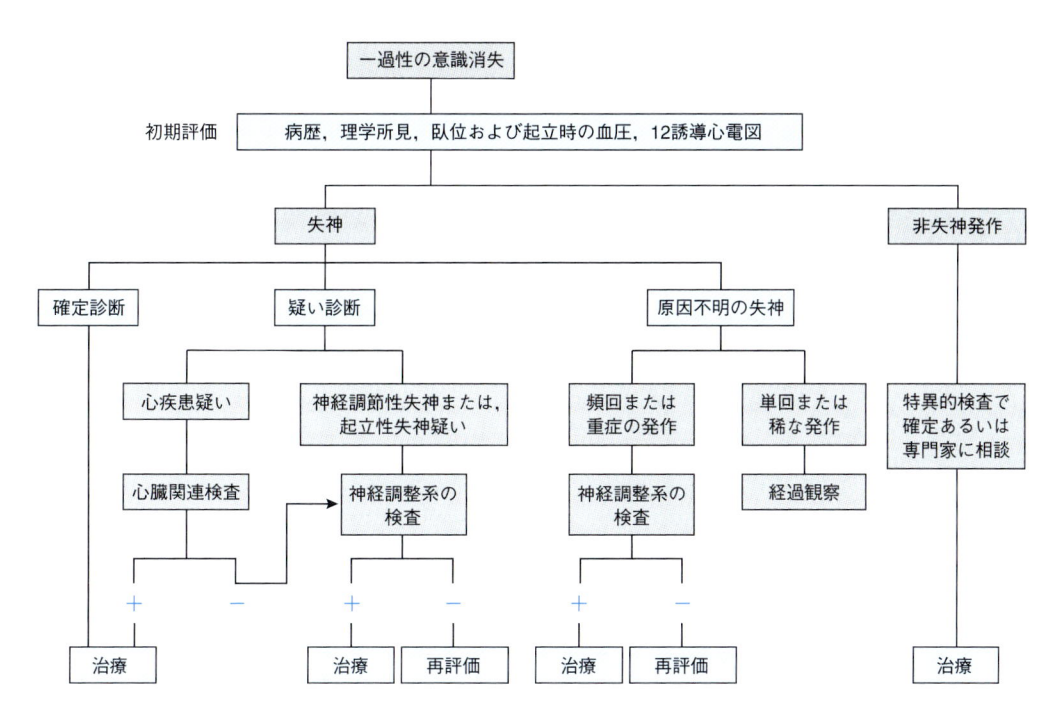

● 図3　失神の検査の流れ
（文献2より）

調節性失神を誘発し診断する検査である（図4）．

HUT検査の方法は，絶食，約20～30分間の安静臥床を行い，血圧，心拍を連続モニターし，tiltテーブルを60～80°まで起こしていく．そして，そのままの姿勢で20～40分間維持する．この間，血圧，心拍数などの循環動態をモニターし，症状の出現時変化や自律神経の評価を行う．

仰臥位から起立時になると，下肢に500～600mLの血液が貯留し，静脈還流量，心拍出量が低下し，血圧低下が起こる．しかし，大動脈弓部や頸動脈洞の圧受容体により，交感神経が活性化し，心拍数増加，心収縮力の増強，末梢血管抵抗が大きくなり，血圧は上昇し，維持される．この代償機構が働かないのが起立性低血圧※である．このtiltの体位を継続することは，静脈還流量減少により，心拍数の上昇を認め，さらに容積の減少した左室の収縮力増強は，左室の機械受容体（C-fiber）を活性化させ，脳幹部（延髄弧束核）に至り，ここからの線維により遠心性交感神経緊張の抑制と迷走神経緊張を増加させる．結果として，血管抵抗抑制と心拍数低下を認め血圧低下を起こし，失神が誘発されると言われている．HUT検査ではこれらの変化が観察される．

2）薬剤負荷を行うHUT検査

HUT検査単独で失神発作，失神，前失神症状が出現しない場合は，心過動状態を誘発させるためにイソプロテレノール持続点滴静注（0.01～0.02μg/kg/分）もしくは，ニトログリセリン負荷を行ってHUT検査を施行することもある．

HUT検査で，臨床症状と同じ症状が誘発され，血圧低下，徐脈が確認されれば神経調節性失神と診断される．HUT検査は自律神経系の関与が強く，

※ **起立性低血圧**
起立性低血圧は，立位を維持するために必要な血行動態の代償機構が働かず，血圧の維持ができない疾患である．診断基準として，起立3分以内に臥位の血圧よりも収縮期血圧で20mmHg以上あるいは，拡張期血圧で10mmHg以上低下したときと定義される（外来診察における立位の血圧は重要である）．この起立性低血圧は高齢者に多く，特に降圧薬や利尿薬の内服は，体液量減少や血管拡張反応を引き起こし起立性低血圧の原因となることが多い．

● 3 神経調節性失神

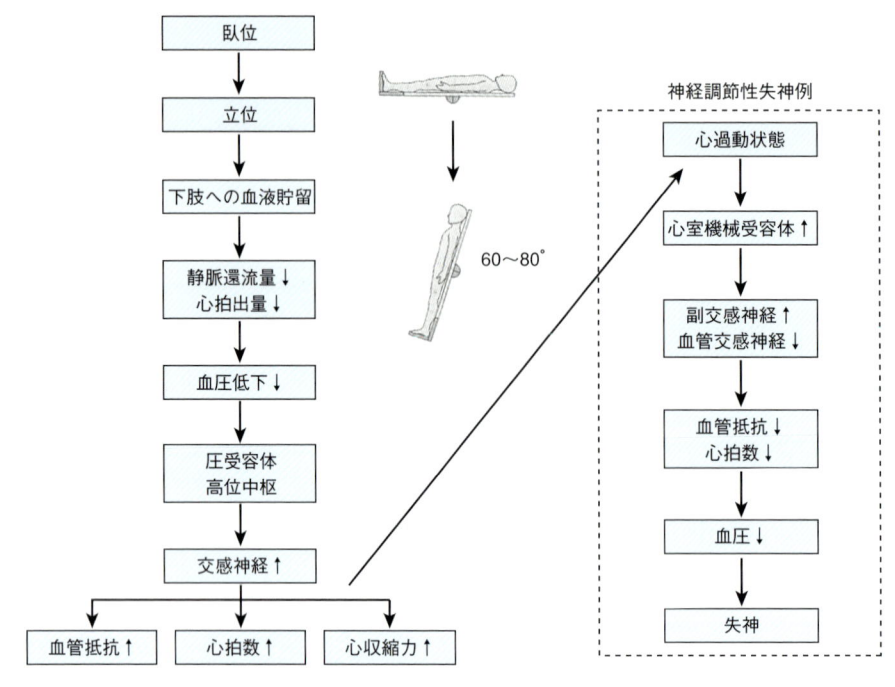

● 図4　HUT検査で神経調節性失神が誘発される機序

神経調節性失神の誘発は，そのときの体調などによっても左右される．

3　治療の実際

神経調節性失神の発症には，種々の環境要因のみならず，不眠や精神的・肉体的ストレスの関与が大きいことが判明している．まずこれらの誘因となる因子を除去することが優先すべき治療である．

1）失神回避方法

神経調節性失神は前駆症状を自覚している患者が多い．もし，立位中に患者がこれらの前駆症状を起こした場合は，しゃがみこんだり，横になったりするよう指示する．これ以外では，立ったまま足を動かす，足を交差させる，腹部を曲げてしゃがみこませる，両手を組み引っ張り合うなどの体位（physical counterpressure maneuvers）をとらせる．これらは，血圧を上昇させ，失神を回避することができる[7]．HUT検査で神経調節性失神が誘発された際に，その前駆症状を覚えておき，日常生活で前駆症状が出たときはこれらの体位をとるよう指示し，失神を回避させる．患者に対して，その病態の認識といつ起こるかわからない失神に対し，適切な処置を教えることは外傷などの重大な事故を抑制できると考えられる．

2）失神予防法

長時間立たなければならない場合，**十分な水分補給と塩分補給を行うこと**は，神経調節性失神に対しての予防として有効である（腎疾患や高血圧患者などの禁忌となる患者を除く）．逆に，脱水や飲酒，塩分制限などは神経調節性失神においては増悪因子である．

a）自己起立トレーニング

また，生活習慣の改善以外の治療法として，**自己起立トレーニング**がある[8]．自己起立トレーニングは，神経調節性失神は，HUT検査を毎日繰り返し行うことにより，失神発作が発生しにくくなることが知られている．自宅の壁面を利用して，1日1回自分で起立訓練を行うことで，神経調節性失神を誘発させないようにする治療法であり，難治例や長期

フォローアップ成績も有効である．多くの失神患者は，トレーニング開始直後は30分起立することはできないが，毎日これを繰り返すことにより起立持続時間が延長し，トレーニング開始2〜3週間で30分間立てるようになる．しかし，自己起立トレーニングは継続性の問題があり，中止した場合は失神が再発することも報告されている．

b）薬物療法

薬物療法に関しては，上記の治療が奏功せず，頻回に失神発作が起こる例，もしくは前駆症状がない，または前駆症状の時間が超短時間の場合に適応になる．このような症例の場合，高血圧や心疾患などの禁忌な症例を除き塩酸ミトドリンを投与する場合がある[9]．ただ，その投与量や投与間隔は注意が必要である．最近の知見としては，ルーチンなβ遮断薬，選択的セロトニン再取り込み薬，フルドロコルチゾンの投与，さらに非薬物療法である恒久的ペースメーカは推奨されていない．

4 おわりに

失神患者が外来受診した際，大切なことは，**心原性失神は生命予後が悪く，失神は突然死の前兆である場合があるため，決して見落としてはならない**ことである．一方，神経調節性失神患者の生命予後は，健常人とほぼ同等で良好である．しかし，失神による外傷や自動車運転ならびに就労制限などにより，QOLが著明に低下する．医療機関において正確な診断と正確な治療が施されれば，失神による突然死の予防やQOL低下の改善が期待できる．

＜文　献＞

1) Savage. D.D. et al.：Stroke, 16（4）626-629, 1985
2) Brignole. M. et al.：Eur. Heart. J., 25（22）：2054-2072, 2004
3) Soteriades. E.S. et al.：N. Engl. J. Med, 347（12）：878-885, 2002
4) Suzuki. M.：Ann. Emerg. Med., 44（3）：215-221, 2004
5) Martin. G.J. et al.：Ann. Emerg. Med., 13（7）：499-504, 1984
6) Eagle. K.A. et al.：Am. J. Med., 79（4）：455-460, 1985
7) van. D.N. et al.：J. Am. Coll. Cardiol., 48（8）：1652-1657, 2006
8) Ector. H. et al.：Pacing. Clin. Electrophysiol., 21（1 Pt 2）：193-196, 1998
9) Mitro. P. et al.：Pacing. Clin. Electrophysiol., 22（11）1620-1624, 1999

→次頁：患者抄録

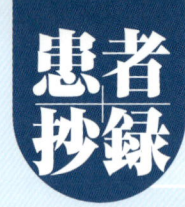

心抑制型神経調節性失神の1例

【患　者】 17歳男性

1. **診　断**　神経調節性失神
2. **主　訴**　失神
3. **既往歴**　中学時代に朝礼で，失神を認める
4. **家族歴**　特記すべき事項はない．突然死の家族歴もない
5. **嗜好・生活歴**　学生
6. **現病歴**

    中学時代に朝礼で気持ち悪さを認め，我慢していた際に突然意識をなくし転倒した．1〜2分後に意識が戻り，保健室へ運ばれたが，特に問題なかったので，医師の診察は受けたりはしなかった．健康診断で異常を言われたことはない．2月上旬頃より高校の卒業式の準備が始まり，朝から卒業式の準備や委員会で，学校生活が忙しくなった．2月14日高校卒業式のリハーサルで立っていると，気持ち悪さを認めた後，突然の意識消失を認めた．周りの人が支え，横になり1分後に意識は戻り，休んだ後は問題なかった．しかし，2月15日にも卒業式のリハーサル中に以前と同様の気持ち悪さを認め，このときは，うずくまり，症状は改善した．2月19日卒業式のリハーサルで立位中に歌を歌っているときに同様の気持ち悪さを認めたが我慢した．その後意識がなくなり，転倒し，顎を強打した．すぐに救急車で近医を受診し，顎の切創に対して4針縫合した．卒業式のリハーサル中2回の失神を認めるため，当院を紹介受診し，2月20日精査加療目的で緊急入院した．

7. **入院時現症**

    身長168 cm，体重65 kg，血圧123/62 mmHg（起立2分後血圧128/64 mmHg），脈拍62/分・整，貧血・黄疸なし
    胸部聴診：心音：純，肺野：清
    肝脾腫，下腿浮腫もみられなかった
    神経学的にも異常はみられなかった

8. **検査成績**

    血液検査は異常を認めない
    心電図：心拍数60/分，正常洞調律，正常軸．異常は認められない
    胸部X線：CTR 42％，肺野にも異常は認めない
    心エコー検査：左室は全周性に収縮能良好．EF 71％，AR（−），MR trival，TR（−），PR（−）
    血液検査も異常はない

9. **入院後経過**

    入院後に24時間Holter検査，運動負荷試験を行ったが，失神の原因となる不整脈は検出されなかった．前駆症状を伴う失神であり，器質的心疾患が否定的であったため，神経調節性失神を疑いHUT検査を施行した．HUT検査施行後，起立後16分で，臨床症状と同様の気持ち悪さを認めた後に約5秒後に心停止を認め，失神が誘発された（図）．

    心抑制型の神経調節性失神と診断した．症例は，学校の行事のため，寝不足，仕事が忙しくストレスが強くなり神経調節性失神を発症したと考えられた．失神の前駆症状があり，HUT検査でも同様の症状が認められ，前駆症状が出現したときは，しゃがみこんだり，横になったりするよう指示した．また，失神を起こした日は朝食をとっておらず，生活習慣の改善と長時間立たなければならない場合は，立つ前に十分な水分補給と塩分補給を指示し，2月27日退院した．

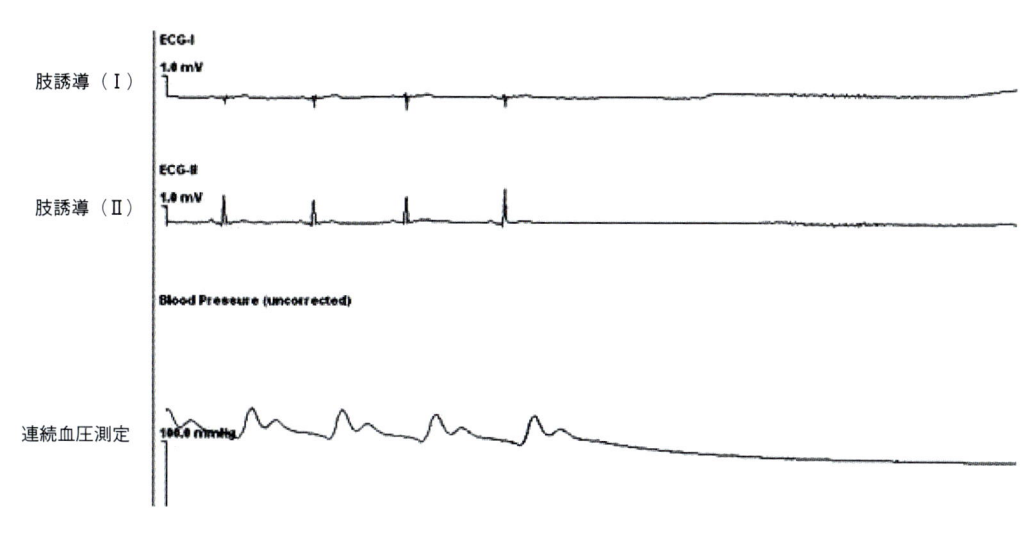

図　HUT検査
起立後16分で，心抑制型神経調節性失神が誘発

10. 退院時処方　なし
11. 考　察　▶ Advice from Professional ❶参照

　　失神はその原因により，患者の生命予後が大きく異なることが報告されている．全死亡からみた長期生命予後は，心原性失神患者で最も多く，神経反射性失神患者の生命予後は失神を有さないものとほぼ同等で生命予後は良好であることが示されている[1]．

　　神経調節性失神は，一生に一度しか起きない人もいれば，月に何度も起きてしまう人もおり，個々の症例により違いがある．本症例は，学校の行事の仕事から生活が忙しくなり，神経調節性失神が誘発されたと考えられる．神経調節性失神は前駆症状がないものや，本症例のように前駆症状の時間が短い症例は外傷事故のリスクが高い．本症例では神経調節性失神の回避，予防法を教えることにより，退院後は失神を全く認めていないが，神経調節性失神が再発，増悪する場合は，自己起立トレーニングや薬物療法などの治療を検討する必要がある．

【文　献】　▶ Advice from Professional ❷参照
1）Soteriades. E.S et al.：N. Engl. J. Med., 347（12）：878-885, 2002

Advice from Professional

1 考察ポイント

p.197を参照.

2 押さえておきたい論文

文献1：Soteriades. E.S.：N. Engl. J. Med., 347：878-885, 2002

原因疾患別では，心原性失神患者で最も悪く，神経反射性失神患者の生命予後は良好であることが示されている．原因不明の失神患者の生命予後は，心原性失神患者と神経反射性失神患者の中間をとる．これは原因不明の失神患者の中には，予後の悪い心原性失神や脳神経原性失神が含まれている可能性があると考えられ，注意が必要である．

memo

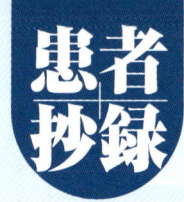

患者抄録 神経調節性失神・鉄欠乏性貧血の1例

【患　者】22歳女性

1. 診　断　①神経調節性失神，②鉄欠乏性貧血
2. 主　訴　失神
3. 既往歴　特記すべき事項なし
4. 家族歴　特記すべき事項はない．突然死の家族歴もない
5. 嗜好・生活歴　看護師，喫煙（−），飲酒：機会飲酒
6. 現病歴

    20歳のときに，健康診断で鉄欠乏性貧血を指摘されたが放置していた．2009年4月から内科病棟の看護師に就職．5月頃から仕事が忙しくなり，日勤の際は，朝食もせずに出勤していた．5月22日朝の病棟申し送り時に，起立中に動悸症状とともに突然の意識消失を認めた．1〜2分後に意識が戻り，ベッドに横になっていたが，特に問題なかったので医師の診察は受けたりはしなかった．5月23日夕方，日勤業務が終わり，座っていたところ動悸症状の後に意識消失を認めた．横になりすぐに改善したが，頻回に失神発作が起こるため当科を受診し，入院した．

7. 入院時現症

    身長161cm，体重52kg，血圧110/60mmHg（起立2分後血圧118/68mmHg），脈拍86/分・整，眼瞼結膜に軽度貧血を認める

    黄疸なし，胸部聴診：心音：純，肺野：清

    腹部：異常所見なし，下腿浮腫なし，神経学的異常なし

8. 検査成績

    血液検査はRBC 463×10^4/μL，Hb 10.5g/dL，Hct 34.7％，Fe 12mg/dL，フェリチン8mg/dLの鉄欠乏性貧血を認める

    心電図：心拍数90/分，正常洞調律，正常軸，異常は認められない

    胸部X線：CTR 43%，肺野にも異常は認めない

    心エコー検査：左室は全周性に収縮能良好，EF 68 %，AR（−），MR（−），TR（−），PR（−）

9. 入院後経過

    24時間Holter検査，運動負荷試験を行ったが，失神の原因となる不整脈は検出されなかった．神経調節性失神を疑いHUT検査を施行した．HUT検査施行後，起立開始18分後に動悸症状を認め，立位24分後に，血圧低下を認め，失神が誘発された（図1，2）．

    血管抑制型の神経調節性失神と診断した．前駆症状があり，HUT検査でも同様の症状が認められた．鉄欠乏性貧血が，神経調節性失神の誘因と考え，フェロミア®100mg/日内服を開始した．前駆症状出現時は，失神回避方法の体位をとるようにすることと，十分な水分補給と塩分補給を指示した．また，本人の希望や仕事に支障が出る不安から，積極的な再発防止を行うため，自己起立トレーニングを在宅で行うよう指示し，5月30日退院した．

10. 退院時処方　クエン酸第一鉄ナトリウム（フェロミア®）100mg/日，1日1回，朝食後
11. 考　察　▶Advice from Professional 1参照

    本症例では，貧血が神経調節性失神を引き起こした1つの誘因であると考えられる．立位になると，静脈還流量減少により心拍数の上昇を認め，さらに容積の減少した左室の収縮力増強は，左室の機械受容体（C-fiber）を活性化させ，神経調節性失神を誘発させる．貧血は立位中の心臓に対する交感神経緊張を増強させ，神経調節性失神を誘発しやすくすることが考えられる．鉄剤

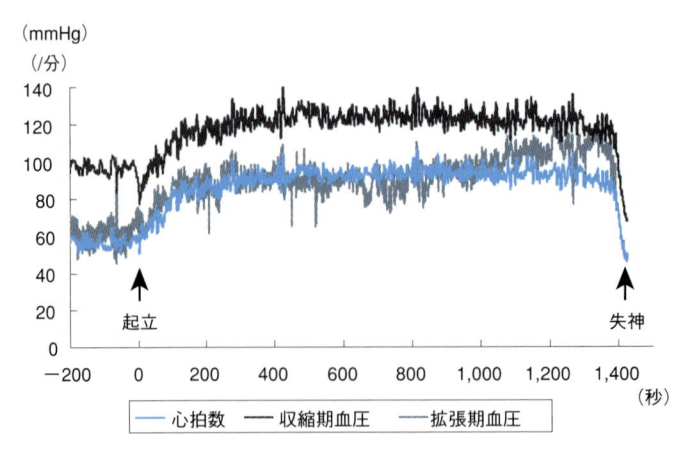

図1 HUT検査（心拍数，血圧）
起立直後は血圧，心拍数ともに急激な上昇を認め，立位を保持した．しかし，起立約18分後に動悸症状を認め，起立約24分で急激な血圧，心拍数低下があり，血圧70/46mmHg，心拍数54/分となり，失神を認めた

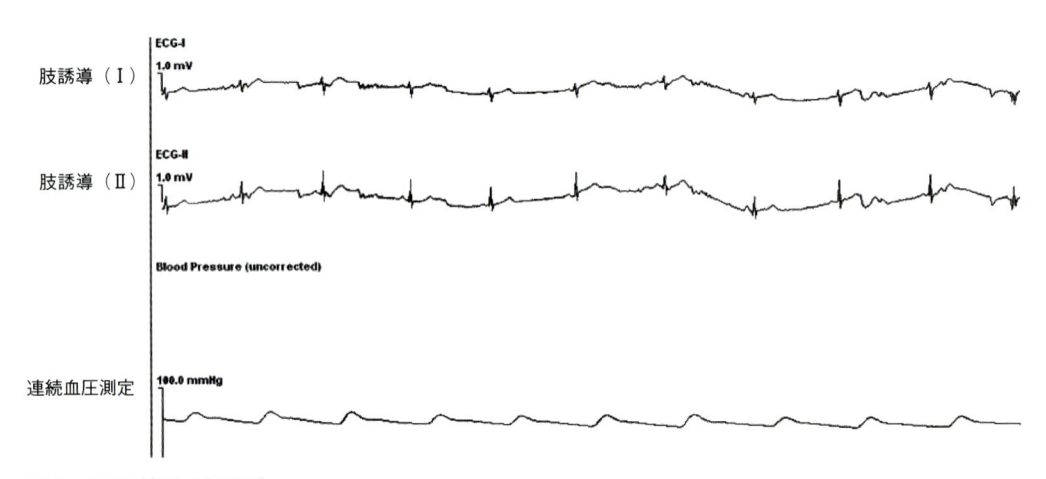

図2 HUT検査（心電図）
起立約24分で，血管抑制型神経調節性失神が誘発

投与後は貧血も改善し，退院後は失神も認めていない．
　自己起立トレーニングは，毎日HUT検査を行い，繰り返していくことにより，失神発作が発生しにくくなる．これは，tilt台を用いずに自宅の壁面を利用して自分で起立訓練を行うことにより，失神を起こさないようにする治療である[1]．

【文献】 ▶ Advice from Professional ❷参照
1) Di. G.E. et al.：Circulation, 100：1789-1801, 1999

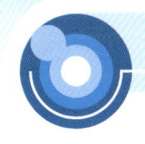

Advice from Professional

1 考察ポイント

Point 1
2人の症例は，今後，外来管理となるが，失神の回避や予防を含めた生活指導を行う必要がある．また，患者は立位に対して不安をもっていることが多い．神経反射性失神患者の生命予後は失神のない健常者と変わらないことも強調しておく．

Point 2
失神患者を診察する場合，必ず「心原性失神は見逃さないこと」を念頭においてほしい．緊急に入院させることも必要である．HUT検査は各検査に異常がないことを確認してから行う必要がある．

Point 3
考察については，今回失神精査で行った診断方針とガイドラインの一般的な失神検査と比べて，足りなかった検査はなかったか？他の治療法の必要性があったか？など，およびその理由などについても言及するとよい．

2 押さえておきたい論文

文献1 ： Di. G.E. et al.： Circulation, 100 ： 1789-1801, 1999
神経調節性失神の予防法である自己起立トレーニングの有効性をコントロール群と比較した論文である．再発予防に非常に有効性の高いことを示している．

memo

第6章

合併症をもつ不整脈の治療

1. 心不全を有する心房細動	200
2. 腎機能低下（透析）を有する心房細動	211
3. 脳出血や脳梗塞の既往を有する心房細動	221
4. 器質的心疾患を有する心室頻拍・細動	228
5. 植込み型除細動器（ICD）の不適切作動	245
6. 先天性心疾患の手術歴を有する不整脈	253
7. 電解質異常による不整脈	269

第6章 合併症をもつ不整脈の治療

1. 心不全を有する心房細動

志賀 剛，鈴木 敦

> **Point**
> 1. 心不全患者は心房細動をしばしば伴い，心不全の重症度が高くなるほど心房細動の合併率が高くなる
> 2. 心不全患者における心房細動はその病態や生命予後にかかわる．心不全治療のなかで心房細動を管理するという意識が必要である
> 3. ACE阻害薬/ARB，β遮断薬による心不全基礎治療が第一である
> 4. 血行動態が不安定な場合は除細動を行う．洞調律維持にはアミオダロンが，レートコントロールはジゴキシンが第一選択となる

1 病態の特徴・疫学

心不全患者には心房細動がしばしば合併し，New York Heart Association（NYHA）心機能分類の重症度が高くなるほど心房細動の合併率が高くなる．特にNYHA心機能分類Ⅲ度，Ⅳ度の患者では，3～5割が心房細動を合併していると言われている（図1）[1]．また，Framingham studyによると心不全患者に合併する心房細動は生命予後に影響するという結果が報告されている[2]．

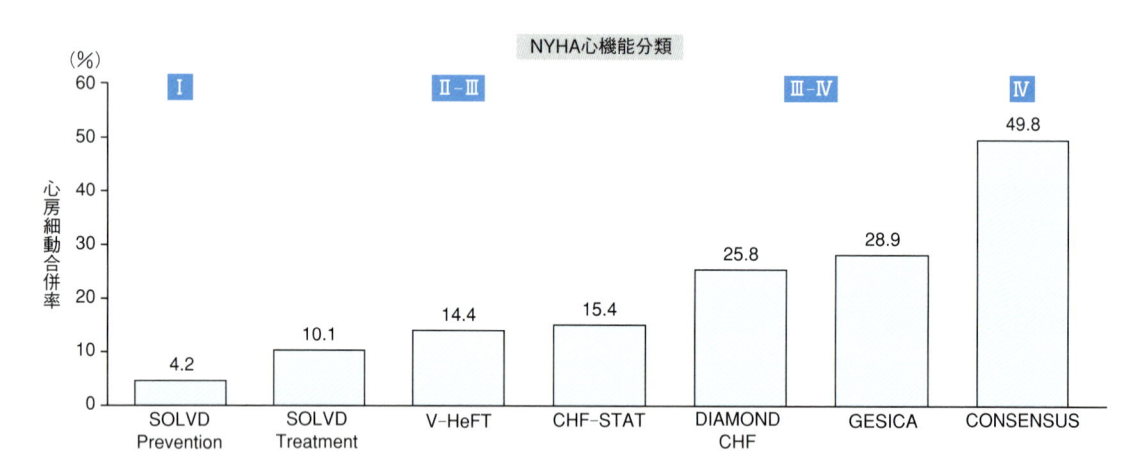

● 図1 心不全患者における心房細動合併率
SOLVD：Studies Of Left Ventricular Dysfunction
V-HeFT：Vasodilator in Heart Failure Trial
CHF-STAT：Survival Trial of Antiarrhythmic Therapy in Congestive Heart Failure
DIAMOND CHF：Danish Investigations of Arrhythmia and Mortality on Dofetilide Congestive Heart Failure
GESICA：Grupo de Estudio de la Sobrevida en la Insuficiencia Cardiaca en Argentina
CONSENSUS：Cooperative North Scandinavian Enalapril Survival Study
NYHA：New York Heart Association
（文献1より）

心不全に陥ると，不均一な収縮様式，心房不応期の変化，容量負荷/圧負荷による心房の伸展，組織の線維化および肥大化，**交感神経系**の活性化やレニン-アンジオテンシン-アルドステロン（**RAA**）系の亢進により心房細動が発現しやすくなり，かつ促進・維持させる状態となる．一方，心房細動になると心房ポンプ機能の消失，速い心室レート，不規則な心室収縮から心拍出量の減少（20〜30%），心房-心室の同期性の消失による僧房弁逆流の増大，頻脈誘発性心筋症などを引き起こす（図2）．心房細動と心不全はこのように密接にかかわっており，いずれかが起こると悪循環に陥ってしまう．

心不全から心房細動が発現する背景には，電気生理学的特性の変化による**電気的リモデリング**と心房自体の変性による**構造的リモデリング**があると考えられている．そこには心房のイオンチャネルの変化，細胞および細胞外のリモデリング，血行動態の変化，神経体液性因子の変化などさまざまな因子が絡む．一方，心不全では，RAA系や交感神経系が亢進している．アンジオテンシンⅡやアルドステロンは心房の線維化を促すと言われ，これが心房再分極過程のばらつきを生じ，伝導遅延部位を生む結果となり，心房細動の不整脈基質形成にかかわる可能性がある．また，交感神経活性の亢進も活動電位持続時間を変化させ，撃発活動や局所の伝導遅延を生じやすくし，心房細動を惹起しやすい環境とする．

2 治療のメカニズムとストラテジー

心不全を有する心房細動に対する治療として**除細動，レートコントロール**，そして**洞調律維持（リズムコントロール）**がある．2008年に発表された日本循環器学会の「心房細動治療（薬物）ガイドライン」によると，以下の内容が示された．

① 症候性低血圧または心不全症状のある心房細動例において致死的危険が迫っている場合，あるいは，速い心室拍数が薬物療法に迅速に反応せず血行動態の破綻を伴う場合の電気的除細動が，classⅠとされた
② レートコントロールとして心機能低下例にはジギタリスを第一選択とすることが薦められ（classⅠ），不十分な場合は少量のβ遮断薬を漸増とされた
③ 洞調律維持として慢性心不全例に対してはまず心房細動予防を目的としたアンジオテンシン変換酵素（ACE）阻害薬/アンジオテンシン受容体拮抗薬（ARB）の投与がclassⅠとされ，不全心における再発予防目的のKチャネル遮断薬投与（アミオダロンなど）がclassⅡaとされた（図3）[3]

1）ACE阻害薬・ARB

左室駆出率35%以下の心筋梗塞患者を対象としたTRACEではACE阻害薬であるトランダプリルが心房細動の発症を47%抑制し，左室駆出率35%以下の心不全患者を対象としたSOLVD trialのサブスタディではACE阻害薬であるエナラプリルが心房細動の発症を78%抑制した．一方，ARBについては心不全患者を対象としたCHARM試験のサブスタディでカンデサルタンが心房細動の発症を19%抑制し，左室駆出率40%未満の心不全患者を対象としたVal-HeFTでは，バルサルタンが心房細動の発症を37%抑制した[4]．

RAA系の抑制が心不全に伴う心房細動を予防する機序はまだ十分に解明されていないが，ACE阻害薬/ARBが**アンジオテンシンⅡ**による心房の線維化促進を抑制すること，血行動態的に後負荷を軽減

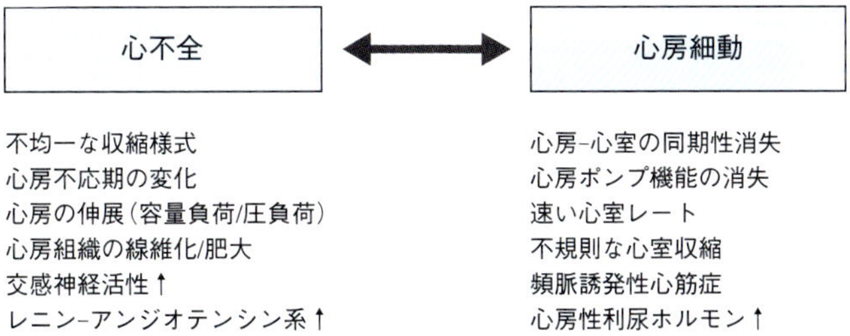

心不全	⇔	心房細動
不均一な収縮様式 心房不応期の変化 心房の伸展（容量負荷/圧負荷） 心房組織の線維化/肥大 交感神経活性↑ レニン-アンジオテンシン系↑		心房-心室の同期性消失 心房ポンプ機能の消失 速い心室レート 不規則な心室収縮 頻脈誘発性心筋症 心房性利尿ホルモン↑

● 図2　心不全と心房細動との関係

るβ遮断薬は心不全患者の生命予後を改善し、突然死を予防することが知られている．また，心不全例での心房細動発現抑制も期待される．β遮断薬は房室伝導を抑制することから，心房細動時のレートコントロール薬としての役割もある．β遮断薬は心抑制があり，初期量は少量から開始し，心不全増悪がないことを確認しながら注意深く増量することが望ましい．気管支喘息を有する例は呼吸器症状を悪化することがある．

4）アミオダロン塩酸塩（アンカロン®）50〜200 mg，1日1回，朝食後

アミオダロンは心機能抑制がなく，心房細動予防効果が最も高い抗不整脈薬である．Ⅰ群抗不整脈薬は，心抑制があり心不全例には使用困難である．一方で心外性副作用の頻度が高く，肺，甲状腺，眼，肝臓，皮膚，神経に対する毒性がある．特に肺毒性は1割が致死性になるため，肺線維症を有する例，肺拡散能が高度に低下している例は肺毒性発現のリスクが高く，使用を避ける．

5）ジゴキシン（ジゴシン®）0.125〜0.25 mg，1日1回，朝食後

ジギタリス製剤は心不全患者において生存率を改善するものではないが，心不全入院および心不全死を減少させる．心房細動時のレートコントロール薬としては，Ca拮抗薬（ベラパミル，ジルチアゼム）のように心抑制がなく，血行動態の面からも有用である．腎排泄率が高く（70%），腎機能低下があると血中濃度が上昇する．

6）ワルファリンカリウム（ワーファリン®）2〜5 mg，1日1回，朝食後（PT-INR 1.6〜2.6を目標に投与量調節）

リスクのある心房細動に伴う血栓塞栓予防としてワルファリンが第一選択薬で，抗血小板薬より優位性が高い．ワルファリンは個人間，個人内変動が大きく，プロトロンビン時間（PT-INR）の測定を行い，各人にあった至適用量を設定する．過量になると出血のリスクが高くなる．

注意点

① ACE阻害薬，ARBは，心不全患者に使用する際に過度の血圧低下，腎機能悪化，高K血症をきたすことがある
② β遮断薬は，心抑制があり，初期量は少量から開始し，心不全増悪がないことを確認しながら漸増する．さらに徐脈，房室ブロックの出現にも注意する．また，気管支喘息例では呼吸器症状の悪化にも注意する
③ アミオダロンは，肺毒性と甲状腺機能障害が問題であり，定期的なチェックが必要である
④ ジゴキシンは，血中濃度モニタリングが安全性の面からも有益である
⑤ ワルファリンカリウムの効果は，血中アルブミン，食事内容の変動，併用薬により影響を受ける

4 おわりに

心不全患者における心房細動はその病態や生命予後にかかわる．心電図上，正常洞調律にすることは，血行動態の面からは優位性があるかもしれない．しかし，心房細動は心不全という病態の進行に伴って必然的に出てくるものでもある．洞調律にこだわるあまり治療のリスクが上回ってはいけない．心不全治療のなかで心房細動を管理するという意識が必要である．

<文　献>

1) Maisel. W.H. et al.：Am. J. Cardiol., 91（6 A）：2D-8D, 2003
2) Wang. T.J. et al.：Circulation, 107（23）：2920-2925, 2003
3) 「心房細動治療（薬物）ガイドライン（2008年改訂版）」（日本循環器学会）：Circ. J., 72（suppl.Ⅳ）：1581-1638, 2008
4) Aksnes. T.A. et al.：J. Hypertens, 25（1）：15-23, 2007
5) Nasr. I.A. et al.：Eur. Heart. J., 28（4）：457-462, 2007
6) Stevenson. W.G. et al.：J. Am. Coll. Cardiol, 28（6）：1458-1463, 1996
7) Deedwania. P.C. et al.：Circulation, 98（23）：2574-2579, 1998
8) Roy. D. et al.：N. Engl. J. Med., 358（25）：2667-2677, 2008
9) Khan. M.N. et al.：N. Engl. J. Med., 359（17）：1778-1785, 2008

→ 次頁：患者抄録

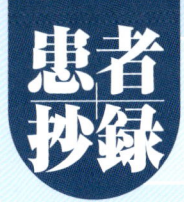

患者抄録 急性心不全を併発した拡張型心筋症に伴う心房細動

【患　者】55歳男性

1. 診　断　①急性心不全，②特発性拡張型心筋症，③持続性心房細動，④2型糖尿病，⑤高脂血症，⑥アルコール性肝障害
2. 主　訴　呼吸困難
3. 既往歴　45歳より糖尿病・アルコール性肝障害，50歳：虫垂炎
4. 家族歴　父：高血圧，母：狭心症
5. 生活歴　喫煙20～25本/日，焼酎5杯/日
6. 現病歴　3年前より1時間程持続する動悸を自覚していた．近医（循環器内科）で発作性心房細動と診断され，一時，抗不整脈薬による予防治療を受けたが通院は中断していた．本年6月頃より家族から顔面浮腫，腹部膨満を指摘されていた．7月20日より夜間臥床にて呼吸苦が出現するようになった．7月27日起坐呼吸を自覚し，近医を受診したところ，心不全および頻脈性心房細動を指摘され，当科紹介．同日，急性心不全のため当科緊急入院となった．
7. 入院時現在

    身長166cm，体重65.9kg，血圧150/90mmHg，体温35.7℃，脈拍118/分・不整・左右差なし，意識清明，眼瞼結膜貧血なし，黄疸なし，表在リンパ節触知せず

    頸部：頸静脈怒張（+）

    胸部：ラ音聴取，Ⅲ音聴取（+），心雑音なし

    腹部：平坦，軟，肝1横指触知，脾・腎を触知せず，下肢浮腫軽度（+），神経学的異常所見なし

8. 入院時検査所見

    ① 血　算：WBC 8,160/mm³, RBC 494万/mm³, Hb 15.7g/dL, Hct 47.1%, Plt 16.2万/mm³

    ② 生化学：TP 5.9g/dL, Alb 3.8g/dL, BUN 19.1mg/dL, Cr 1.14mg/dL, UA 6.8mg/dL, T-Cho 264mg/dL, HDL 33mg/dL, LDL 186mg/dL, TG 122mg/dL, AST 33IU/L, ALT 41IU/L, γGTP 267IU/L, T-Bil 1.1mg/dL, LDH 248IU/L, CK 92IU/L, Na 144mEq/L, K 4.0mEq/L, Cl 109mEq/L, CRP 1.32mg/dL, BS 243mg/dL, HbA1c 7.7%, ACE 14.0IU/L, リゾチーム3.5μg/mL

    ③ 凝固系：PT 87.2%, PT-INR 1.07

    ④ 内分泌系：TSH 2.62μU/mL, fT3 2.25pg/mL, fT4 1.41pg/mL, BNP 910.1pg/mL

    ⑤ 自己免疫系：抗核抗体陰性，抗RNP抗体陰性，抗Sm抗体陰性

    ⑥ 胸部単純X線（図1）：CTR 60%，両肺野にうっ血あり，両側CP angle dull

    ⑦ 心電図（図2）：心房細動，心拍数100～120/分，左軸偏位，QRS幅90ms，V2-V5誘導でT波陰転化

    ⑧ 経胸壁心エコー（図3）：AoD 32mm, LAD 40mm, LVDd 54mm, LVDs 43mm, FS 0.20, AR（-），TR mild, RVSP 27.6mmHg，左室は全周性に収縮能脳低下，LVEF（Simpson法）41%

    ⑨ 経食道心エコー：左房内血栓（-），左心耳内モヤモヤエコー（+），PFO（-）

    ⑩ Holter心電図：基本調律は心房細動，最大心拍数120/分，平均心拍数82/分，最小心拍数57/分，心室期外収縮数182/日，非持続性心室頻拍1/日（5連）

    ⑪ 心臓カテーテル検査：冠動脈有意狭窄なし，左室の拡大と壁運動の瀰漫性低下，LVEDVI 107mL/分/m², LVESVI 70mL/分/m², LVEF 34%, RA圧（2）mmHg, RV圧23/3（EDP圧4）mmHg, PA圧20/9（14）mmHg, PCW圧（5）mmHg, CO 5.72L/分，CI

　　　　3.45 mL/分/m²
　⑫ 右室心筋生検：心筋細胞は軽度肥大し，配列の乱れ，樹枝状分岐を認める．細胞の大小不同，核の腫大・変形を認め，血管周囲性線維化も認める．拡張型心筋症として矛盾しない所見

9．入院後の経過
　① 急性心不全，② 特発性拡張型心筋症
　　心不全に対する加療としてカルペリチド0.1γおよび利尿薬の静注による減負荷を行った．その後，全身状態は徐々に改善され，カンデサルタン4 mgおよびフロセミド40 mgの内服治療を行った．心臓カテーテル検査の結果から，冠動脈に有意狭窄はなく，左室収縮能は全体的に低下を認めた．二次性心筋症を示唆する所見はなく，右室心筋生検の結果と合わせ，特発性拡張型心

図1　胸部X線
　心拡大と両肺野にうっ血像（◯），両側CP angle dull（◯）

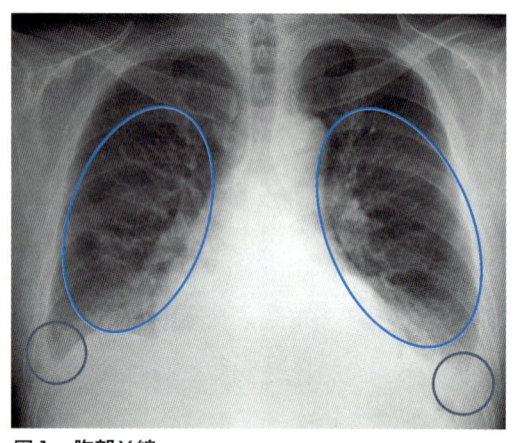

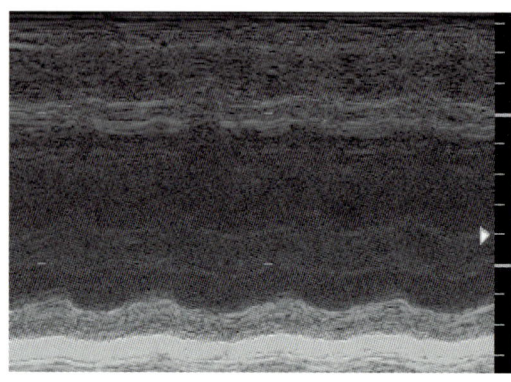

図3　心エコー（Mモード）

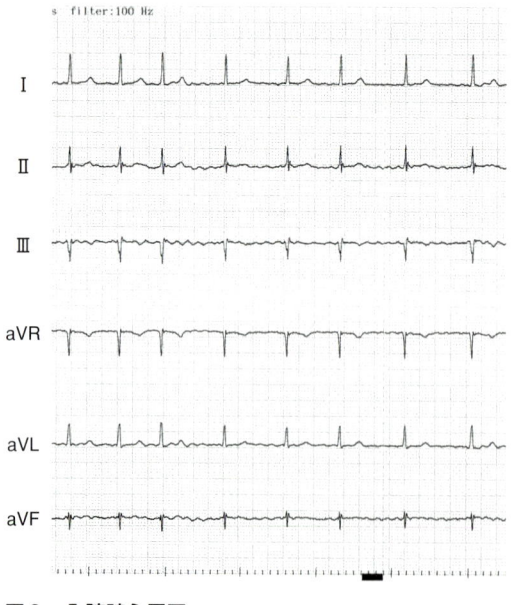

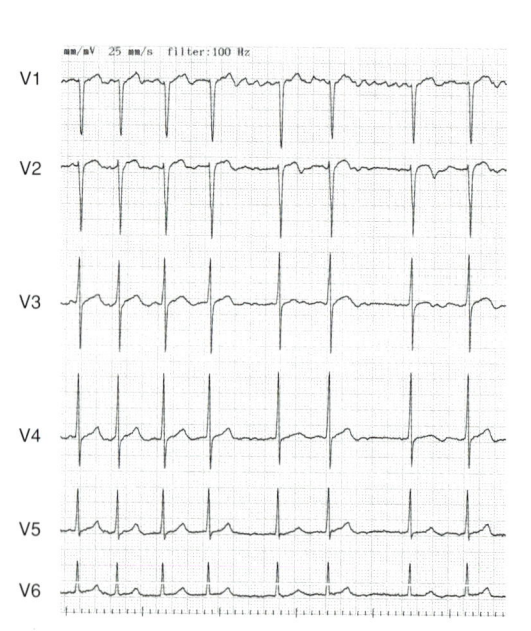

図2　入院時心電図

筋症と診断した．以下，洞調律を維持することで心機能は，退院時心エコー上LVDd 55 mm，LVEF 48％まで改善した．以降，心不全の再発なく経過し，9月7日に退院した．

③ 持続性心房細動

　心拍数コントロールのためにジゴキシンを導入し，血栓予防目的に入院時よりヘパリンの投与を開始，第3病日よりワルファリン導入を開始した．第10病日に経食道心エコー検査を施行し左房内血栓のないことを確認した上で，電気的除細動（200J）を行った．その後は洞調律を維持し，低心機能であることから再発予防目的にアミオダロンを導入した．以降，心房細動の再発は認めず，洞調律を維持している．

④ 2型糖尿病，⑤ 高脂血症，⑥ アルコール性肝障害

　入院中の血液検査から2型糖尿病および高脂血症と診断された．神経障害，網膜症および尿中アルブミンを認めず，明らかな糖尿病性合併症も認めなかった．糖尿病に対しては食事療法，高脂血症に対しては薬物療法を導入した．アルコール性肝障害もあり，退院後も引き続き食事療法による生活指導を行うこととした．

10．退院時処方

カンデサルタン（ブロプレス®）2 mg，1T，朝夕2回．フロセミド（ラシックス®）40 mg，1T，朝1回．スピロノラクトン（アルダクトンA®）25 mg，1T，朝1回．ワルファリン（ワーファリン®）1 mg，3T，朝1回．アミオダロン（アンカロン®）100 mg，2T，朝1回．プラバスタチン（メバロチン®）5 mg，1T，朝1回

11．考　察　▶Advice from Professional ❶参照

　本例では，低心機能を有する拡張型心筋症に頻脈性心房細動を合併し，収縮不全および不規則な心室収縮から心拍出量の低下，拡張期充満時間の短縮による左室拡張末期圧の上昇を伴い急性心不全をきたしたと判断した．さらに洞調律を維持することで，左室駆出率の改善が認められており，頻脈依存性心筋傷害の因子も病態に絡んでいたと考えられる．

　心房細動が心不全の誘因，あるいは増悪因子となっている例では，洞調律への復帰が望ましい．特に，血行動態が不安定な重症心不全例では早急に除細動を行う必要がある[1]．本例のように心不全の初期治療が奏功し，時間的余裕があればレートコントロールを行いながら抗凝固療法を開始し，血栓塞栓症のリスクを回避した後に除細動を行う．一方，洞調律維持には抗不整脈薬が必要であるが，心機能が中等度以上低下した心房細動例に対しては心抑制のあるNaチャネル遮断薬は使いづらく，Kチャネル遮断薬であるアミオダロンが第一選択となる[1]．心不全を対象としたCHF-STATのサブ解析では，心房細動合併例についてプラセボ群よりアミオダロン群で洞調律復帰率と維持率が高く，洞調律復帰群と心房細動持続群を比較すると復帰群の方が生存率，心不全死や心不全入院からの回避率も高かった[2]．しかし，心不全に心房細動を合併した症例では，構造的および電気的リモデリングにより，洞調律維持が困難であることも少なくない．AF-CHF試験（p.209）によれば，心房細動を合併したうっ血性心不全を有する患者において，十分なレートコントロールができていれば決してリズムコントロールに劣る治療戦略ではないことが示された[3]．本症例では，アミオダロン導入により心房細動の再発なく経過し，心不全の増悪も認めていない．実際の臨床では，個々の患者の病態やQOLを考慮し，β遮断薬などの基礎治療や抗凝固療法とともに不整脈の管理を進めていく必要がある．

【文献】　▶Advice from Professional ❷参照

1）「心房細動治療（薬物）ガイドライン（2008年改訂版）」（日本循環器学会）Circ. J., 72（suppl. Ⅳ）：1581-1638, 2008
2）Deedwania. P.C. et al.：Circulation, 98（23）：2574-2579, 1998
3）Roy. D. et al.：N. Engl. J. Med., 358（25）：2667-2677, 2008

Advice from Professional

1 考察ポイント

Point 1
低心機能を有する拡張型心筋症に頻脈性心房細動を合併し，急性心不全をきたした症例である．

Point 2
心機能の低下した慢性心不全例に対しては，基礎治療薬として，β遮断薬，ACE阻害薬およびARBを選択する．退院後，外来での管理では，BNP値や心エコー検査による心機能のフォローアップとともに，突然死の可能性も考慮する．

Point 3
心房細動に対する治療戦略として，リズムコントロールとレートコントロールという選択肢がある．これは各症例によって異なるが，どちらを選択して治療を組立てるかその理由を考え考察を行う．その際に，大規模臨床試験などによるEBMやガイドラインを参考するのも考察の助けになる．

Point 4
考察は，まず病態の整理と重症度を評価し，治療目標（血行動態の改善，生命予後の改善，QOLの改善など）を明確にすると筋道を立てやすい．そのなかで，診断や治療法の選択について根拠となる文献を引用し，より正確性を高める．

2 押さえておきたい論文

文献 1：Stevenson. W.G. et al.：J. Am. Coll. Cardiol., 28（6）：1458-1463, 1996
心不全を有する心房細動患者の生命予後改善にACE阻害薬，ワルファリン，そしてアミオダロンの使用が重要であることを示した観察研究である．

文献 2：Roy. D. et al.：N. Engl. J. Med., 358（25）：2667-2677, 2008
心不全患者における心房細動の治療戦略としてリズムコントロールとレートコントロールを比較した前向き臨床試験である．その結果，治療戦略として生命予後には影響しないことが示された．

memo

evidence

AF-CHF試験
－心不全患者の心房細動治療において，レートコントロールという治療戦略も成り立つ

1 AF-CHF試験の背景

心不全患者はしばしば心房細動を合併し，重症度が高くなるほどその割合が増える．心不全に心房細動を合併すると血行動態を悪化させ，心房細動は心不全患者の心血管死リスクである．このため，心不全患者では洞調律に戻し，維持することが重要視されてきた．しかし，心不全患者における心房細動に対してのリズムコントロールという治療戦略がふさわしいのかは不明であり，この点を明らかにするためにAF-CHF(Atrial Fibrillation and Congestive Heart Failure) 試験が行われた[1]．

2 目 的

うっ血性心不全を伴った心房細動患者を対象に，リズムコントロールによる治療戦略がレートコントロールによる治療戦略より心血管死を減らせるか検討した．

3 対 象

① 6カ月以内の左室駆出率が35％以下
② 心不全の既往：6カ月以内にNYHA心機能分類Ⅱ～Ⅳ度のうっ血性心不全である，6カ月以内に心不全入院の既往があり現在無症状，あるいは左室駆出率25％以下
③ 心房細動（心電図で確認）の既往：少なくとも6時間以上持続する発作が1回，6カ月以内に電気的除細動を受けた，あるいは過去に電気的除細動を受け6カ月以内に10分以上の持続する発作がある

①～③を有する1,376例．臨床背景は平均年齢67歳，男性が82％，冠動脈疾患48％，心筋症38％，高血圧47％，NYHA心機能分類Ⅲ～Ⅳ度32％，持続性心房細動69％であった．

4 試験方法と評価項目

多施設，無作為化前向き試験で北米，南米，欧州など12カ国から症例をエントリーした．リズムコントロール群（682例）は主にアミオダロン（82％）を使用，ソタロール（2％）やドフェチリド（＜1％）も使用可で，抗不整脈薬無効例はアブレーションも可とした．レートコントロール群（694例）はβ遮断薬，ジゴキシン，あるいは両者を用いて安静時80／分未満，6分間歩行時110／分未満を目標に用量を設定した．目標に到達しない場合は房室結節アブレーション＋ペースメーカも可とした．一次エンドポイントは心血管死とし，二次エンドポイントは，総死亡，脳梗塞，心不全増悪，入院，QOL，治療費用，複合（心血管死，脳梗塞，心不全増悪）とした．

5 主な結果

リズムコントロール群とレートコントロール群では心血管死に有意差はなかった（図）．二次エンドポイントについては，総死亡（リズムコントロール群32％ vs レートコントロール群33％），脳梗塞（3％ vs 4％），心不全増悪（28％ vs 31％），複合（43％ vs 46％）とも差はなかった．

6 考 察

AF-CHF試験ではリズムコントロール群の優位性が示されなかった．ただし，48カ月目の調律はリズムコントロール群の20％が心房細動であり，レートコントロール群では62％しか心房細動でなかった．よって，この結果が洞調律を維持している心不全患者に優位性がないということを示しているわけではない．心不全を対象とした試験の難しさはさまざまな要因が心血管イベントに影響することである．これらの要因は各患者の年齢，基礎疾患，重症度などによって異なるので複雑である．心房細動は心不全患者の心血管死リスクの1つであるが，その重みがどの程度であるのかを考えるべきであろう．このAF-CHF試験の重要なメッセージは，それまで洞調律維持を目指したリズムコントロールにこだわっていた心不全患者の心房細動治療において，レートコントロールという治療戦略が成り立つことを立証したことである．

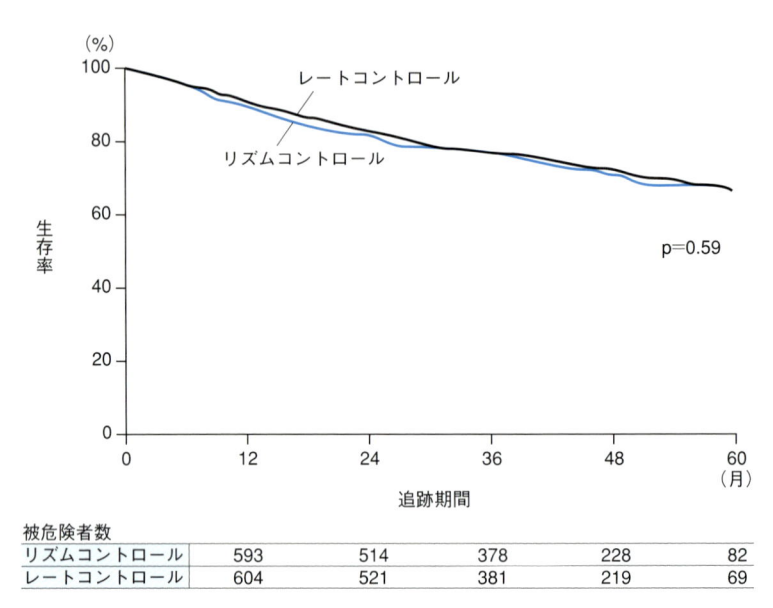

被危険者数					
リズムコントロール	593	514	378	228	82
レートコントロール	604	521	381	219	69

● 図　AF-CHF試験の主な結果：心血管死
（文献1より）

■ 文献

1) Roy. D. et al.: N. Engl. J. Med., 358 (25): 2667-2677, 2008

（志賀　剛）

第6章 合併症をもつ不整脈の治療

患者抄録

2. 腎機能低下（透析）を有する心房細動

田邊康子，川村祐一郎

Point

1. 心房細動は，腎機能低下例（透析例）においては，若年でも高頻度に合併する．これは透析患者が他の基礎疾患より心肥大，虚血性心疾患の合併が多く，透析に伴う体液量，電解質，酸塩基平衡が急激に変化することに起因する
2. 腎機能低下例（透析例）における心房細動の治療は，不整脈発生の修飾因子の是正と不整脈自体の治療が必要である．体液過剰，貧血，電解質異常，酸塩基平衡異常を是正し，透析患者での不整脈薬の体内薬物動態を理解した上での抗不整脈薬の選択と投与量の減量が必要となる
3. 心房細動に対する直接的な治療法としてカテーテルアブレーションが効果をあげており，近い将来には薬物投与が困難な腎機能低下例では第一選択となる可能性もある

1 病態の特徴・疫学

透析患者の心臓合併症は年々増加しており，血液透析療法の進歩と患者管理の向上による大幅な延命とそれに伴う高齢化によって，透析患者の循環器合併症が増大したことに起因するものと考えられる．

透析患者における心臓合併症はその予後を左右する重要な問題であり，心臓合併症による死亡は透析患者の第1位を占めている（表1）[1]．また心臓合併症のなかでも不整脈の発生頻度が増加し，突然死も多い．これは透析患者が他の基礎疾患より心肥大，虚血性心疾患の合併が多く，また透析に伴う体液量，電解質，酸塩基平衡の急激な変化に起因するものと思われる．特に心房細動は，透析患者では若年でも高頻度に合併する．これは①〜③の種々の機序が考えられる（表2）．

① 透析治療に至った腎障害をきたす基礎的疾患（糖尿病，高血圧，動脈硬化など）による直接的な心臓への影響
② 腎不全により惹起された高血圧性心疾患，虚血心，容量負荷の増大による心肥大，Caの沈着，二次性アミロイドーシス，その他のuremic toxin※等の代謝障害の影響により，刺激伝導系の変化が生じやすいこと
③ 血液透析自体によるK，Caをはじめとする電解質バランスの急激な変化や除水などの循環血液量の変化に基づく血行動態の変化，およびそれに伴う自律神経調節の異常[2]

心房細動は，ときに除脈もしくは頻脈となり，透析不能となることも多い．このため透析患者の心房細動の治療・管理は重要とされており，K/DOQIのガイドライン[3]においても，用量設定を考慮の上で抗不整脈薬の積極的な使用や，ペースメーカ等を含めた抗不整脈療法の積極的な治療が推奨されている．

2 治療のメカニズムとストラテジー

治療の目的は自覚症状の軽減と生命予後の改善である．治療は不整脈発生の修飾因子の是正と不整脈自体の治療を行う．心房細動が血行動態を悪化させ

※ **uremic toxin（尿毒症性毒素）**
体内で産生される物質のうち生体に有害な作用をもたらすものを一括して尿毒症性毒素と呼ぶ．
主な蓄積物質としては，①尿素，②グアニジン化合物，③ポリアミン，④芳香族化合物，⑤中分子量物質，⑥PTH，⑦β2マイクログロブリン，⑧サイトカイン，⑨補体D因子などがあげられる．
尿毒素が蓄積する原因としては，①糸球体機能障害による排泄傷害，②尿細管機能障害による分泌・分解傷害，③新しい代謝物の産生が亢進する場合である．

● 表1　透析患者における年別死亡原因の推移

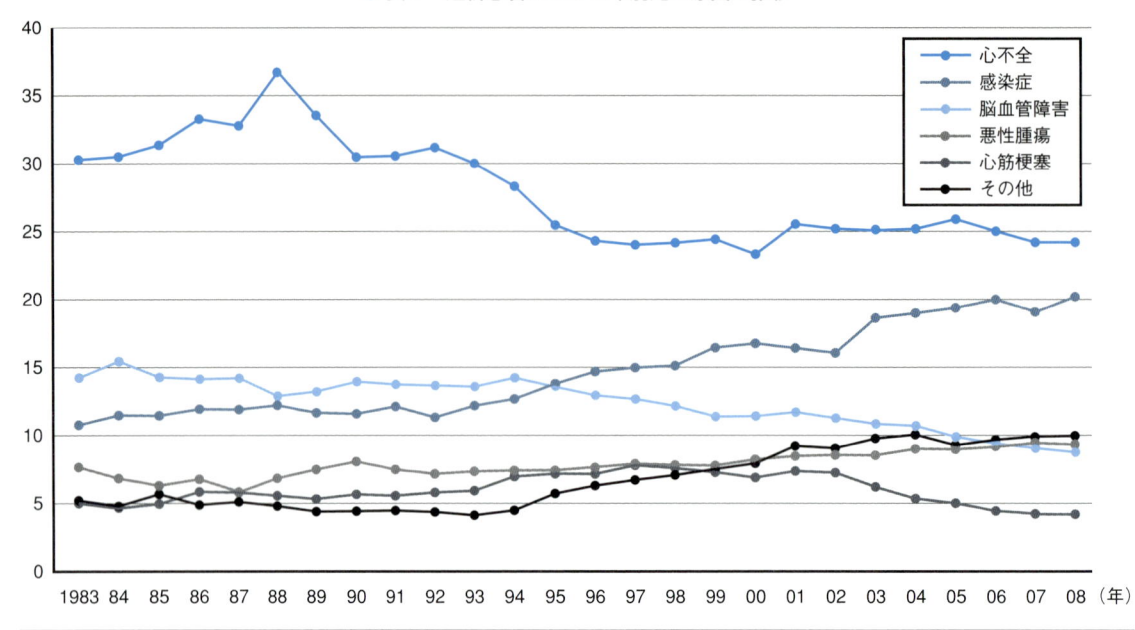

年	1983	84	85	86	87	88	89	90	91	92	93	94	95	96	97	98	99	00	01	02	03	04	05	06	07	08
心不全	30.3	30.5	31.3	33.2	32.7	36.5	33.4	30.4	30.5	31.1	29.9	28.2	25.4	24.1	23.9	24.1	24.3	23.2	25.5	25.1	25.0	25.1	25.8	24.9	24.0	24.0
感染症	11.0	11.5	11.6	12.0	12.0	12.2	11.7	11.6	12.1	11.3	12.2	12.6	13.8	14.6	14.9	15.0	16.3	16.6	16.3	15.9	18.5	18.8	19.2	19.9	18.9	20.0
脳血管障害	14.2	15.4	14.2	14.0	14.2	12.9	13.2	13.9	13.7	13.6	13.5	14.1	13.5	12.9	12.6	12.1	11.3	11.3	11.6	11.2	10.7	10.6	9.8	9.4	9.0	8.6
悪性腫瘍	7.7	6.9	6.4	6.9	5.8	6.9	7.6	8.2	7.6	7.1	7.4	7.3	7.2	7.7	8.1	7.7	7.6	8.3	8.5	8.5	8.5	9.0	9.0	9.2	9.2	9.2
心筋梗塞	5.3	4.8	5.3	6.1	6.0	5.4	5.3	5.8	5.8	5.8	5.7	7.1	7.5	7.4	8.4	7.9	7.4	7.0	7.4	7.4	6.2	5.4	5.1	4.4	4.4	4.2
その他	5.1	4.9	5.7	4.7	5.2	4.8	4.4	4.6	4.4	4.5	4.1	4.5	5.8	6.3	6.7	7.0	7.7	7.9	9.1	9.0	9.7	10.3	9.1	9.5	9.7	9.9

患者調査による累計

（文献1より）

● 表2　透析患者における心房細動の発生誘因

① 合併症による誘因
心疾患
・心筋疾患（左室肥大，心機能低下）
・冠動脈病変（狭心症，心筋梗塞）
・心膜疾患（心外膜炎，心膜石灰化）
貧血
体液貯留傾向
シャントの存在
二次性副甲状腺機能亢進症
Ca×リン酸積の増加（異所性石灰化）

② 透析による誘因
液性因子の変化
・電解質の急激な変化（血清Kの低下，血清Caの低下，Mgの変化）
・血液pHの急激な上昇
・ヘパリンによる遊離脂肪酸の増加
循環血漿量の急激な減少
交感神経緊張の亢進
低酸素血症

る因子となる場合は積極的な洞調律化を試みるが，それ以外のもの，特に慢性化し洞調律へのリカバリーが困難なものは脈拍の調節と血栓予防のみを行う場合も多い．

また近年，心房細動の治療の概念が変化しており，以前は病態生理に基づき抗不整脈薬を理論的に選択するdownstream治療が主体であったが，最近では心房細動を発生させる基盤を治療，是正することにより心房細動の発生を予防するupstream治療が提唱されている[4]．そのため透析患者においても心房細動発生の基盤を理解し，それを是正することを考える必要がある．さらに抗不整脈薬は催不整脈作用をもち合わせており，薬剤の特性を理解した上での抗不整脈薬の選択と，代謝を理解した上での投与量の減量が必要となる．

1）心房細動の修飾因子の是正

a）体液過剰

体液過剰は，心臓への負荷をもたらし心房細動の発生要因となる．透析患者は濾過機能の低下・廃絶により体液量が常に貯留し体液過剰をもたらすが，その重要な因子となるのはNaである．Na貯留は血清浸透圧の上昇による口渇感を高め，水分摂取を促進させることにより体液貯留を促進させる．そのため体液管理のためには塩分制限（NaCl 6 g/日程度）が必要である．また高血糖も血清浸透圧を上昇させる要因であり，血糖値のコントロール（HbA1c＜6.5％）も体液管理の重要な因子である．

b）貧血

貧血は各臓器の低酸素状態を招くため，各臓器血流を増やそうとする代謝機転が心負荷の原因となり，心房細動の発生要因となる．また貧血による心筋の相対的虚血も心房細動を引き起こす誘因となる．そのためエリスロポエチン製剤の補充による貧血の改善は必要である．

c）電解質異常

通常腎不全患者では濾過機能の低下により高K・高Mgを示す．高Kは心房細動のみならず，他の致死的不整脈も誘発するために，直ちに透析による是正が必要である．また透析患者でも食事摂取不良時や下痢時には低K血症を呈する場合があり，低K血症が心筋細胞の興奮性を高め，心房細動を誘発するために，これも速やかな改善を要する．透析前K値が4.0mEq/L以下の場合は，透析中に低K血症をきたし，透析後半に心房細動を誘発することがあるため，その場合には透析中にKの補充（20mEq程度）を行うか，透析液のK濃度を3～3.5mEq/Lに調節する必要がある．

d）酸・塩基平衡の異常

透析患者では酸の排泄機能低下による代謝性アシドーシスを呈するため，著明なアシドーシスの進行は心房細動を誘発する要因となる．その場合には炭酸水素ナトリウム（NaHCO₃）投与，あるいは透析によるアシドーシスの補正が必要である．炭酸水素ナトリウムによる補正ではNaを含むため体液貯留の促進に注意する必要がある．

2）心筋の解剖学的変化の改善（upstream治療）

腎不全では高血圧，動脈硬化により心筋が解剖学的にリモデリングを呈しており，それにレニン-アンジオテンシン系（RAS）および交感神経が関与しているため，その心房細動を発生させる基盤を治療するupstream治療も提唱されている．

a）レニン-アンジオテンシン系（RAS）抑制

腎不全，特に透析患者では過剰な容量負荷を呈するため，心不全の病態と同様に心筋リモデリングにRAS亢進が大きく関与している．心不全においてRAS阻害薬〔アンジオテンシン変換酵素（ACE）阻害薬，アンジオテンシン受容体拮抗薬（ARB），抗アルドステロン薬〕の心房細動新規発生の減少が認められるため，透析患者においても同様な効果が期待できる．ただし透析患者においては高K血症の増悪に十分な注意が必要である．

b）β遮断薬

腎不全では交感神経の亢進を認めている．そのためβ遮断薬における交感神経活性の抑制および遅延後脱分極の発生の抑制により心房細動抑制が期待できるが，必ず少量から開始し，透析中の血圧，脈拍などβ遮断薬の認容性を確認してからの使用が必要である．

3）抗不整脈薬治療

心房細動の抗不整脈薬投与に関しては，治療によって得られる好ましい効果と予測される副作用とを考え併せて最も適切な治療薬を選択する必要がある．心房細動は心室性不整脈に比し，生命予後の点からも危険性は低く，また血行動態に与える影響も少ない．しかし自覚症状の強い場合や頻拍発作が持続したり，高頻度に出現する例では治療を要する．

○透析患者における体内薬物動態

透析患者の抗不整脈薬の投与に関しては，特に問題となるのが，**各薬剤の体内薬物動態（pharmacokinetics）**である．体内薬物動態は薬物の吸収，体内分布，除去からなり立っており，その各区分で腎不全時に影響を受ける因子を考慮する必要がある（表3）[5]．肝胆道系より排泄される薬剤に対する使用

量は通常量に近いものでかまわないが，腎排泄主体の薬剤では体内への蓄積による催不整脈作用や活性代謝物の蓄積による毒性の出現に注意が必要となる．表4に代表的な抗不整脈薬の排泄経路，投与量についてまとめた[6]．

4）非薬物治療

発作性心房細動に対して，Ⅰ群，Ⅲ群抗不整脈薬を使用し洞調律は維持できるものの，薬剤性洞不全症候群をきたし徐脈や洞停止を呈する場合には，ペースメーカによるバックアップも考慮する．また頻拍性心房細動でⅡ群，Ⅳ群抗不整脈薬でも心拍コントロールがつかない場合，低心機能や低血圧のためⅡ群，Ⅳ群抗不整脈薬の使用が困難な場合には，カテーテルアブレーションにて房室伝導ブロックを作成した後，VVIR型ペースメーカを植込む治療により心機能が改善するという報告もある[7]．

さらに，近年心房細動に対する直接的な治療法としてカテーテルアブレーションによって肺静脈からの心房細動のトリガーとなる期外収縮の隔離や，心房細動の基質となる心房組織の修飾などを行うことで心房細動治療が行われ，効果をあげている．このため近い将来には，薬物投与が困難な腎機能低下例の心房細動の治療，特に発作性に関しては，カテーテルアブレーションが第一選択となる可能性もある[8]．

3 処方の実際

1）発作性心房細動

Ⅰb群抗不整脈薬はアプリンジン以外は無効であることが多いため，Ⅰa群抗不整脈薬，Ⅰc群抗不整脈薬からの投与を考慮する．①器質的心疾患を伴う例，②低心機能例，③頻発する心房性期外収縮から発作性心房細動を繰り返し，遷延する低血圧をきたしたり，維持透析が不可能な症例では，Ⅲ群抗不整脈薬の使用を積極的に考慮する．

○代表的な薬剤の処方例

発作性心房細動では心房細動の予防，発作が生じた場合の除細動を目的（Ⅰ群，Ⅲ群抗不整脈薬），慢性心房細動では心拍数の調節を目的（Ⅱ群，Ⅳ群抗不整脈薬）として処方する．

【発作性心房細動】
①塩酸ベプリジル（ベプリコール®）100～200

● 表3　透析患者における抗不整脈薬治療の注意点

吸収	静脈内投与では問題なし．経口投与の場合，腎不全に起因した循環不全をきたしていれば，吸収率が低下し，最高血中濃度到達時間は遅延する
体内分布	血漿タンパクと結合しない遊離型の比率が上昇，血中濃度が上昇する
除去	腎排泄が欠如していることと，透析膜による濾過率を考慮する

● 表4　各抗不整脈薬の代謝・排泄経路と透析患者における投与量

Vaugham Williams 分類	薬剤名	尿中未変化体排泄率（%）	半減期（時）健常者	半減期（時）無尿患者	タンパク結合率（%）	有効血中濃度（μg/mL）	主要排泄経路 肝（%）	主要排泄経路 腎（%）	透析性	投与量の減量
Ⅰa	キニジン						80	20	あり	不要
	プロカインアミド	67	2.5～4.9	22	11～21	4～12	60	40	あり	<1,000mg/日
	ジソピラミド	50～60	5～8	10～18	28～68	2.8～7.5	30	70	なし	<100mg/日
	シベンゾリン		6.7～7.7		40～50	0.4～0.7	40	60	なし	<100mg/日
	ピメノール						25	75	あり	<100mg/日
Ⅰb	リドカイン	<2	1.2～2.2	1.3～3	43～59	43～59	80	<20	なし	不要
	メキシレチン	10～20	8～13	16	40	0.5～2.0	90	<10	あり	不要
	アプリンジン	<1	30				99		なし	不要
Ⅰc	プロパフェノン	<1	4～17		77～89	0.2～3.0	60	<40	なし	<450mg/日
	フレカイニド	30～40	12～20	20～25		0.3～1.0		95	なし	減量～使用不可
	ピルジカイニド							80	あり	<50mg/日
Ⅱ	プロプラノロール	<1	2～6	1.1～6.2	90～95	0.02～0.20	>95		なし	不要
	アテノロール						50	50	なし	減量
	カルベジロール						>95		なし	不要
Ⅲ	アミオダロン	<1	1,200	不変	96	0.5～1.0	>95	>70	不明	不要
	ソタロール								不明	<40mg/日
Ⅳ	ベラパミル	2	4.8		90	0.07～0.2	80	20	なし	不要

mg，分2
②塩酸プロパフェノン（プロノン®）450mg，分3
③塩酸アミオダロン（アンカロン®）200mg，分2
④塩酸ピルジカイニド（サンリズム®）25mg，分1～50mg，分2
⑤ジソピラミド（リスモダン®）100mg，分2～150mg，分3．塩酸ベラパミル（ワソラン®）120～240mg，分3
〔①②③④⑤，いずれもワルファリンカリウム（ワーファリン®）カリウムPT-INR 1.8～2.5程度になるよう調節〕

【慢性心房細動】
①塩酸ベラパミル（ワソラン®）120～240mg，分3
②酒石酸メトプロロール（ロプレソール®）60～120mg，分2
〔①②，いずれもワルファリンカリウム（ワーファリン®）PT-INR 1.8～2.5程度になるよう調節〕

注意点

①主要排泄経路が肝である抗不整脈薬は，ほとんど透析で除去はされないものの，投与量は常用量と同等でよい．
【代表的な薬剤】
Ⅰb群：アプリンジン
Ⅰc群：プロパフェノン
Ⅱ群：プロプラノロール，メトプロロール
Ⅲ群：アミオダロン，ベプリコール
Ⅳ群：ジルチアゼム，ベラパミル

②主要排泄経路が腎である抗不整脈薬
【代表的な薬剤】
Ⅰa群：プロカインアミド，ジソピラミド
Ⅰc群：ピルジカイニド
Ⅱ群：アテノロール
目安として，
a) Ccr＞50もしくはSCr（血清クレアチニン）＜1.8の場合は，常用量での使用が可能
b) 20＜Ccr＜59もしくは1.8＜SCr＜3.0の場合は，常用量の2/3～1/3量
c) Ccr＜20もしくは3.0＜Crの場合は，常用量の1/3以下
での使用が好ましいとされている．
しかし透析患者ではプロカインアミドは半減期が正常腎機能患者6時間から透析患者では41時間に延長し，蓄積して副作用が発現しやすい．またシベンゾリンは血液透析で除去されないため原則禁忌である

2）慢性心房細動

Ⅳ群抗不整脈薬であるベラパミルやジルチアゼム，さらにはⅡ群抗不整脈薬であるβ遮断薬を使用し，心室応答を十分に抑制し，心室拍数のコントロールを主体とした治療を行い，頻拍による血圧低下などを防ぐことが必要である．

注意点

①Ⅰa・Ⅰc群抗不整脈薬：QRS増大・QT延長に注意．徐脈，催不整脈作用による心室性不整脈の出現に注意．抗コリン作用があり使用時に頻拍が悪化する場合には房室伝導を抑制する薬剤（Ca拮抗薬・β遮断薬）と併用．排尿障害，低血糖の出現にも注意する

②Ⅱ群抗不整脈薬：徐脈，血圧低下，心機能低下例には心不全の悪化に注意し少量より使用する

③Ⅲ群抗不整脈薬：QT延長，徐脈，催不整脈作用による心室性不整脈の出現に注意．β遮断薬作用も有するため，β遮断薬と併用する場合には，β遮断薬の減量を必要とする場合もある．アミオダロンは心外作用も有するため，甲状腺機能，肺障害（感質性肺炎），視力障害，肝機能障害を定期的にフォローしながらの使用が必要．またアミオダロンはワーファリン®との相互作用があるため併用時はワーファリン®を減量する必要がある（PT-INRでモニターする）

④Ⅳ群抗不整脈薬：徐脈，血圧低下に注意

4 おわりに

腎機能障害（透析）例では，体液量・電解質バランスの急激な変化などから心房細動が高頻度に出現する．薬物治療はその体内動態を考え慎重に投与する必要があり，適切な抗不整脈薬の選択，投与量，投与方法を考え，安全な薬物治療を行うことは，循環器・腎臓専門医でも難しい．しかし今後も透析患

者の心房細動の出現頻度は増加することが予測され，これらの知識を身につけ，また治療選択肢としてペースメーカ治療やカテーテルアブレーション等の非薬物療法の適応も理解する必要がある．

<文献>
1) 日本透析医学回統計調査委員会：わが国の慢性透析維持の現状（2008年12月31日現在）．透析学会雑誌，2009
2) 渡邉栄一：日内雑誌，95：261-270，2006
3) National Kidney Foundation：Am. J. Kidney. Dis., 45（Suppl. 3）：S34-36, 2005
4) 小川聡：日内雑誌, 90：1853-1858, 2001
5) Giusti. D. et al.：Drug Intell. Clin. Pharm., 7：382, 1973
6) 笠貫 宏：不整脈．「腎不全治療学」（大田和夫 監），263-271, 1997
7) Kay. G.J.：Interv. Card. Electrophysiol., 2：121-135, 1998
8) Jais. P. et. al.：J. Cardiovasc. Electrophysiol., 11：758-761, 2000

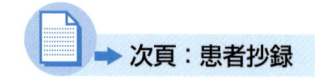

次頁：患者抄録

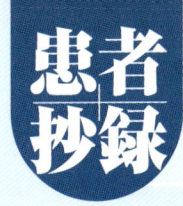

腎機能低下（透析）を有する心房細動の1例

【患　者】60歳男性

1．**診　断**　①発作性心房細動　②洞不全症候群（RubensteinⅢ：徐脈-頻脈症候群），③慢性腎不全（糖尿病性），④糖尿病，⑤高血圧，⑥脂質異常症，⑦労作性狭心症（経皮的冠動脈形成術後）

2．**主　訴**　眼前暗黒感，意識消失発作

3．**既往歴**
　　20歳で高血圧
　　30歳で糖尿病，脂質異常症指摘・治療開始
　　56歳で労作性狭心症に対し経皮的冠動脈形成術施行
　　59歳で慢性腎不全（糖尿病性）にて血液透析療法開始

4．**家族歴**　父：高血圧，母：高血圧，狭心症

5．**生活歴**　職業：事務員，喫煙歴：10～20本/日（20～57歳まで），飲酒歴：焼酎2合/日

6．**現病歴**
　　20歳で高血圧を指摘，治療開始．30歳で糖尿病，脂質異常症を指摘され治療が開始されるが，内服治療のみでは糖尿病のコントロールがつかず，51歳でインスリンが導入される．56歳で労作時に胸部圧迫感を生じるようになり，冠動脈造影を施行．右冠動脈♯1に90％，♯2に75％の狭窄を認め，同部位に経皮的冠動脈形成術を施行．このときに発作性心房細動も指摘される．59歳で腎不全が増悪し，血液透析が導入された．同時期より動悸とその後に伴う眼前暗黒感を生じるようになり，透析中に頻拍性発作性心房細動を生じ，血圧低下し透析中断，かつ心房細動停止時に8.0秒の洞停止を認め，一過性に意識消失した．その後も透析中に同様の発作を繰り返すため，精査・加療目的で当院循環器内科に入院となった．

7．**入院時現症**
　　身長170cm，体重62kg，BMI 21.7，意識清明，血圧116/98mmHg，脈拍122/分・不整，体温36.6℃，眼瞼結膜に軽度貧血・黄染なし，頸静脈怒張なし，収縮期雑音：左第2肋間～右第2肋間
　　胸部：S1（→）S2（→）S3・S4（－），Levine分類Ⅱ/Ⅳ度，systolic murmur at Erb，肺野ラ音なし
　　腹部：異常所見なし．神経学所見：両側アキレス腱反射の減弱，両側下肢振動覚低下

8．**入院時検査成績**
　　①血　算：WBC 4,100/μL，RBC 369万/μL，Hb 11.3g/dL，Hct 34.3%，Plt 21.1万/μL
　　②生化学：TP 7.9g/dL，Alb 4.1g/dL，T-Bil 0.6mg/dL，D-Bil 0.2mg/dL，AST 22IU/L，ALT 14IU/L，LDH 220IU/L，CK 76IU/L，BUN 21mg/dL，Cr 3.15mg/dL，CysC 2.50mg/L，UA 2.3mg/dL，Na 141mEq/dL，K 4.0mEq/dL，Cl 104mEq/dL，Ca 9.2mg/dL，P 3.6mg/dL，LDL-Cho 79.3mg/dL，HDL-Cho 74mg/dL，TG 113mg/dL，Glu 147mg/dL，HbA1c 6.8%，TSH 2.09μU/mL，FT3 3.06pg/mL，FT4 1.81ng/dL，NT-pro BNP 10,022pg/mL，BNP 778pg/mL，HANP 243pg/mL
　　③凝固系：PT-INR 1.60，APTT 36.7秒
　　④胸部単純X線（図1）：入院時：CTR 56.6%，肺うっ血なし，CPA：両側sharp
　　　　ペースメーカ植込み術後：CTR 51.4%
　　⑤心電図：洞調律時，HR 64/分，PQ 0.20ms，QRS 0.10ms，QT 0.40ms，不完全右脚ブロック
　　　　Ⅰ，aVL，V5-V6：small q，ST-T changes（－），SV1＋RV5＝8＋15，心房細動停止時に5，6秒の洞停止を認めた（図2）

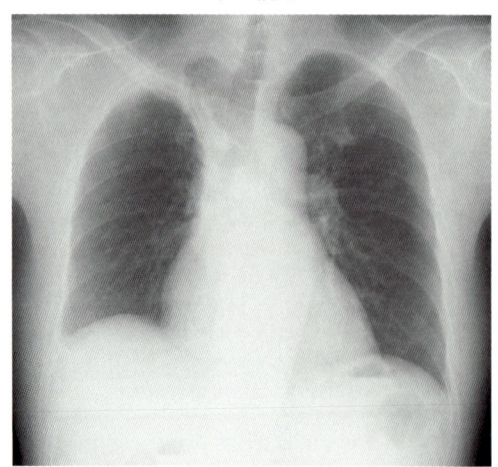

図1　胸部X線
A）入院時　　B）ペースメーカ植込み術後
A）に比してB）では心胸郭比の減少，肺うっ血の改善を認める

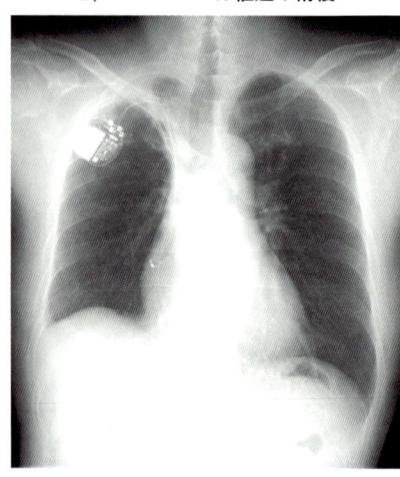

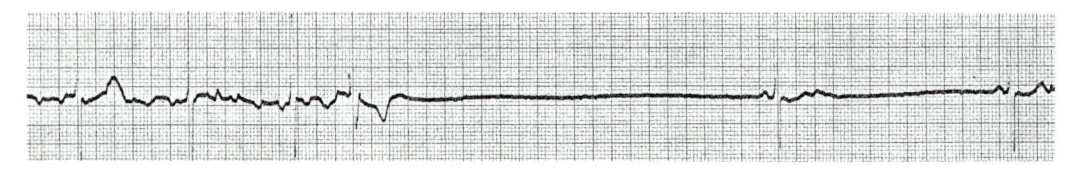

図2　心電図で確認された洞停止
心房細動停止時に洞停止を認めた

⑥ 経胸壁心エコー図：左室は全周性に軽度収縮力低下，軽度の全周性の肥大を認める．左房の拡大あり．明らかな血栓像はない．大動脈弁は弁尖に石灰化を認めるが開放制限はなし．
AoD 32mm, LAD 45mm, IVSTd 12mm, LVPWTd 12mm, LVDd/Ds 47/37mm, EF 50％, ％FS 20％, LVEDV 86mL, LVESV 38mL, EF 52％, E/A 0.63/0.34, Ad 148ms, DcT 192ms, Tei-index 0.63, E/è 10.7, TR Ⅱ/Ⅳ, 推定PA圧 40〜50mmHg, IVC 18/12mm（呼吸性変動あり）

9．入院後の経過
① 発作性心房細動，② 洞不全症候群，③ 慢性腎不全（維持血液透析）

　入院後も頻回に発作性心房細動を生じ，心房細動停止時には5〜6秒の洞停止をきたし，眼前暗黒感を伴った．特に透析中には頻拍性心房細動を呈し，血圧の低下を生じるために透析の中断を余儀なくされた．発作性心房細動抑制のためⅠ群抗不整脈薬（アプリンジン 40mg→ピルジカイニド 50mg）の投与を開始したが，発作性心房細動の頻度は減少したものの，洞機能も抑制し，発作性心房細動停止時の洞停止を増長した．そのためⅢ群抗不整脈薬（アミオダロン 100mg）の使用も試みたが，β遮断薬作用のため洞調律時に心拍数30〜40/分の除脈を呈した．発作性心房細動に対しての抗不整脈薬は有効であるものの，投与に付随する洞停止や除脈への治療として，ペースメーカ植込みによるバックアップが必要と考え，DDDRペースメーカ植込み術を施行した．その後アプリンジン 40mgおよびビソプロロール 5mgの投与およびペースメーカのバックアップにて，心房細動および心拍コントロールも良好であり，透析中の頻拍発作も減少し，CTRも

56.6％→51.4％，心エコー検査での推定PA圧40〜50mmHg→20mmHg台，EF 50％→62％へと改善した．

心エコー検査で当初認められた全周性の収縮力の低下は，頻拍の改善に伴い改善していることより，頻拍性心筋症によるものであった可能性が高い．

④ 糖尿病

インスリン療法にて，入院時のHbA1cは6.8％であり，コントロールはややpoorであったが，入院後の21単位食では，同量のインスリン量にてtagesでの良好な血糖値を呈した．今後は自宅での食事管理の徹底にて，コントロールの改善が見込まれるため，栄養指導を受けていただいた．

⑤ 高血圧

入院後の血圧は現在の投薬内容で120〜130/70〜80mmHgと良好であり，ペースメーカ植込み後には頻拍発作も呈することなく，透析時の血圧も安定していた．

⑥ 脂質異常症

入院時はプラバスタチン10mgの内服で，LDL/HDL 104/82mg/dLであった．冠動脈病変合併症例であるためコントロール不十分と考え，strong statinに変更．ピタバスタチン2mgの内服に変更し，LDL/HDL 79/74mg/dLまで低下した．

⑦ 労作性狭心症（経皮的冠動脈形成術後）

虚血性心疾患を疑う胸部症状は認めず，負荷心筋シンチグラフィーでも，虚血を示唆する所見は得られなかった．ただし，透析症例であり，糖尿病，高血圧，脂質異常症を合併するハイリスク群であるため，今後も十分なリスクコントロールと厳重なフォローアップが必要である．

10. 退院時処方

塩酸アプリンジン（アスペノン®）20mg，2T，分2，朝・夕．フマル酸ビソプロロール（メインテート®）5mg，1T，分1，朝．ニコランジル（シグマート®）5mg，3T，分3，朝・昼・夕．アスピリン（バイアスピリン®）100mg，1T，分1，朝．硫酸クロピドグレル（プラビックス®）75mg，1T，分1，朝．ピタバスタチンカルシウム（リバロ®）2mg，1T，分1，夕．レバミピド（ムコスタ®）100mg，3T，分3，朝・昼・夕．ワルファリンカルシウム（ワーファリン®）1mg，1.5T，分1，夕

11. 考　察　▶Advice from Professional 1 参照

透析患者の心臓合併症は年々増加しており，その予後を左右する重要な問題である．また心臓合併症のなかでも不整脈の発生頻度が増加し，特に心房細動は，若年でも高頻度に合併する．これは透析患者が他の基礎疾患より心肥大，虚血性心疾患の合併が多く，透析に伴う体液量，電解質，酸塩基平衡の急激な変化が生じやすく，種々の機序に基づく心房細動が発生しやすい素地が存在するためである．

心房細動の治療については，透析症例においては不整脈自体の治療以外にも，体液過剰，貧血，電解質異常，酸塩基平衡異常などの不整脈発生の修飾因子の是正も必要とする．さらに各薬剤の体内薬物動態（pharmacokinetics），薬物の吸収，体内分布，除去といった，腎不全時に影響を受ける因子を考慮する．腎排泄主体の薬剤では体内への蓄積による催不整脈作用や活性代謝物の蓄積による毒性の出現に注意も必要となる[1)2)]．そのため腎不全非合併例と比して，その管理が難しく，低心機能症例で投薬が困難な症例や頻拍発作や除脈にて血行動態が不安定となる症例では，ペースメーカなどの非薬物治療の併用を必要とする場合も多い．近年心房細動のカテーテルアブレーションが確立されつつあり，薬物投与が困難な腎機能低下例の心房細動の治療としてカテーテルアブレーションが第一選択となる可能性もある．

【文　献】　▶Advice from Professional 2 参照

1) National Kidney Foundation：Am. J. Kidney Dis., 45（Suppl. 3）：S34-36, 2005
2) 渡邉栄一：日内雑誌, 95：261-270, 2006

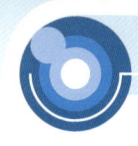

Advice from Professional

1 考察ポイント

Point 1
腎機能低下（透析）例での，腎機能正常例と心房細動の発生要因での相違点（①心房細動を修飾する因子が存在すること，②種々の機序に基づく心房細動が発生しやすい素地を有すること）を考察する

Point 2
腎機能低下（透析）例では，薬剤の各薬剤の体内薬物動態が腎機能正常例とは異なり，それ故に投与薬剤の選択域も狭くなり，薬剤量の調節・管理も難しい．また電解質異常も生じやすいため，催不整脈作用も出現しやすいことに注意する必要もある．

Point 3
腎機能低下（透析）例で抗不整脈薬のコントロールが腎機能正常例に比して難しいことを考えると，非薬物治療も積極的に検討する必要がある．また本症例では行わなかったが，今後期待できる新たな治療法についての適応も検討するとよい．

2 押さえておきたい論文

文献 1 ：National Kidney Foundation ：Am. J. Kidney Dis., 45（Suppl. 3）：S34-36, 2005
腎不全患者に合併する心血管合併症に対するガイドライン．管理・治療法などが言及されている．

文献 2 ：渡邉栄一：日内雑誌，95：261-270, 2006
腎不全患者における抗不整脈薬の使用法，注意点等について述べられている．

memo

第6章 合併症をもつ不整脈の治療

患者抄録

3. 脳出血や脳梗塞の既往を有する心房細動

是恒之宏

Point

1. 脳梗塞の既往症例は心房細動患者の中で最も脳梗塞リスクが高く，可能な限り積極的に抗凝固療法を行う
2. 脳出血の既往症例で脳梗塞のリスクが高い場合はアミロイドアンギオパチーを除いて，血圧の十分なコントロールのもとに抗凝固療法を行うことが可能である
3. いずれの場合も良好なワルファリンコントロールが必要であり，70歳未満ではPT-INR 2.0〜3.0，70歳以上では1.6〜2.6を目標とする

1 はじめに

　心房細動の二大合併症には**頻脈性心不全**と**血栓塞栓症**がある．なかでも心原性脳塞栓は，患者の予後やQOLに与える影響が非常に大きく，失語や寝たきりになることも少なくない．したがって，これを予防することは心房細動患者に対する医療の重要な部分を占める．

　従来より，心房細動に合併する脳塞栓予防にワルファリンがきわめて有効であることはよく知られている．最近その使用頻度は増加しつつあるが，食事の影響や他の薬剤との相互作用があること，採血による定期的なプロトロンビン時間比の国際標準化単位（international normalization ratio：PT-INR）のチェックを必要とするため，未だに必要な患者に十分処方されていない現実がある．また，欧米とは違い，特に70歳以上の高齢者では，PT-INRが2.6を超えると大出血の頻度が増えることがわかっており，医師は出血を危惧するあまり，軽めにコントロールする傾向にある．

　この稿では，特に脳梗塞の既往症例でどのように抗血栓療法を行うのか，脳出血の既往がある場合には使用できないのか，についてこれまでのエビデンスをもとに解説する．

2 治療のストラテジー

1）脳梗塞の既往症例

　図1に非弁膜症性心房細動患者における抗血栓療法のガイドライン〔「心房細動治療（薬物）ガイドライン」（日本循環器学会）〕のアルゴリズムを示す[1]．脳梗塞や一過性脳虚血発作は心房細動の抗血栓療法ストラテジーの中でも最も脳梗塞リスクが高く，積極的に抗凝固療法を行うべき適応となっている．

　投与量の調節にはPT-INRが用いられている．コントロールの目標値としては，70歳以上では，PT-INRで2.2を超えると重篤な出血性合併症がみられ始め，2.6を超えると急激に増加，逆にPT-INR 1.6未満では大梗塞を予防できないと報告されているので，PT-INR 1.6〜2.6程度がよい[2]（図2）．70歳未満では70歳以上に比べて大出血のリスクは低いため，海外と同様PT-INR 2.0〜3.0でのコントロールが勧められる．

　高齢者の患者ほど出血を危惧し，ワルファリンコントロールが軽くなりがちであるが，PT-INR 1.6〜2.1の範囲でのコントロールでは，頻回なワルファリン投与量の変更が必要であり，PT-INR 1.6未満となる率が1.6〜2.6の範囲でコントロールする群に比べて有意に高く推奨できないことが筆者らの研究からわかっている[3]．75歳以上の高齢者心房細動患者において，ワルファリンコントロールがガイド

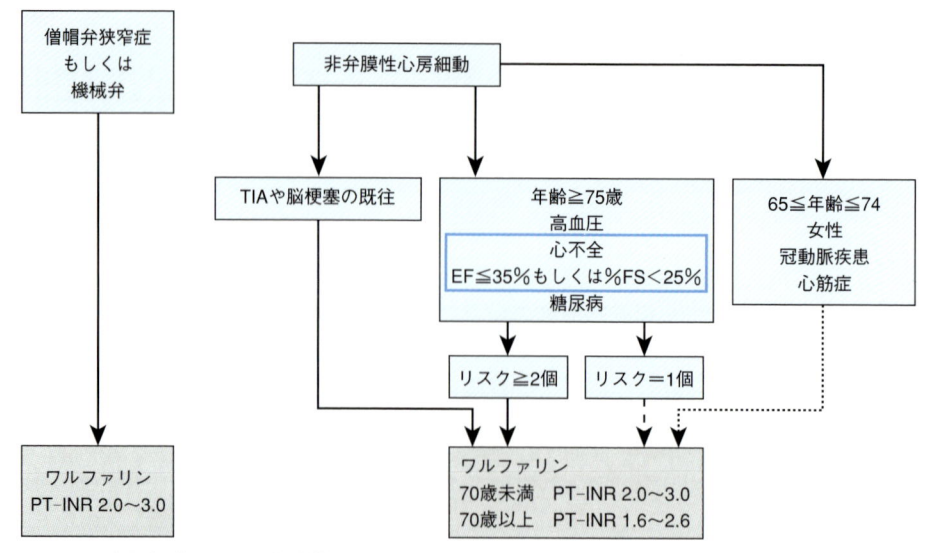

● 図1　心房細動における抗血栓療法
　　　心房粗動や発作性心房細道を含む．実線は推奨，破線は－－－は禁忌がなければ積極的に
　　　考慮，………は考慮可を指す
　　　（文献1より）

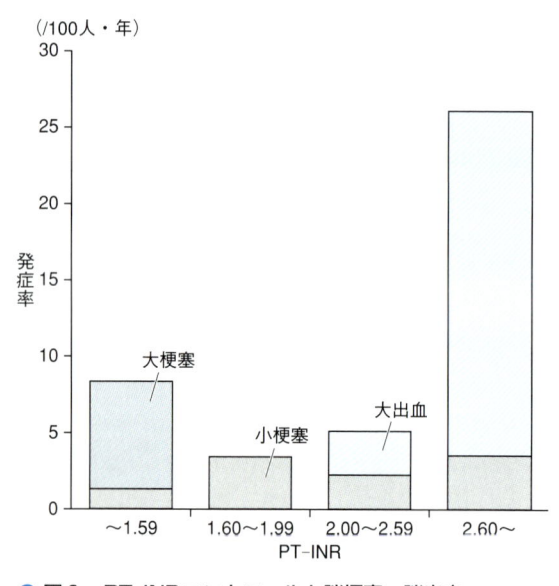

● 図2　PT-INRコントロールと脳梗塞，脳出血

ラインにもとづいて行われていれば，アスピリンよりも脳梗塞発症は有意に低く，脳出血を含めた大出血の頻度は変わらなかったとの報告もある[4]．そのため，高齢者でも転倒のリスクが比較的少なく，服薬コンプライアンスがよければ，むしろ積極的に抗凝固療法を考慮する．高齢者の服薬に関しては家族のサポートも重要である．

memo　TTR（time in therapeutic range）
　ワルファリンコントロールがどれくらい目標範囲に入っているかを示す指標であり，コントロールの良好性と脳梗塞の予防効果，大出血の回避率に相関があることが示されている．適応があればワルファリンを使用することはガイドラインにも示されているが，その上で良好なコントロールをめざすことはさらに重要である．

2）脳出血の既往症例

　脳出血の既往やMRIT2スター画像上のmicrobleeds信号は抗凝固療法の禁忌ではない．ただしこれには2つの注意点がある．1つは，**血圧の徹底的な管理が求められる**ことである．矢坂らは脳出血の既往を有する症例45例と，性と年齢をマッチさせた既往を有さない45症例に抗血栓療法を行い，経過を16.7±7.6カ月間観察したところ，両群ともに血圧の管理は良好であり，脳出血や重篤な出血性合併症は観察されなかったと報告している[5]．高血圧性脳出血の場合は，十分な血圧管理が担保されれば抗凝固療法は可能である．また，2つめの注意点として，皮質・皮質下の再発を容易に起こし，その予

防方法がないアミロイドアンギオパチーの場合は抗凝固療法を行わないことが原則である[6]．

3 PT-INRコントロールの重要性

ximelagatranの治験におけるワルファリン群の後向き解析では，PT-INRコントロールが良好であった症例は，不良であった症例に比べて脳梗塞および大出血の頻度がいずれも50％以下ときわめて良好であることが報告され（図3），きめこまやかなコントロールの重要性を改めて示した[7]．さらに，ACTIVE W試験〔抗血小板薬2剤の併用（アスピリン，クロピドグレル）に対しワルファリンが優位性を示した〕でも，ワルファリンのコントロールが不良であると，その優位性はもはや認められないことが示されている[8]．

4 抗凝固療法による出血のリスク

ワルファリンコントロールの強度以外の因子として，最もよく知られる因子は年齢である．Petitiらは，高齢，女性，アルコール依存，消化性潰瘍，高血圧，うっ血性心不全，糖尿病が出血のリスクを高めるとしている[9]．

脳内出血の疫学では，人種差があり，白人よりも黒人，ヒスパニック，日本人で脳内出血の頻度が高いことが報告されている[10]．また，年齢，高血圧，人種以外に，喫煙，アルコール摂取量，血中コレステロールレベルがリスクとして評価されている．喫煙は，20本以上で男性のリスクを2～3倍，15本以上で女性のリスクを4倍上昇させる[11][12]．アルコール摂取量の増加により脳内出血は増加し，脳内出血発症24時間以内，あるいは1週間以内のアルコール摂取量とも相関することが報告されている[13][14]．

また，160mg/dL以下の血清コレステロールが日本人男性のリスクとして報告されている[15]．このように，脳内出血のリスクを有する患者においては，十分にこれらのリスクを回避あるいはコントロールすることが重要である．

出血のリスクは，脳梗塞のリスクともかなり重複している．そのため，脳梗塞のリスクが高い患者ほどワルファリンが必要であり，一方で出血のリスクも高くなることを，医師も患者・家族もよく認識し

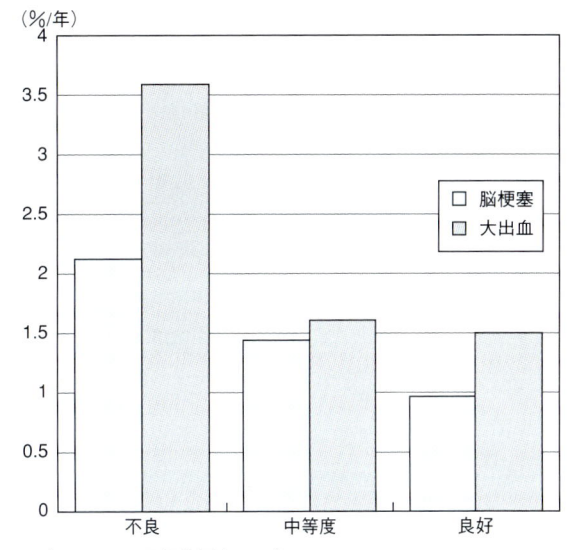

● 図3　良好なコントロールが重要
　　　SPORTIF Ⅲ/Ⅴ試験におけるワルファリン群，後向き解析

不良：PT-INR目標範囲内＜60％
中等度：60～75％
良好：＞75％

ておく必要がある．

5 ワルファリン導入の実際

以下①～③のように導入を行う．

①**血栓塞栓症後のようにできるだけ速やかにワルファリンコントロールを行いたい場合**

　入院を原則とし，ヘパリンで抗凝固療法を行いながら，維持量に近い2～3mg/日で開始し，維持量を決定する．

②**脳出血の既往があり，ワルファリンの開始・再開が可能な場合，あるいは脳梗塞の既往がなくCHADS2スコア[16] 2点以下**

　外来で1mg/日より開始し，1～2週ごとに1mg/日ずつ増量．2カ月以内の維持量到達を目標とする．すでにワルファリンコントロールが以前なされていた場合でも，休薬期間が長い場合には同様に安全な導入を考慮する．ワルファリンの休薬期間が短く，全身状態に変化がない場合には以前使用していた維持量から開始することも可能と考えられる．CHADS2スコア3点以上の場合は，

より速やかな導入が必要と考えられるため，場合によっては入院のうえコントロールを行う．

③投与量の多少にかかわらず，投与は1日1回でかまわない

ワルファリン導入時に特に出血合併症が多いことが，ACTIVE W 試験[3]でも示されていることから，維持量への到達が遅れることのデメリットと出血を回避するメリットを個々の患者で考えた場合，比較的リスクが低い患者に対する外来導入では上記のような方法が妥当であろうと考える．

6 おわりに

脳梗塞の既往を有する患者は心房細動の中でも最も脳梗塞（再発）リスクが高い．したがって，年齢にかかわらず積極的に，かつコントロール良好なワルファリン治療が必要である．脳出血については，既往があれば抗凝固薬の使用・再開を躊躇しがちであるが，病態により再開は可能であり，脳梗塞のリスクが高い症例も多いことから適応を十分に考慮し可能な症例についてはワルファリン治療を開始・再開する．使用するにしても，しないにしても，**患者・家族に，使うこと・使わないことのリスクとベネフィットについて十分説明をすることが肝要である．**

<文　献>

1) 「心房細動治療（薬物）ガイドライン（2008年改訂版）」（日本循環器学会），Circ. J., 72（Suppl. Ⅳ）: 1640-1658, 2008
2) Yasaka. M. et al.：Intern. Med., 40：1183-1188, 2001
3) 是恒之宏：心臓，37（9）：771-772, 2005
4) Mant. J. and BAFTA investigators.：Lancet, 370：493-503, 2007
5) Hara. Y. et al.：Stroke, 33（abst.）：409, 2002
6) Eckman. M.H. et al.：Stroke, 34：1710-1716, 2003
7) White. H.E. et al.：Arch. Intern. Med., 167：239-245, 2007
8) Connolly. S.J. et al.：Circulation, 118：2029-2037, 2008
9) Petitti. D.B. et al.：J. Clin. Epidemiol, 42：759-764, 1989
10) Kase. C.S. et al.：「STROKE Pathophysiology, Diagnosis, and Management. Fourth Edition」(ed. by Mohr. J. P. et al.), CHURCHILL LIVINGSTONE
11) Kurth. T. et al.：Stroke, 34：1151, 2003
12) Kurth. T. et al.：Stroke, 34：2792, 2003
13) Juvela. S. et al.：Stroke, 26：1558, 1995
14) Donahue. R.P. et al.：JAMA, 255：2311, 1986
15) Tanaka. H. et al.：Stroke, 12：460, 1981
16) Gage. B.F. et al.：JAMA, 285：2864-2870, 2001

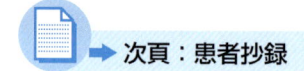

➡次頁：患者抄録

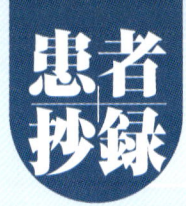

無症候性脳梗塞を合併した発作性心房細動

患者抄録

【患　者】71歳男性

1. **診　断**　①比較的症状の明らかな発作性心房細動，②高血圧，③糖尿病
2. **主　訴**　動悸，呼吸困難感
3. **既往歴**　特になし
4. **家族歴**　父，兄：高血圧
5. **無　職**　喫煙歴：既喫煙者．20本×20年（45歳まで）．飲酒歴：機会酒
6. **現病歴**

    1997年より高血圧にて近医でアムロジピン，カンデサルタン処方にて経過フォローされていた．2002年4月頃より強い動悸を伴う発作性心房細動が出現するようになったが，いずれも6時間以内で治まっており，月に1～2度の発作であったため，ピルジカイニドのpill-in-the-pocketで様子観察となっていた．2003年2月9日，10時間続く発作があり，ピルジカイニド100 mgの内服にても消失せず，近医より紹介受診となった．救急外来にて，48時間以内の発作性心房細動と判断し，ヘパリン2,000単位投与の後，頻脈性心房細動にてベラパミル5 mg1A，フレカイニド50 mg1A静脈内投与にても洞調律に復帰せず，経過観察のため入院となった．

7. **入院時現症**

    身長167 cm，体重80 kg，血圧160/98 mmHg，心拍数130～150/分・不整　体温36.5℃，意識清明，結膜：貧血，黄染なし，胸部：心雑音なし，肺野にラ音聴取せず
    チアノーゼ，浮腫認めず

8. **入院時検査成績**

    ① 血　算：WBC 7,200/μL，RBC 504万/μL，Hb 16.0 g/dL，Ht 47.7%，Plt 19.3万/μL
    ② 血液ガス：PH 7.536，PO_2 107.0 mmHg，PCO_2 25.4 mmHg，HCO_3 21.5 mmol，ABE 0.8 mmol，SAT 99.2%
    ③ 生化学：AST 18 IU/L，ALT 13 IU/L，LDH 195 IU/L，ALP 156 IU/L，CPK 76 IU/L，Na 137 mEq/L，K 4.2 mEq/L，Cl 101 mEq/L，Ca 9.5 mg/dL，AMY 79 IU/L，Cr 1.15 mg/dL，BUN 17 mg/dL
    ④ 心電図：AF，HR 150/分，V5-V6：ST-T strain pattern
    ⑤ 胸部X線：うっ血なし，CTR 52%
    ⑥ 経胸壁心エコー：LVDd/s 48/38，LAD 48，IVSth 9 mm，PWth 12 mm，MR mild，AR（−）

9. **入院後の経過**

    2003年2月9日入院後，同日午後12時過ぎ（心房細動発症後12時間），自然除細動にて洞調律へ回復し維持していたが，翌2月10日午前9時過ぎ（洞調律回復後21時間），突然の左下腹部〜背部に疼痛を訴えた．直ちに造影腹部CTを施行したところ，左腎臓の造影欠損，腹部X線にて左腎盂からの造影剤排泄低下を認め，急性左腎血栓塞栓症と診断した（図1）．選択的に左腎動脈造影を行ったところ，近位部に血栓像を確認したため，血栓溶解術を施行し，再開通を得た．2月14日，頭部MRI施行したところ，右前頭葉に無症候性の脳梗塞を認めたが，diffusion MRIの所見から今回のエピソードと同時ではなく，過去に生じた可能性が示唆された．同日に施行した経食道エコーでは，左心房内に明らかな血栓は認めなかった（図2）．ワルファリンコントロールを開始し，3 mgにてPT-INR 1.8となったため2月28日退院となった．3カ月後の腎レノグラムでは直後に比し有意な改善がみられた（図3）．

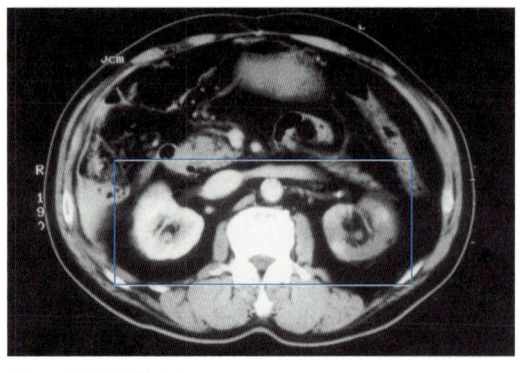

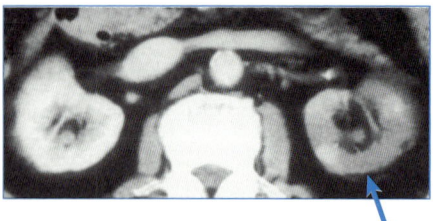

図1 腹部造影CT
右腎に比し左腎で造影不良，一部造影欠損がみられる

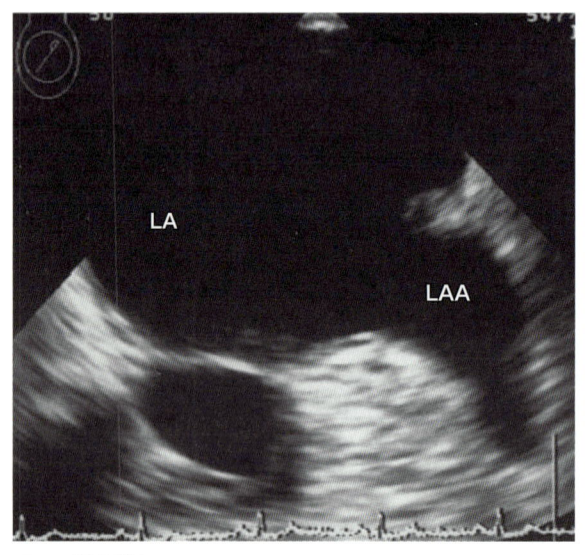

図2 経食道心エコー

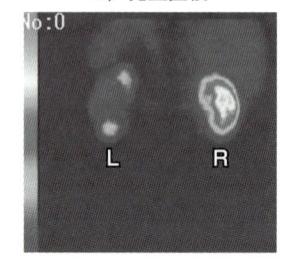

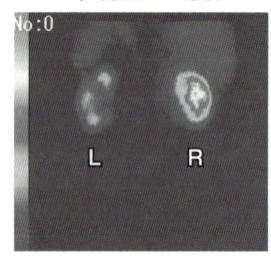

図3 腎レノグラム
(p.9，Color Atlas ❻参照)

10. 退院時処方
　　ピルジカイニド（サンリズム®）50 mg，2c，5回分（頓用），ベラパミル（ワソラン®）40 mg，5回分（頓用），ワルファリン（ワーファリン®）3 mg，朝14日分

11. 考　察　　▶ Advice from Professional ■参照
　　発症早期に自然除細動した発作性心房細動患者が腎動脈血栓塞栓症を発症し，早期診断・治療を施行しえた症例を経験した．退院後，ワルファリンコントロールの強度はガイドラインに準じて，70歳以上のためPT-INR 1.6～2.6の範囲を目標にフォローし，現在まで脳梗塞や血栓塞栓症の発症なく経過している．本症例は比較的症状の明らかな発作性心房細動であり，これまで比較的短時間に発作が消失していたことから，CHADS2スコア2点ではあったが抗血栓療法が行われずに経過観察されていた．しかしながら，症候性発作性心房細動患者では同時に比較的長時間に

わたる無症候性心房細動の発作も生じている可能性があることから，ガイドラインでも示されているように，ハイリスク心房細動では発作性であってもワルファリンコントロールが必要であること[1]が本症例を通じて改めて認識された．本症例では，過去に無症候性脳梗塞の発症もあったことから，CHADS2スコアは2点ではなく4点であることが入院中に明らかとなった．心原性脳塞栓症は大梗塞の割合が高く，予後は比較的不良であるが，この症例のように塞栓部位によっては無症候性の場合もあることから，脳梗塞のリスクを有する心房細動例では頭部MRIによるスクリーニングも必要と考えられる．

【文献】 ▶Advice from Professional ②参照

1)「心房細動治療（薬物）ガイドライン（2008年改訂版）」（日本循環器学会），Circ. J., 72（Suppl.Ⅳ）：1640-1658, 2008

Advice from Professional

1 考察ポイント

Point 1
発作性心房細動では，比較的症状の強い患者でも正確に持続時間を把握することは困難である．自覚症状や定期的診察の際の心電図，あるいはHolter心電図のみでは発作頻度や持続時間の同定は困難と考えておいた方がよい．

Point 2
「心房細動治療（薬物）ガイドライン（2008年改訂版）」（日本循環器学会）にも記載されているように，発作性心房細動であっても持続性や永続性と同様にリスク評価に応じて抗血栓療法を行うことが必要である．心原性脳塞栓であっても，塞栓部位によっては自覚症状に乏しいこともあることから，ハイリスク患者ではスクリーニングとして脳MRI撮影を行っておいた方がよい．

2 押さえておきたい論文

文献1：「心房細動治療（薬物）ガイドライン（2008年改訂版）」（日本循環器学会），Circ. J., 72（Suppl.Ⅳ）：1640-1658, 2008

心房細動に対する薬物治療を中心に2008年に改訂された．この中で，抗血栓療法については，欧米のガイドラインと異なりアスピリンを第一選択としない，高齢者におけるPT-INRコントロールの違いなど日本独自の指針が示されている．

第6章　合併症をもつ不整脈の治療

患者抄録

4. 器質的心疾患を有する心室頻拍・細動

宮内靖史

Point

1. 器質的心疾患に伴う心室頻拍・心室細動は致死的であり，突然死の原因の大半を占めている
2. 治療は，抗不整脈薬のみでは予後の改善が期待できない
3. β遮断薬やアンジオテンシンⅡ受容体拮抗薬などの抗不整脈薬以外の薬物療法により予後の改善が期待できる
4. ICDは二次予防に有用であるが，低心機能例・心不全例の一部においては突然死の一次予防としても有用である

1 病態の特徴・疫学

　器質的心疾患における心室頻拍（VT）・心室細動（VF）は，梗塞や変性により傷害を受けた心筋を基質として発生する．原因となる器質的心疾患の内訳は米国においては80%以上が虚血性心疾患であるが，本邦では30%弱であり，拡張型心筋症，肥大型心筋症，不整脈源性右室心筋症が続く．いずれの疾患においても，VT・VFの既往例では再発率が高い．また，最大の問題点として初発症状が突然死となることが多いことである．米国においては年間30〜35万人が突然死するとされ[1]，VFなどの致死性不整脈が心臓突然死の84%を占めると報告されている[2]．本邦においても年に3万人が突然死すると推測されており，突然死を未然に防ぐ治療が重要である．

2 治療のメカニズムとストラテジー

　器質的心疾患に伴うVT・VFに対する治療は，直流通電や静注薬を中心とした急性期治療に続き，再発時の突然死を防ぐため（＝二次予防）の植込み型除細動器（ICD）治療と，VT・VFの発生頻度を減らす抗不整脈薬投与，基礎心疾患自体に好影響を及ぼすβ遮断薬やアンジオテンシンⅡ受容体拮抗薬（ARB）などの非抗不整脈薬による薬物療法を行う．

薬物療法下にVT・VFを繰り返す症例はカテーテルアブレーションを行う．また初発症状が突然死となりうるためVT・VF未発症者においては突然死のリスクを評価し，一次予防のICD植込みを検討する．

1）急性期治療

　VFや無脈性のVTはACLSのプロトコル[3]に従い，直流通電・エピネフリン投与・アミオダロン・リドカインなどを用いて治療する（図）．本邦ではニフェカラントも用いられる．脈拍の触知する持続性単形性VTはセデーション下の直流通電が第一選択であるが，血行動態が保たれていればニフェカラント・プロカインアミドによる停止も選択可能である．直流通電後に再発を繰り返す場合にはアミオダロンまたはニフェカラントの静注，ランジオロールなどの静注β遮断薬を投与する．

2）亜急性期および慢性期薬物療法

　β遮断薬と抗不整脈薬が中心となるが，その他にアンジオテンシン変換酵素（ACE）阻害薬，ARB，アルドステロン受容体阻害薬，電解質（Mg，K），スタチン，n-3脂肪酸が用いられる．

a）β遮断薬

　VT・VFの発生には交感神経活動亢進やカテコラミン上昇による心室筋の不応期短縮，心室の伝導

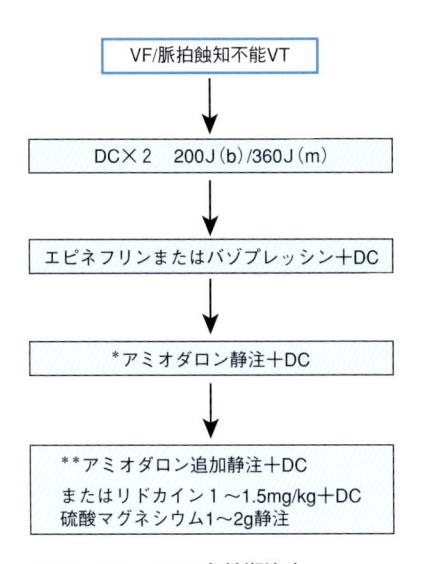

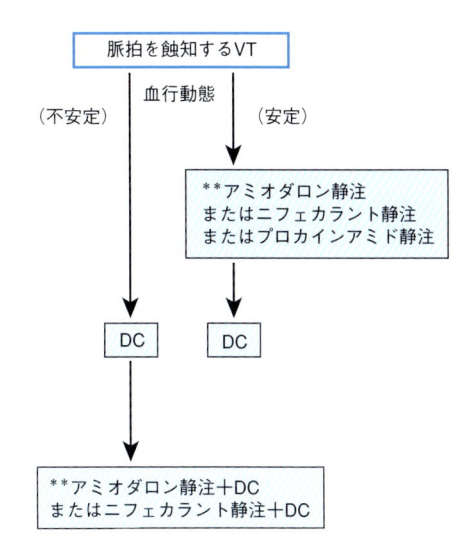

● 図 VT・VFの急性期治療
本邦ではアミオダロンの急速投与時の投与量は1回125mgとされているが，米国では300mg静注（図中*）に続き150mg（図中**）の追加投与が認められている

性亢進，異常自動能の亢進が関与していることが多く，β遮断薬がそれらを抑制する．急性心筋梗塞後[4)5)]の予後を改善し，また心不全症例においては突然死の発生を抑制することも示されている[3)]．

b）アミオダロン

アミオダロンはⅠ～Ⅳ群すべての抗不整脈作用を有し，催不整脈作用が少ない．低心機能症例や心不全症例に使用可能であり不整脈の抑制効果は高い[6)]．一方，突然死の一次予防において有効であるとのエビデンスに乏しく，NYHA心機能分類Ⅲ度の心不全症例においては予後を悪化する可能性も示されている[7)]．

c）ソタロール

ソタロールは弱いβ遮断作用を併せもつⅢ群抗不整脈薬である．軽度の陰性変力作用を有するため低心機能症例では使用しにくく，心不全のない虚血性心疾患や左室機能の保たれているARVCがよい適応である．予後を改善するエビデンスはない．

d）その他の薬剤

心筋梗塞後はリモデリング[※1]が進行すると心室性不整脈がさらに出現しやすくなる．ACE阻害薬，ARBなどはリモデリングを予防し，突然死および非突然死を抑制することが示されている[8)]．心不全症例では電解質異常が原因となる心室性不整脈が出やすく，K・Mgを適切なレベルに保つ必要がある．スタチンやn-3脂肪酸は心筋細胞の細胞膜機能を安定化させることにより抗不整脈作用を発揮し，不整脈イベントを抑制する．

3）植込み型除細動器（ICD）

器質的心疾患に伴うVT・VFは致死的で再発率が高いためほとんどがICDの適応となる．またVT・VF未発例においては初発症状が突然死となることが多いため，リスクを評価して一次予防のためのICD植込みの必要性を検討する．適応は「不整脈の非薬物療法ガイドライン（2006年度改訂版）」（日本循環器学会）に基づいて判断する（表1）．

a）虚血性心疾患

心筋梗塞の急性期に発生するVF・多形性VT・非持続性VTは大概が一過性であり急性期を脱すれば再発しない．ただし心原性ショックなどによる二次性のVFや持続性単形性VTは院内死亡率が38～

※1 リモデリング
心筋梗塞後は拡張末期圧の上昇や血圧上昇により壁ストレスが増し，非梗塞部心筋の肥大と拡張が徐々に進行する．これをリモデリングという．リモデリングにおいてはレニン-アンジオテンシン系の亢進，カテコラミン分泌亢進，炎症性サイトカインが関与し，それらを抑制する薬剤の有効性が示されている．

● 表1　ICDの適応

class Ⅰ
1. 心室細動が臨床的に確認されている場合
2. 器質的心疾患に伴う持続性心室頻拍を有し，以下の条件を満たすもの 　① 心室頻拍中に失神を伴う場合 　② 頻拍中の血圧が80mmHg以下，あるいは脳虚血症状や胸痛を訴える場合 　③ 多形性心室頻拍 　④ 血行動態的に安定している単形性心室頻拍であっても薬物治療が無効または副作用のため使用できない場合や薬効評価が不可能な場合，あるいはカテーテルアブレーションが無効な場合
3. 冠動脈疾患，拡張型心筋症に伴う非持続性心室頻拍があり，左室機能低下（左室駆出率35％以下）を有し，電気生理学的検査によって持続性心室頻拍または心室細動が誘発され，かつそれらが抗不整脈薬によって抑制されない場合
class Ⅱa
1. 器質的心疾患に伴う持続性心室頻拍がカテーテルアブレーションにより誘発されなくなった場合*
2. 器質的心疾患に伴う持続性心室頻拍を有し，薬効評価にて有効な薬剤が見つかっている場合*
3. 冠動脈疾患，拡張型心筋症に伴う非持続性心室頻拍があり，左室機能低下（左室駆出率35％以下）を有し，電気生理学的検査によって持続性心室頻拍または心室細動が誘発される場合*
4. 肥大型心筋症に伴う非持続性心室頻拍があり，突然死の家族歴を有し，かつ電気生理学的検査によって持続性心室頻拍または心室細動が誘発される場合
5. 冠動脈疾患または拡張型心筋症に基づく慢性心不全で，十分な薬物療法を行ってもNYHA心機能分類Ⅱ度またはⅢ度の心不全症状を有し，左室駆出率35％以下の場合*
class Ⅱb
1. 左室駆出率が30％以下の心筋梗塞例で，その発症から1カ月以上経過または冠動脈血行再建術から3カ月以上経過した場合*
class Ⅲ
1. 急性の原因（急性虚血，電解質異常，薬剤など）による頻拍で，その原因を除去することで心室頻拍・心室細動の再発が抑制できる場合
2. 抗不整脈薬やカテーテルアブレーションでコントロールできない頻回に繰り返す心室頻拍あるいは心室細動
3. カテーテルアブレーションや外科的手術により根治可能な原因に起因する心室細動・心室頻拍：例えばWPW症候群に関連した心房性不整脈や特発性持続性心室頻拍
4. 6カ月以上の余命が期待できない場合
5. 精神障害などで治療法に患者の同意や協力が得られない場合
6. 心移植の適応とならないNYHA心機能分類Ⅳ度の薬剤抵抗性の重度うっ血性心不全患者

欧米のガイドライン（「ACC/AHA/HRS 2008 Guidelines for device-based therapy of cardiac rhythm abnormalities」）では本邦ガイドラインにおけるclass ⅡaおよびⅡb中の*の項目はclass Ⅰに分類されている
（文献9より）

56％と高く予後不良である．また，心筋梗塞後遠隔期に発生するVTは心筋梗塞瘢痕の残存伝導を基質とし，梗塞後1年間の死亡率10〜20％の大半を占めている．心筋梗塞急性期以降に院内発生したVT・VFは再発リスクが高くICDの適応となる．また，VT・VFのない症例において，発症13時間以降に発生した非持続性頻拍，頻発する心室期外収縮，低心機能例（左室駆出率30〜40％以下）はVT・VF発生の危険因子であり一次予防のためのICD植込みを検討する．

b）拡張型心筋症（DCM）

DCMは心筋脱落と線維化により心機能低下やVT・VFを引き起こす原因不明の疾患である．DCMにおける死亡原因の30〜40％が心室性不整脈による突然死と考えられている．VT合併例の再発率・突然死率は高く，ICD植込みの適応である．また，低心機能例（EF＜30％），非持続性VT例は未発例においてもリスクが高く[10]一次予防のICD植込みを検討する．

c）肥大型心筋症（HCM）

HCMは異常な心筋肥大をきたす原因不明の疾患で，年間死亡率は1〜6％と高くはないが，初発症状がVT・VFによる突然死であることが多い．心停止からの蘇生例や持続性心室頻拍例では再発リスク

が高くICDの適応である．それらの既往のない症例では，表2に示す項目が突然死の危険因子とされる．欧米のガイドラインではそのうちの1つでもあればICD植込みのclass IIaの適応とされているが，本邦では家族歴と非持続性心室頻拍があり電気生理学的検査でVFが誘発される症例がclass IIaとされている．

d）不整脈源性右室心筋症

不整脈源性右室心筋症（ARVC）は右室心筋の脂肪線維変性により右室の壁運動低下や拡大と右室起源の不整脈をもたらす疾患であり，頻度は1,000～5,000人に1人と考えられている[3]．診断時の平均年齢は30歳前後であり，左脚ブロック型の期外収縮・非持続性VT・持続性VTを合併する．突然死が初発症状であることがあり，1年間で0.08～9％が突然死すると報告されている[3]．不整脈・突然死は運動誘発性であることが多い．診断には右室の壁運動や形態変化，組織所見，心電図所見，遅延電位の有無，心室性不整脈の程度，家族歴などをスコア化した診断基準[11]が用いられている．欧米のガイドラインでは原則としてまず十分な薬物療法を行った上での二次予防のICD植込みがclass I，低左室機能症例が一次予防のclass IIaに分類されている．

4）カテーテルアブレーション

ICD植込み後に十分な薬物療法を行っても心室頻拍を繰り返す症例が適応となる．CARTOシステムなどの三次元マッピングシステムを用いて治療する．VT中に血行動態が保たれていればVT中にマッピングして興奮の伝播様式を表示し，回路を離断するように焼灼する．血行動態が保たれない場合や多数のVTが発生する場合には洞調律中にマッピングしてVTの回路となりうるような低電位部位や伝導遅延部位を同定して焼灼する．また，VFや多形性VTを繰り返すelectrical stormにおいて，トリガーとなる期外収縮の焼灼が有効なことがある．

3 処方の実際

薬物療法はICD治療と並行して行う．抗不整脈薬は，心機能が保たれ心不全のない症例ではソタロールを，低心機能例・心不全例ではアミオダロンを使用する．抗不整脈薬以外ではβ遮断薬を第一選択と

● 表2　肥大型心筋症における突然死危険因子

- 繰り返す失神発作
- 突然死の家族歴
- 非持続性心室頻拍
- 高度の左室肥大（30mm以上）
- 運動負荷試験中の収縮期血圧低下または上昇不良例（20mmHg以下）

し，ACE阻害薬，ARBのいずれかの併用を考慮する．

1）アミオダロン（アンカロン®）100mg，1日1回朝食後～2回朝夕食後

アミオダロンはI～IV群すべての抗不整脈作用を有し，効果が高く催不整脈作用が少ない．陰性変力作用がないため低心機能症例にも使用可能である．肝臓，甲状腺などの臓器や脂肪組織に親和性が高く分布容積が66L/kgときわめて大きいため，累積投与量が5～10g前後となるまで効果が発現しにくい．そのため1日400～600mgのローディング投与を1週間～10日間行った後に，1日100～200mgの維持投与に移行する．間質性肺炎，甲状腺機能異常，肝機能障害などの心外性副作用が出現しやすく，ときに致死的となるため定期的なチェックが必要となる．

> **memo　アミオダロン静注薬の薬理作用**
> アミオダロンの薬理作用は投与期間とともに変化する．静注薬投与時はその急性期作用のみが出現する．急性期は慢性期に比してKチャネル遮断作用が弱く，Naチャネル遮断作用，Caチャネル遮断作用が強い．そのため不応期の延長はみられないことが多く，心室筋・心房筋および房室結節の伝導抑制作用が主となっている．

2）ソタロール（ソタコール®）80～160mg，1日2回，朝夕食後

ソタロールは弱いβ遮断作用をあわせもつKチャネル遮断薬である．陰性変力作用を有するため心不全のない虚血性心疾患や左室機能の保たれているARVCにおいて適応となる．心室筋の活動電位時間を延長し不応期を延長することによって，心室頻拍などのリエントリーを抑制する．

3）カルベジロール（アーチスト®）1.25〜20mg，1日1〜2回

　β遮断薬は直接的なVT・VF抑制作用のみならず，心不全例における突然死を含めた予後改善の点で有用である．メトプロロール，ビソプロロールおよびカルベジロールが有効であるが，このうちカルベジロールが心不全で唯一保険適応がある薬剤として広く用いられている．心不全例・低心機能例では1.25〜2.5mgの少量から開始し，心不全の悪化，血圧低下，徐脈がなければ1〜4週間ごとに1日20mgまで増量する．

注意点

① アミオダロンは甲状腺機能異常，間質性肺炎，肝機能異常などの心外性副作用に注意する

② アミオダロンの半減期は14日以上ときわめて長い．間質性肺炎などの副作用が疑われたら除外されるまで中止とするのがよい

③ アミオダロンの血中濃度と心筋組織中濃度の相関は個人差が大きく，血中濃度のモニタリングの有用性はさほど高くない

④ ソタロールはQT延長によりtorsades de pointesが発生することがあり，特に**腎機能障害例では要注意**である．血清Kレベルを適切に保ち，定期的にQT時間のモニターを行う

4 おわりに

　器質的心疾患に伴う心室頻拍・心室細動は最も予後の悪い不整脈の1つであるが，ICD治療により予後の改善が望める．ガイドラインにあてはまる症例はICD植込みを検討すべきである．また，アミオダロンなどの抗不整脈薬は予後改善のエビデンスはないが不整脈を抑制し，QOLを改善するうえで重要である．必要例では副作用に注意しながら使用すべきである．

<文　献>

1) Myerburg. R.J. et al.：Ann. Intern. Med., 119(12)：1187-1197, 1993
2) Bayes. de L.A. et al.：Am. Heart. J., 117(1)：151-159, 1989
3) Zipes. D.P. et al.：Circulation, 114(10)：e385-e484, 2006
4) Harjai. K.J. et al.：Am. J. Cardiol., 91(6)：655-660, 2003
5) Kernis. S.J. et al.：J. Am. Coll. Cardiol., 43(10)：1773-1779, 2004
6) Singh. S.N. et al.：N. Engl. J. Med., 333(2)：77-82, 1995
7) Cairns. J.A. et al.：Lancet, 349(9053)：675-682, 1997
8) Alberte. C. et al.：J. Cardiovasc. Electrophysiol., 14(9 Suppl)：S87-S95, 2003
9) 「不整脈の非薬物治療ガイドライン（2006年改訂版）」（日本循環器学会）
http://www.j-circ.or.jp/guideline/pdf/JCS2006_kasanuki_d.pdf
10) Grimm. W. et al.：Circulation, 108(23)：2883-2891, 2003
11) McKenna. W.J. et al.：Br. Heart J., 71(3)：215-218, 1994

➡ 次頁：患者抄録

患者抄録

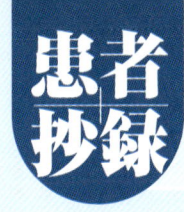

心筋梗塞亜急性期に繰り返した心室細動

【患　者】65歳男性
1. 診　断　①急性心筋梗塞・心室細動，②高血圧，③糖尿病，④慢性腎不全・腎性貧血，⑤前立腺肥大症
2. 主　訴　胸痛，労作時呼吸困難
3. 既往歴　31歳時より高血圧・糖尿病を指摘されるも60歳まで放置．60歳時に硝子体出血の手術施行
4. 家族歴　特記事項なし
5. 生活歴　職業：自営業，喫煙歴：なし，飲酒歴：ビール700mL/日
6. 現病歴
　　　60歳時より糖尿病・高血圧のため近医通院中であった．2007年8月頃より階段を上るときなどに胸部圧迫感を自覚し，10月になり平地の緩徐な歩行でも症状を認めるようになった．10月22日に2時間持続する安静時胸痛を認めた．10月29日に近医受診時にⅡ，Ⅲ，aVF誘導でQ波を認め心筋梗塞の疑いで当院CCUに搬送された．
7. 入院時現症
　　　身長165cm，体重64kg，意識清明，血圧158/82mmHg，脈拍80/分・整，体温36.9℃
　　　胸部：心雑音なし，S1（→）S2（→）S3（＋）S4（−），肺ラ音なし
　　　眼球結膜に黄疸なし，眼瞼結膜貧血無し，下腿浮腫なし
8. 入院時検査成績
　　① 血　算：WBC 11,700/μL，RBC 299万/μL，Hb 9.9g/dL，Hct 26.9%，Plt 22.5万/μL
　　② 生化学：TP 5.9mg/dL，Alb 3.2mg/dL，AST 17IU/dL，ALT 14IU/dL，LDH 473U/L，γGTP 22IU/L，T-Bil 0.3mg/dL，CPK 308U/L，CK-MB 1.8ng/mL，T-Cho 134mg/dL，TG 129mg/dL，BUN 40.1mg/dL，Cr 2.17mg/dL，Na 136mEq/L，K 4.6mEq/L，Cl 106mEq/L，CRP 5.7mg/dL，BNP 708.8pg/mL，BS 408，HbA1c 9.1%，
　　③ 凝固系：PT-INR 1.03，APTT 27.7秒
　　④ BGA：pH 7.395，pCO$_2$ 37.4，pO$_2$ 89.0，HCO$_3$ 21.2，BE −0.5，O$_2$Sat 94.8
　　⑤ 尿一般検査：pH 7.0，SG 1.012，Glu（＋＋＋），Prot（＋＋），Ket（±），WBC（＋），RBC（−）
　　⑥ 胸部X線写真：CTR 58.2%，軽度の肺うっ血あり
　　⑦ 入院時心電図：正常洞調律77/分，Ⅱ，Ⅲ，aVFでQSパターン＋ST上昇．
　　⑧ 経胸壁心エコー：左室下壁〜後壁の壁運動低下および左室拡大，AoD 36mm，LAD 37mm，IVSTd 8mm，LVPWTd 8mm，LFDd/Ds 54/40mm，EF 40%（Single plane法），E/A 0.46，各弁の逆流なし，心嚢液なし
9. 入院後の経過
　　① 急性心筋梗塞・心室細動
　　　心電図上，下壁誘導でのQSパターン，エコーでの下壁の壁運動低下，心筋逸脱酵素の上昇を認め急性心筋梗塞と診断．入院6時間後のCPKが278IU/Lとすでにピークを脱しており，発症日は胸痛が持続した入院7日前と考えた．翌日に冠動脈造影を行ったところ右冠動脈#1の100%閉塞を認め，血栓吸引およびステント挿入を行った．第3病日には歩行試験を行い心電図変化がないことを確認した．第6病日に突然失神．モニター上心室細動であり（図1）直ちに300Jの直流通電を行い洞調律に復帰．その後持続性単形性VT（図2）が出現し200Jの直流通電で停止．心電図・心エコー・胸部X線写真からは新たな虚血の発生や心不全は否定的だった．翌第7病日にも同様のVFが2回出現しいずれも直流通電で洞調律化した．アミオダロンの静注を

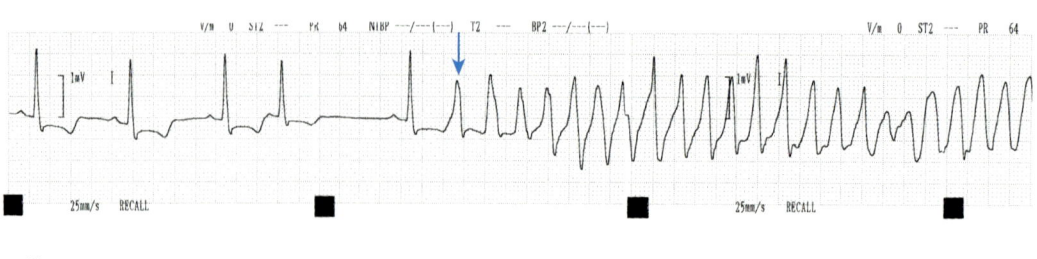

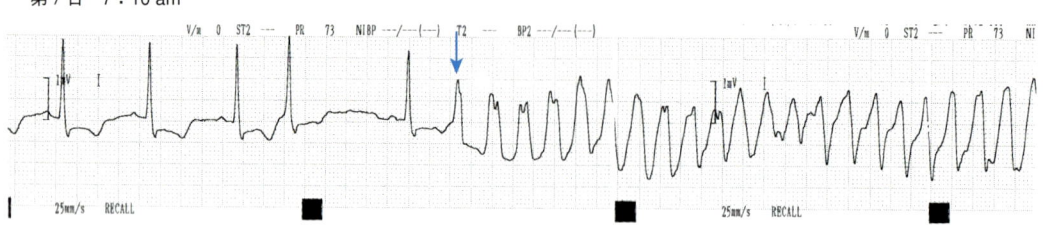

図1　VF発生時のモニター心電図
　↓：2回のVFのエピソードはいずれも同一波形のPVCがトリガーとなっていた

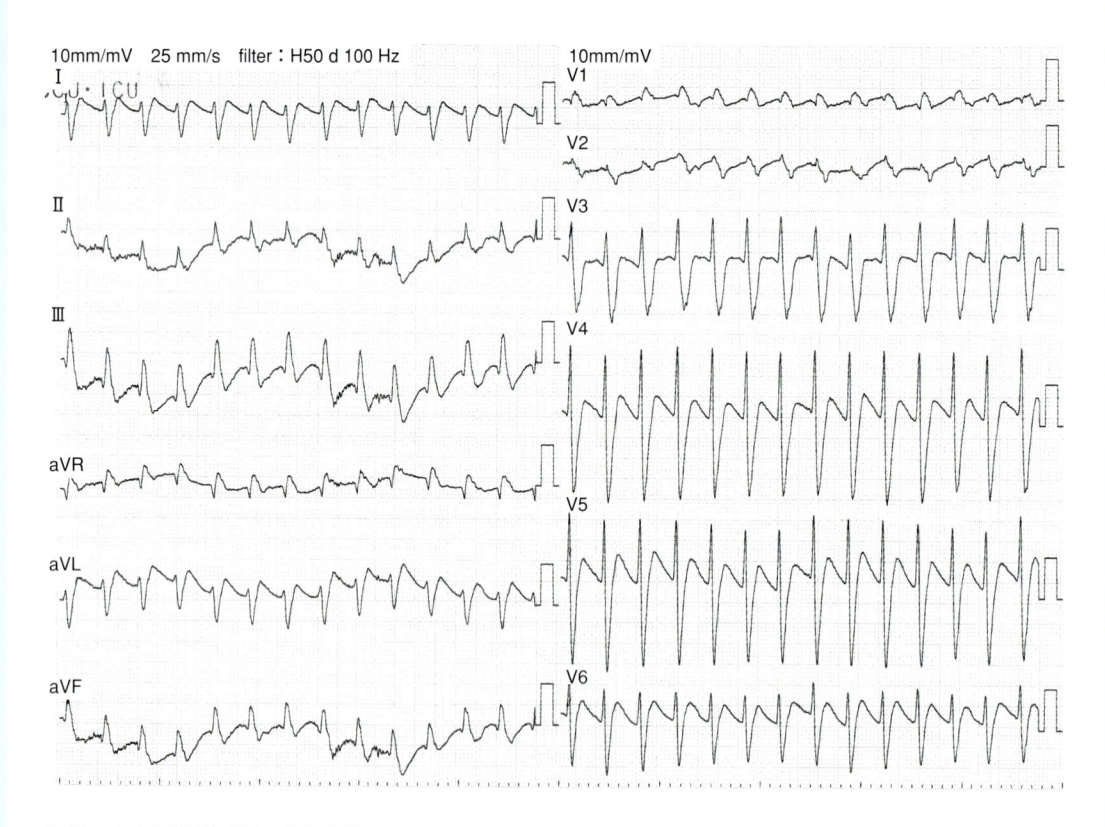

図2　持続性単形性VTの12誘導心電図

開始したところ以後VFなく経過し，48時間後に中止し，アミオダロンの経口薬に切り替えた．アミオダロンは400mg/日を5日間，200mg/日を14日間投与後，100mg/日の維持量とした．一般病棟に転出後，第32病日にICDを植込み第38病日に退院した．

② 高血圧，③ 糖尿病，④ 慢性腎不全・腎性貧血，⑤ 前立腺肥大症

入院時血圧158/82mmHg，血糖408mg/dL，HbA1c 9.1%とコントロール不良であったと考えられた．血圧に関してはARBであるバルサルタンを20mgより追加し，腎機能をみながら80mgまで増量し，アムロジピン・ウラジピルを併用したところ良好なコントロールが得られた．血糖は食事療法（1,500kcal）により良好なコントロールが得られた．

10．退院時処方

アミオダロン（アンカロン®）100mg，1T，分1，朝食後．バルサルタン（ディオバン®）80mg，1T，分1．アムロジピンベシル酸塩錠（アムロジン®）5mg，1T，分1．カルベジロール（アーチスト®）1.25mg錠，2T，分2．アスピリン（バイアスピリン®）100mg，1T，分1．チクロピジン（パナルジン®）100mg，ウラジピル（エブランチル®）15mg錠，2T，分2

11．考 察　▶ Advice from Professional ❶参照

心筋梗塞急性期に発生するVFは虚血自体や再灌流による一過性の現象であり，急性期を脱すれば再発率はきわめて低く予後に影響しない．一方，心原性ショックなどの重症例に出現するVFや遠隔期に出現する単形性VTは予後不良である．また，本症例のように急性期を脱してからのVFの出現例は稀ではあるが，治療抵抗性の"electrical storm"の状態となることがある．原因として梗塞領域に残存したPurkinje線維などからの異常自動能とリエントリーが原因と考えられている．β遮断薬静注，ニフェカラント静注，アミオダロン静注が有効なことがあるが[1]，しばしば薬物療法抵抗性であり，カテーテルアブレーションによる治療が必要となる[2]．本症例では幸いアミオダロン静注が有効であり，経口薬に切り替え後も良好にコントロールされている．本例ではVF発生の原因が不明であること，単形性VTを合併したことより再発の可能性がありICD植込みを行った．

【文献】　▶ Advice from Professional ❷参照

1) Vassalo. P.：JAMA, 298：1132-1322, 2007
2) Bansch. D.：Circulation, 108：3011-3016, 2003

Advice from Professional

❶ 考察ポイント

Point 1

心筋梗塞亜急性期に発生した心室細動症例である．VFの再発予防にアミオダロンが著効したが，PCI 4日後の比較的安定した時期に発生した虚血や心不全が原因ではないVFであり，このようなVFは今後の再発リスクが高い可能性がありICD植込みの適応である．

Point 2
アミオダロンは長期服用により甲状腺機能異常（6％），間質性肺炎（1〜17％），肝炎・肝硬変（＜3％），角膜色素沈着（＞90％），日光過敏症（25〜75％）などの心外性副作用を生じる．これらは200 mg以上の維持量の長期服用例に出現しやすい．退院後は甲状腺機能，肺線維マーカー，肝酵素，胸部X線検査などを定期的（4〜6カ月ごと）に行い副作用のモニターをする．

Point 3
electrical stormにおいてVFのトリガーとなる期外収縮はPurkinje線維起源であることが多く[2]，右脚ブロック＋左軸偏位型でQRS幅のさほど広くない期外収縮であればその可能性が高い．

Point 4
考察については，治療を行った不整脈の重症度や予後に及ぼす影響を見極めた上でどうしてそのような治療を行ったかを述べると良い．

2 押さえておきたい論文

文献1 ： Vassalo. P.： JAMA, 298 ： 1132-1322, 2007
アミオダロンに関するエビデンスをもとに適応と使用法をまとめた論文．持続性心室頻拍における有用性とともに心機能低下例における心房細動や心臓手術症例における予防投与の有用性を示している．

文献2 ： Bansch. D.： Circulation, 108 ： 3011-3016, 2003
急性心筋梗塞急性〜亜急性期に繰り返すVF症例において梗塞領域に残存したPurkinje線維から発生する期外収縮がVFのトリガーとなり，期外収縮起源の焼灼によりVFを抑制できることを初めて示した．

memo

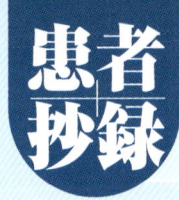

不整脈源性右室心筋症

【患　者】 36歳男性

1. **診　断**　不整脈源性右室心筋症
2. **主　訴**　動悸，失神
3. **既往歴**　24歳時より心室期外収縮を指摘
4. **家族歴**　特記事項なし
5. **生活歴**　職業：技術職，喫煙歴：なし，飲酒歴：機会飲酒
6. **現病歴**

　　24歳時より心室期外収縮を指摘されていた．26歳時に近医で心エコーを施行されたが異常を指摘されなかった．36歳時の会社の健康診断で非持続性心室頻拍を認めたため当院紹介．心電図上Ⅱ，Ⅲ，aVFおよびV1-V5誘導で陰性T波，心エコーで右室の拡大，Holter心電図で多源性心室性期外収縮2万/日および最長8連の非持続性心室頻拍，加算平均心電図で遅延電位を認めたことから不整脈源性右室心筋症と診断された．心筋生検では特異的な所見を認めなかった．電気生理学的検査で心拍数200/分，左脚ブロック＋左軸偏位型の心室頻拍が誘発されたため一次予防のためのICDの植込みを勧めたが拒否され経過観察することとなった．半年後，強い動悸に続く10～20秒程度の失神を認めた．1時間後，2時間後にも同様の症状を認め近医に搬送され，同様の症状を伴う心拍数260/分の持続性心室頻拍を認めたため当院に転院した．

7. **入院時現症**

　　身長182cm，体重87kg，意識清明，血圧92/60mmHg，脈拍64/分・整，体温35.8℃
　　胸部：心雑音なし，過剰心音なし，肺ラ音なし
　　眼球結膜に黄疸なし，眼瞼結膜貧血無し，下腿浮腫なし

8. **入院時検査成績**

    ① 血　算：WBC 5,900/μL，RBC 497万/μL，Hb 15.9g/dL，Hct 46.2%，Plt 17.4万/μL
    ② 生化学：TP 6.3mg/dL，Alb 4.3mg/dL，AST 17IU/dL，ALT 19IU/dL，LDH 188U/L，γGTP 19IU/L，T-Bil 1.2mg/dL，CPK 103U/L，T-Cho 145mg/dL，TG 104mg/dL，BUN 13.4mg/dL，Cr 0.99mg/dL，Na 141mEq/L，K 4.0mEq/L，Cl 107mEq/L，CRP 4.2mg/dL，BNP 107.2pg/mL
    ③ 凝固系：PT-INR 1.05，APTT 28.0秒
    ④ BGA：pH 7.408，pCO$_2$ 38.1，pO$_2$ 92.0，HCO$_3$ 23.6，BE －0.5，O$_2$Sat 97.6
    ⑤ 尿一般検査：pH 7.1，SG 1.005，Glu（－），Prot（－），Ket（－），WBC（－），RBC（－）
    ⑥ 胸部X線写真：CTR 57.4%，肺うっ血なし
    ⑦ 入院時心電図（図1）：正常洞調律70/分，Ⅱ，Ⅲ，aVFおよびV1-V5で陰性T波
    ⑧ 発作時心電図（図2）：心拍数260/分，左脚ブロック型のwide QRS頻拍
    ⑨ 経胸壁心エコー：右室の拡張と壁運動低下，左室収縮は正常，mild TR，AoD 31mm，LAD 31mm，IVSTd 10mm，LVPWTd 10mm，LFDd/Ds 50/34mm，EF 60%，E/A 0.96，推定PA圧 22mmHg，心囊液なし

9. **入院後の経過**

　　ソタコール®80mg分2を開始し前医からのリドカイン持続静注を中止にした．第5病日にICD（シングルリードICD）の植込みを行った．第12病日に非侵襲的電気生理学的検査を施行．プログラム刺激で200/分のVTが誘発されるが抗頻拍ペーシングで停止し，除細動閾値も11J以下であることを確認した．自然発作なく第13病日に退院．

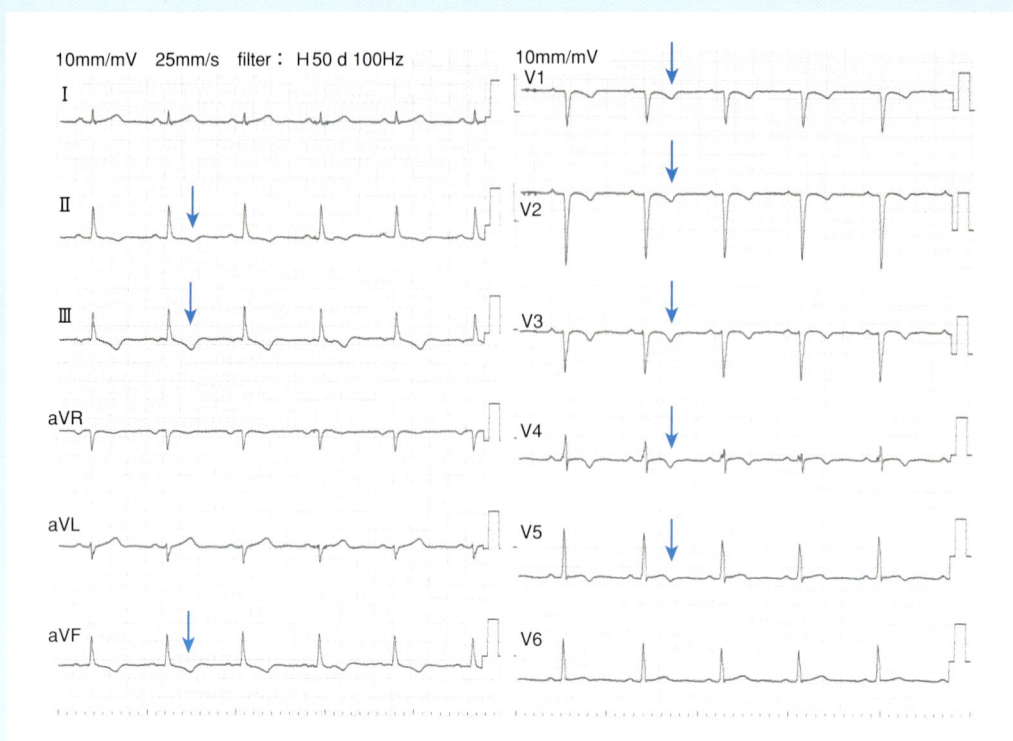

図1　洞調律時12誘導心電図
　↓：Ⅱ・Ⅲ・aVFおよびV1-V5誘導で陰性T波を認めた

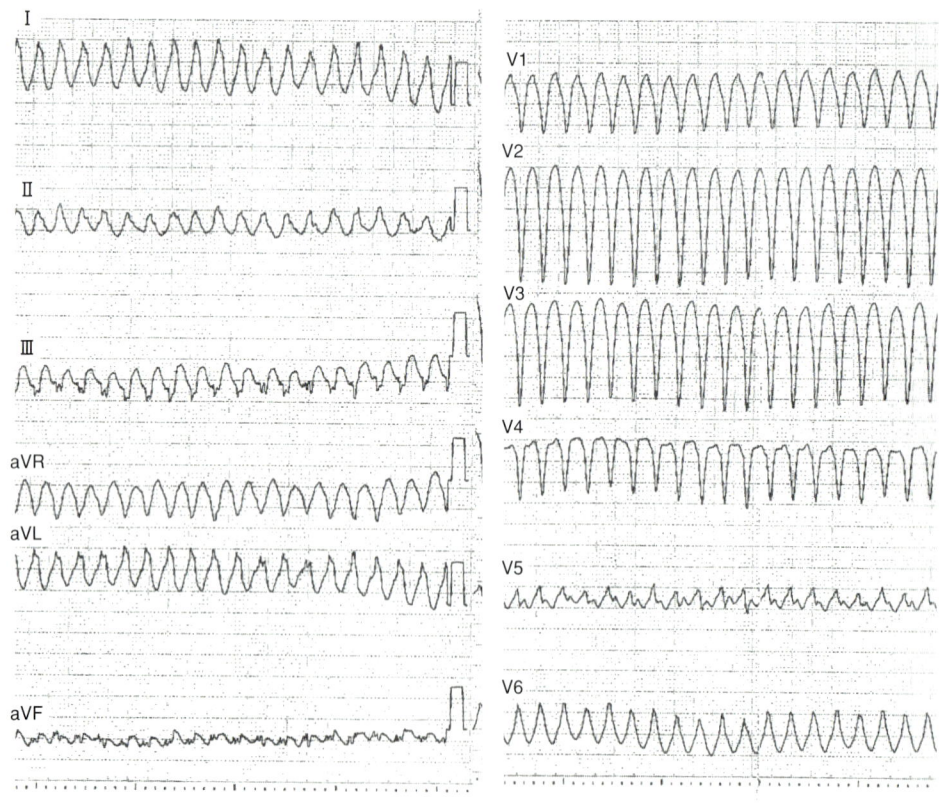

図2　VT時12誘導心電図

10. 退院時処方　ソタロール（ソタコール®）40 mg，2T，分2，朝夕食後
11. 考　察　▶Advice from Professional ■1参照

　　　ARVCは右室心筋の脂肪線維変性により右室の壁運動低下や拡大と右室起源の不整脈をもたらす疾患である．本例ではMcKennaらの診断基準[1]のうち，①右室の拡大，②前胸部誘導での陰性T波，③心室遅延電位陽性，④左脚ブロック型の心室頻拍のminor4項目を満たし確定診断に至った．本例は第1回目の入院時において持続性VTが未発症でありガイドライン上のICDの適応とはいえなかったが，200/分という心拍数の速いVTの基質を有する上，トリガーとなるNSVTが頻発しており，持続性VTの発生や突然死の危険性が高いと考えられた．実際，その半年後に心拍数260/分で失神を伴う持続性VTが発症したが運よく突然死を免れた．本例の薬物療法としては左室機能が保たれていたためソタロールを用いた．今後VTによるICD作動が多い場合にはアミオダロンへの変更やカテーテルアブレーションを考慮する．

【文　献】　▶Advice from Professional ■2参照
1）McKenna. W.J.：Br. Heart J., 71：215-218, 1994
2）Hamilton. R.M.：PACE, 32：S44-S51, 2009

Advice from Professional

■1 考察ポイント

Point 1
非持続性心室頻拍がきっかけとなって診断されたARVCの症例である．初期には右室の拡張や壁運動異常が目立たず本症例のように見過ごされることがある．

Point 2
McKennaらの診断基準では心筋生検における脂肪変性所見がmajor項目となっているが，陽性率が低い．これはARVCの病変が均一に分布しておらず必ずしも病変部位から生検できるとは限らないためであり，偽陰性の要因となっている．近年ではMRIやelectroanatomical mappingで病変部位を同定した上で生検を行うことによって診断感度を高めることができる[2]．

Point 3
考察については，薬物治療・非薬物治療それぞれについて，ガイドラインと照らしあわせて行った理由あるいは行わなかった理由を述べると良い．

■2 押さえておきたい論文

文献1　：McKenna. W.J.：Br. Heart J., 71：215-218, 1994
ARVCの診断基準を示した論文である．現在でもこの基準が用いられている．

文献2　：Hamilton. R.M.：PACE, 32：S44-S51, 2009
ARVCに関する最新の総説．診断基準の問題点や，MRIや遺伝子検査を加えて診断精度を向上させる方法，無症候例での突然死リスク評価，治療法が簡潔に記されている．

evidence

MADIT-Ⅱ
―低心機能の心筋梗塞後において，植込み型ICD治療は有用である

1 研究の背景

　低心機能の心筋梗塞後症例の予後は不良であるが，ICD治療により生存率が改善することがMADITおよびMUSTTで示された．これら2つの研究では電気生理学的検査で心室頻拍または心室細動が誘発されることを植込みの必須条件とし，電気生理学的検査による誘発性や非持続性心室頻拍の有無を問わない大規模試験はなかった．

2 対象と方法

　MADIT-Ⅱでは左室駆出率30％以下の心筋梗塞後症例1,232例を無作為にICD治療群と薬物治療のみの従来治療群の2群に3：2の比率で割付けた（ICD治療群742例，従来治療群490例）．

　この際，当時のFDA基準におけるICD植込み適応症例（持続性心室頻拍や心室細動既往症例など），NYHA心機能分類Ⅳ度症例，過去3カ月以内に冠動脈血行再建を行った症例，心筋梗塞発症より1カ月以上経過していない症例，進行した脳血管障害，妊娠の可能性がある女性，心疾患以外に予後不良な疾患のある症例は除外した．

　電気生理学的検査による心室頻拍の誘発は必須条件とせず，また1998年1月以降は非持続性心室頻拍の有無の調査を不要とした．全死亡を一次エンドポイントとした．

3 結果

　平均20カ月間の経過観察期間における2群間の患者背景および使用薬剤に有意差はなかった．死亡者数は従来治療群97例（19.8％），ICD治療群105例（14.2％）であり，ハザード比0.69（95％信頼区間0.51～0.93，p=0.016）とICD治療が有意な死亡率減少をもたらした．Kaplan-Meier解析（図1）では両群の生存曲線は開始9カ月後より分離し，ICD治療群における死亡率低下は1年後が12％，2年後および3年後が28％であった．年齢，性別，左室駆出率，NYHA心機能分類，QRS幅によるサブグループ解析（図2）においてもICD治療による死亡率減少効果を認め，その他の因子（高血圧・糖尿病・左脚ブロック・心房細動の有無，梗塞発症後の経過期間，ICDの種類，血清尿素窒素値）におけるサブグループ解析でも同様の結果であった．ICD植込みの合併症としてリード関連のトラブルを13例（1.8％），非致死的な感染を0.7％で認めた．新規心不全または心不全増悪による入院者数は従来治療群73例（14.9％），ICD治療群148例（19.9％）とICD治療群で若干多かった（p=0.09）．

4 まとめ

　左室駆出率30％以下の低心機能心筋梗塞後症例

No. at Risk				
ICD治療群	742	503（0.91）	274（0.84）	110（0.78）	9
従来治療群	490	329（0.90）	170（0.78）	65（0.69）	3

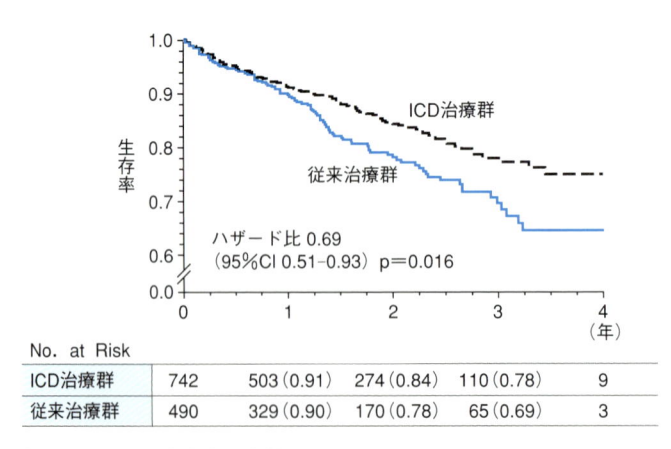

● 図1　両群の生存率の比較
　　生存率はICD治療群で有意に高かった

に対するICD治療は31%の死亡率低下をもたらし，突然死の一次予防として有用であると考えられた．特筆すべきは，過去に持続性心室頻拍や心室細動の既往がなく，電気生理学的検査で致死的不整脈の誘発性の有無にかかわらずエントリーした症例を対象としてこのような結果が得られたことであり，この結果を受け，当該症例は米国のガイドラインではICDのclass I，本邦のガイドラインではclass IIbに分類された．一方，ICD治療群では心不全発症症例が従来治療群よりも若干高く，右室ペーシングや除細動ショックの弊害が考えられ，低心機能症例に対するICD植込み後は心不全の進展や増悪に関して注意する必要もある．

■ 文献

1) Moss. A.J. et al.: New Engl. J. Med., 346: 877-883, 2002

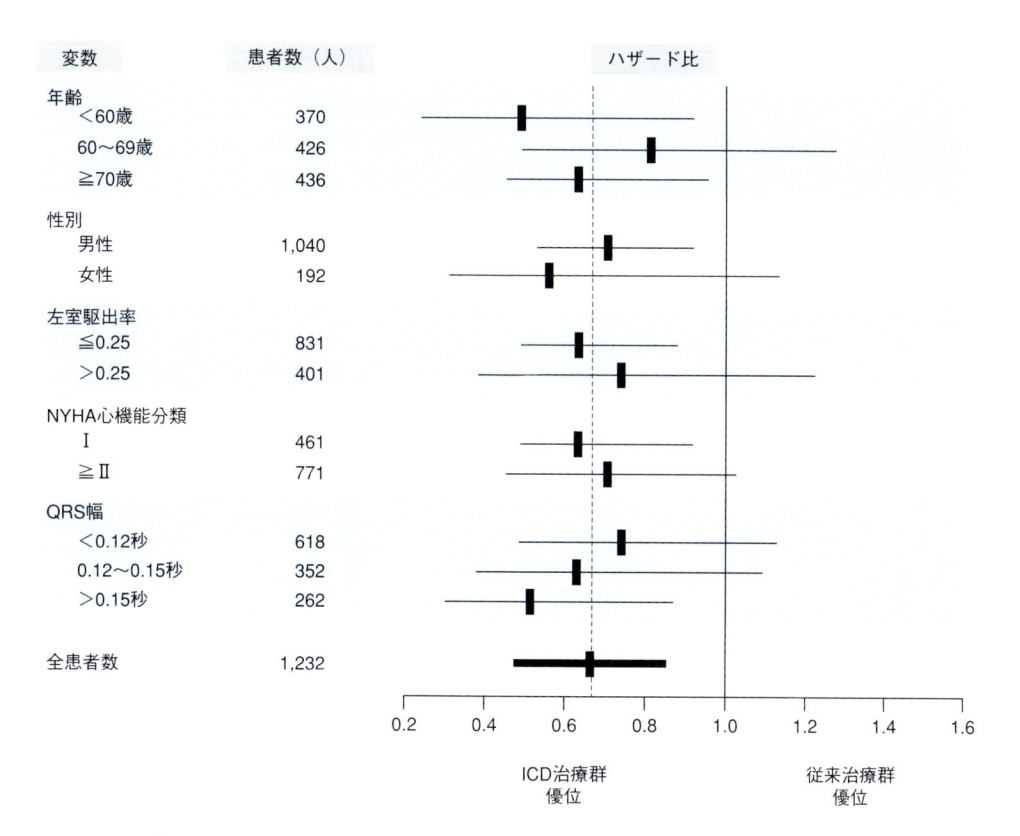

● 図2　サブグループ解析の結果

年齢，性別，左室駆出率，NYHA心機能分類，QRS幅によるサブグループ解析でも全体解析と同様にICD治療群が優位であった

（宮内靖史）

evidence

SCD-HeFT
―ICD治療は心不全における突然死予防に有用である

1 研究の背景

心不全症例における突然死を予防する可能性がある治療としてアミオダロンとICDがあげられるが，心不全に限定した大規模研究はなかった．また，非虚血性心筋症を対象とした大規模な検討がなく少数例での検討でははっきりとした結論が得られていなかった．

SCD-HeFT（Sudden Cardiac Death Heart Failure Trial）は軽度から中等度の心不全を呈する虚血性または非虚血性心筋症症例を対象とし，アミオダロンおよびICDが死亡率に及ぼす影響を検討した無作為割付け大規模前向き試験である．

2 対象と方法

左室駆出率35％以下，New York Heart Association（NYHA）心機能分類ⅡまたはⅢ度の心不全を示す虚血性・非虚血性心疾患2,521例を対象とし，プラセボ，アミオダロン，ICD治療の3群に無作為に割付け経過観察した．

各群とも β 遮断薬，ACE阻害薬などによる標準的な心不全の薬物療法を行いつつ，アミオダロン群（845例）ではアミオダロンを服用（800mgを1週間，400mgを3週間後，維持量200〜400mg），ICD群（829例）ではシングルリードICDを植込み（187/分以上でショック治療，34/分以下でペーシングを行う設定），プラセボ群（847例）ではプラセボ薬を服用した．

対象の左室駆出率は中央値で25％，NYHA心機能分類Ⅱ度が70％，Ⅲ度が30％．観察期間は24〜72.6カ月（中央値45.5カ月）であった．全死亡を一次エンドポイントとした．

3 結果

【死亡率の比較】

全対象中666例が死亡，内訳はプラセボ群が244例（29％），アミオダロン群が240例（28％），ICD群が182例（22％）であり（図1），アミオダロン群の死亡リスクはプラセボ群と同等であった（ハ

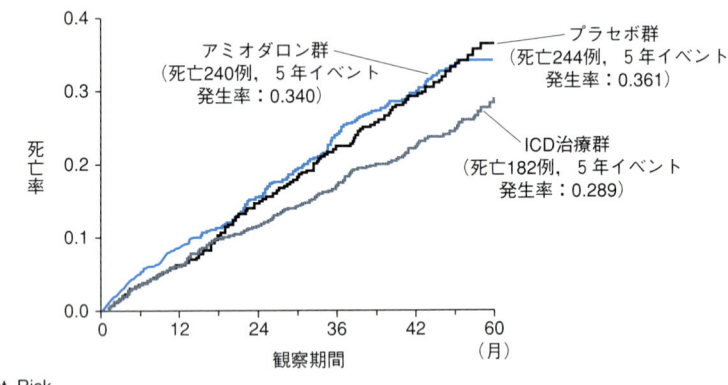

	ハザード比（97.5% CI）	p値
アミオダロン群 vs プラセボ群	1.06（0.86-1.30）	0.53
ICD治療群 vs プラセボ群	0.77（0.62-0.96）	0.007

アミオダロン群（死亡240例，5年イベント発生率：0.340）
プラセボ群（死亡244例，5年イベント発生率：0.361）
ICD治療群（死亡182例，5年イベント発生率：0.289）

No. at Risk

	0	12	24	36	48	60
アミオダロン群	845	772	715	484	280	97
プラセボ群	847	797	724	505	304	89
ICD治療群	829	778	733	501	304	103

● 図1　3群における全死亡率の比較
全死亡率はプラセボ群に比較してICD治療群で有意に抑制されているがアミオダロンでは抑制されていなかった

ザード比1.06，p=0.53）．一方，ICD群の死亡リスクはプラセボ群に比して有意に小さく（ハザード比0.77，p=0.007），ICD治療による相対危険回避率は23%（絶対値で7.2%）であった（図1）．

虚血性心不全のみ・非虚血性心不全のみで解析しても全体解析と同様の傾向であり，ICDやアミオダロンの影響が基礎心疾患に影響されないことが示された（図2）．また，NYHA心機能分類Ⅱ度のみの検討では，ICD治療群はプラセボ群に比して46%の死亡率低下（ハザード比0.54）を示し，5年間での死亡率の絶対低下率は11.9%であったが，アミオダロン群はプラセボ群に比して有意な影響を認めなかった（ハザード比0.85，図2，3）．一方，NYHA心機能分類Ⅲ度のみの検討では，ICD群の死亡率はプラセボ群と同等（ハザード比1.16）であり，アミオダロン群はプラセボに比して相対的に44%の死亡率上昇を認めた（ハザード比1.44，図3）．

【サブグループ解析】

ICDがプラセボよりも有意に死亡率が低かったサブグループは，①男性，②年齢65歳未満，③左室駆出率30%以下，④QRS幅120ms以上，⑤6分間歩行950フィート（約290m）以上，⑥β遮断薬服用者，⑦糖尿病なし，の7群であった．その他のサブグループ（女性，年齢65歳以上，左室駆出率30%以上，QRS幅120ms未満，6分間歩行950フィート（約290m）未満，β遮断薬非服用者，糖尿病あり，白人・非白人いずれの人種）での解析ではICDとプラセボで有意差を認めなかった．

一方，アミオダロンとプラセボとの比較では，6分歩行950フィート以下のサブグループにおいてアミオダロンがプラセボに比して死亡率が高かったが，その他のサブグループでは有意差を認めなかった．

4 まとめ

左室駆出率35%以下，NYHA心機能分類Ⅱまたは Ⅲ度の心不全症例は虚血性あるいは非虚血性心疾患にかかわらずICDにより23%の死亡率低下がもたらされる．その効果はNYHA心機能分類Ⅱ度症例で大きく，Ⅲ度ではプラセボと同等であった．一方アミオダロンは死亡率低下をもたらさず，心

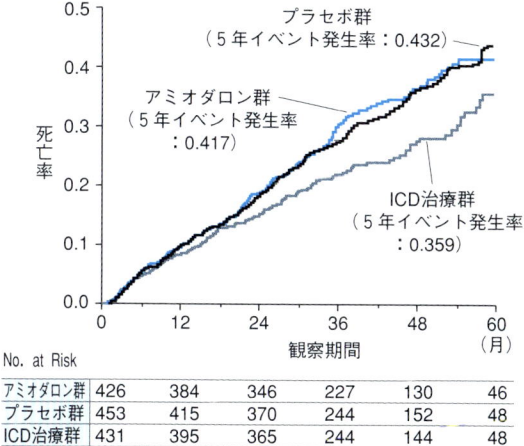

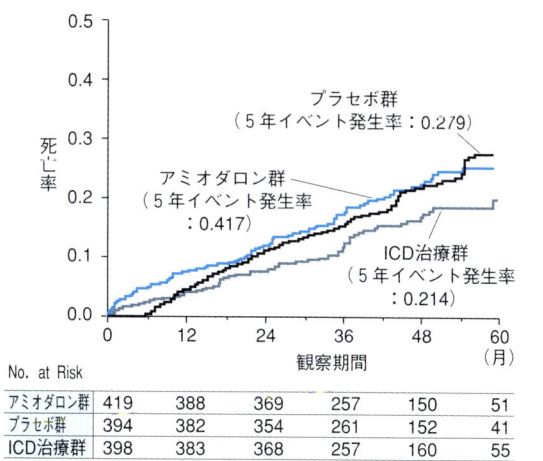

● 図2 虚血性心疾患，非虚血性心疾患別の全死亡率
　A）虚血性心疾患における全死亡率はプラセボ群に比してID治療群で有意に抑制されたがアミオダロン群では抑制されなかった
　B）非虚血性心疾患においても同様の傾向であったが有意ではなかった

機能分類Ⅲ度では44%の死亡率増加をもたらした．

MADIT-Ⅱとともに非持続性心室頻拍や電気生理学的検査を必須とせず，左室駆出率などの単純な臨床情報のみで選択した症例を対象とした大規模研究であり，この結果を受け，当該症例は米国のガイドラインではICDのclassⅠに，本邦のガイドラインではclassⅡaに分類され，ICDが推奨される．

■ 文献

1) Bardy. G.H. et al.：New Engl. J. Med., 352：225-237, 2005

A) NYHA心機能分類Ⅱ度

	ハザード比（97.5% CI）	p値
アミオダロン群 vs プラセボ群	0.85（0.65-1.11）	0.17
ICD治療群 vs プラセボ群	0.54（0.40-0.74）	0.001

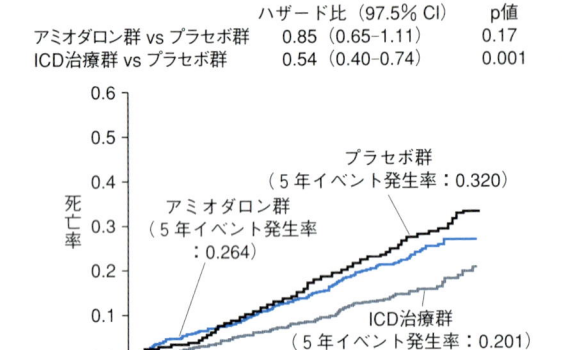

- プラセボ群（5年イベント発生率：0.320）
- アミオダロン群（5年イベント発生率：0.264）
- ICD治療群（5年イベント発生率：0.201）

No. at Risk

	0	12	24	36	48	60
アミオダロン群	601	563	536	378	222	76
プラセボ群	594	563	522	367	218	72
ICD治療群	566	550	531	371	236	80

B) NYHA心機能分類Ⅲ度

	ハザード比（97.5% CI）	p値
アミオダロン群 vs プラセボ群	1.44（1.05-1.97）	0.010
ICD治療群 vs プラセボ群	1.16（0.84-1.61）	0.30

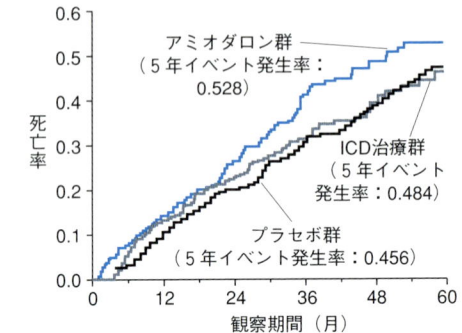

- アミオダロン群（5年イベント発生率：0.528）
- ICD治療群（5年イベント発生率：0.484）
- プラセボ群（5年イベント発生率：0.456）

No. at Risk

	0	12	24	36	48	60
アミオダロン群	244	209	179	106	58	21
プラセボ群	253	234	202	138	86	17
ICD治療群	263	228	202	130	68	23

● 図3　NYHA心機能分類別の全死亡率

NYHA心機能分類Ⅱ度（A）では全体分析と同様の傾向であったが，NYHA心機能分類Ⅲ度（B）においてはプラセボ群と比してアミオダロン群で全死亡率が高く，ICD治療群はプラセボ群と差がなかった

（宮内靖史）

第6章 合併症をもつ不整脈の治療

5. 植込み型除細動器（ICD）の不適切作動

栗田隆志

Point

1. 心疾患患者における心臓突然死は心不全死と並ぶ最大の死因であり，生命予後の改善を図るうえでその発生を未然に防ぐことはきわめて重要である
2. いくつかの大規模試験によると植込み型除細動器（ICD）は心疾患の種類や，一次予防または二次予防としての使用目的を問わず，心疾患患者に対して予後の改善をもたらす最も有効な治療法の1つとされている[1]
3. ICDに残された未解決の問題点としてICDによる不適切作動は重要であり，患者のQOLや生命予後の悪化を招く[2]
4. ICDは個々の患者に即した機種選定とプログラミングが行われるべきであり，不幸にも不適切作動が発生した場合は，作動時の保存された情報に依拠して適切な判断と再プログラミングを心がける必要がある

1 病態の特徴

ICDはあらかじめプログラムされた指示（主に頻拍の心拍数とその持続時間）に応じて抗頻拍ペーシングあるいは電気ショックのどちらかを選択する．心室頻拍に対して最初は抗頻拍ペーシングが試みられ，無効な場合はショックが送出される．心室細動に対しては原則として最初からショック治療が選択される（図1）．

不適切作動は，上室頻拍や異常な電位感知などに対して抗頻拍ペーシングまたは電気ショックのいずれかの不必要な治療が行われる事象を指す．抗頻拍ペーシングは本物のVT/VFを誘発する危険性があり，意識下で送出されるショックは患者に大きな苦痛を与える．不適切作動の原因（例えば心房細動）が作動によって除去される場合はその後の治療は抑制されるが，そうでない場合（例えば洞頻拍に対する作動など）では，不適切作動がより速い頻拍を誘導し，不適切作動が次々と連続して送出される危険性がある．

2 治療のメカニズムとストラテジー

不適切作動への具体的対応策はその原因によって大きく変わるが，原則として患者側の状況を改善させるか（抗不整脈薬の投与など），あるいはICD側の要因を改善させるか（プログラミングの工夫や機器の交換など）に集約される．

原因の如何を問わず，不適切作動を回避する一般的なプログラム設定法は，
① 作動開始までの時間を長く設定する
② 頻拍感知レート基準（レート基準）を高くする
③ 鑑別アルゴリズムの設定条件を厳しくする（特異度を上げる）

ことである．しかし，不適切作動を恐れるあまり，過度に特異度を高める設定を行うと感知不全を招来する可能性があるため，節度ある対応が望まれる．

治療が行われなくても，レート基準を満たすエピソードの詳細（心内電位など）はしばしばICDに記録されており，これらを活用するも重要である．

また，最新のICD機種では**状態を観察するだけのモニターゾーン**（治療を行わないVT感知基準よりも遅いゾーン）を設定することが可能であり，洞頻拍や心房細動などの情報を広く収集するのに有用である．

3 不適切作動を避けるための処方せん

1）上室頻拍に対する不適切作動

上室頻拍との鑑別機能は主として心室頻拍との鑑別時に適用され，通常は心室細動の領域まで広げて

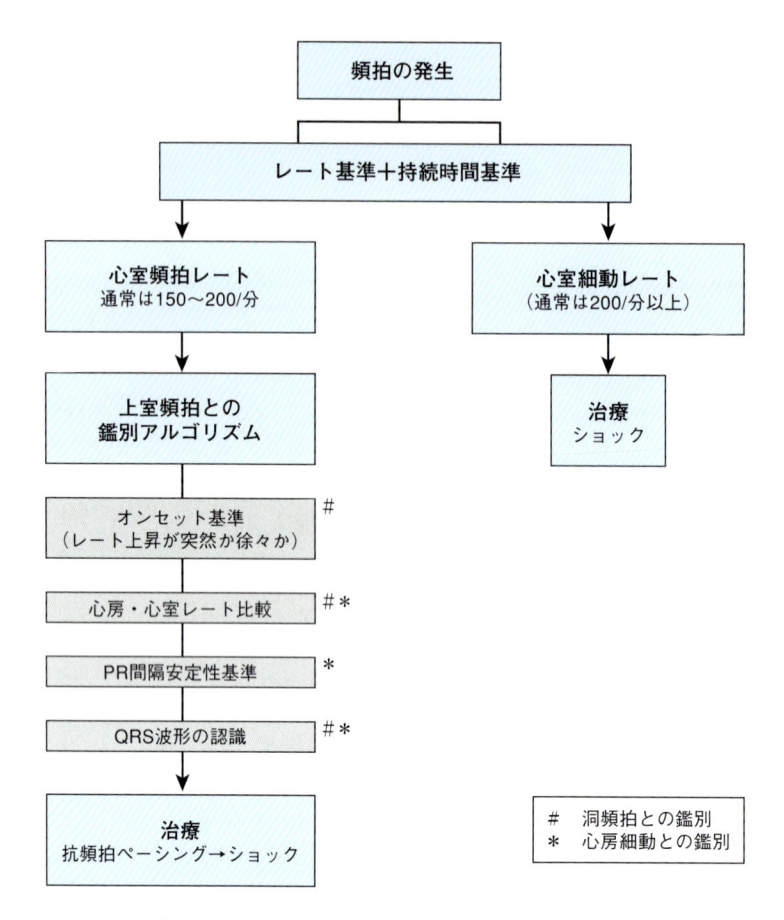

● 図1　上室頻拍と心室頻拍との鑑別に用いられる ICD の頻拍鑑別アルゴリズム

使用されることはない（図1）．したがって，心室細動のレート基準まで上昇するような速い上室頻拍が発生した場合はプログラムによる不適切作動回避は困難であり，患者側の要因を改善（β遮断薬によるレートコントロールあるいは根治的アブレーションなど）させる．

a）洞頻拍に対する不適切作動（図2・3A）

　患者のもつ洞頻拍の上限と頻拍レート基準が重複する場合に不適切作動が生じる可能性がある．洞頻拍は，①徐々にレートが上昇し，②心房レートと心室レートが等しく，③QRS波形が洞調律中と同じであることから心室頻拍（突然レートが上昇し，心室のレートが心房より速く，QRSの形態が変化する頻拍）と鑑別される．心室頻拍時であっても1：1の逆伝導（室房伝導）があると心房レートと心室レートが等しくなるため，心房波が感知されるタイミングによって洞頻拍と鑑別するアルゴリズムが考案された．しかし，PR間隔が比較的長い洞頻拍時に不適切作動が比較的多く認められたため（図3A），頻拍へ移行する際のPR間隔の推移を感知するアルゴリズムなどが開発されている．

　上記のプログラムの調整に加えて，β遮断薬などを使用し，洞頻拍の上限と感知基準の下限とを解離させることができればより安全である．

　洞頻拍が細動レート（200/分以上）まで上昇することは稀であるが，**若年の発症で活動性の高い患者（先天性 QT 延長症候群や Brugada 症候群患者）では注意を要する．**

A) オンセット基準 → 洞頻拍との鑑別

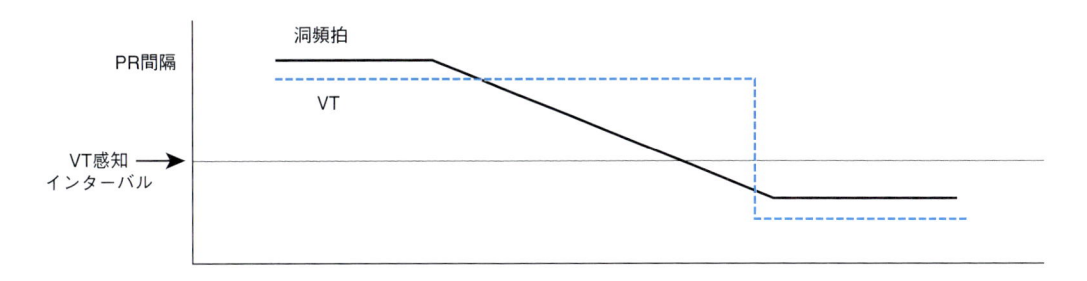

B) 安定性基準 → 心房細動との鑑別

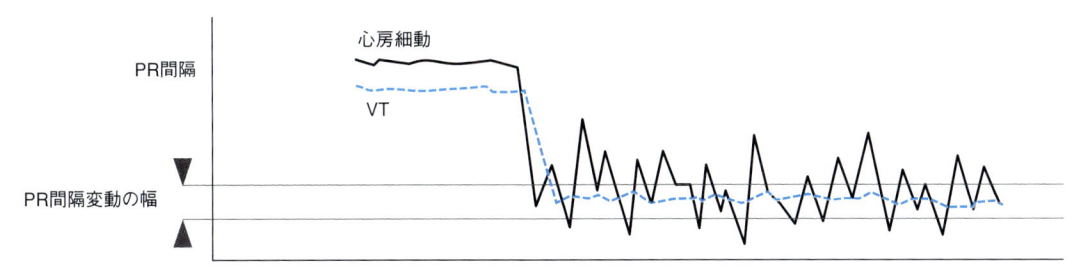

● 図2 頻拍へ移行するパターンの違いによる鑑別診断
　A) 洞頻拍との鑑別法として，頻拍へ移行するパターンの違いを認識させるオンセット基準がある．洞頻拍は徐々にRR間隔が短縮するが，心室頻拍では突然にRRが短縮する
　B) 心房細動との鑑別法として頻拍時のRR間隔のバラツキを認識させる安定性基準がある．心房細動ではRR間隔の変動が大きいが，心室頻拍では変動が少ない
　上記のような鑑別法は心室細動との鑑別には基本的に用いられない

> **memo** 洞頻拍に対する不適切作動が生じた際の対応の実際
> ①作動するまでの時間を長くする：頻拍インターバル感知回数　18→24回
> ②頻拍感知レート基準を上げる（心室頻拍のレートが速い場合のみ）：150/m→180/m
> ③洞頻拍時のレートを下げる：ビソプロロール 2.5〜5.0mg/日，分1〜2
> ④オンセット基準がOFFの場合はONとする

b）心房細動に対する不適切作動（図2・3B）

心房細動においては，①心房レートが心室よりもきわめて速く，②RR間隔が不整で，③QRS波形が正常であることから心室頻拍（心室レートの方が速く，RRが整で，QRSの形態が変化する頻拍）との鑑別がなされる．鑑別アルゴリズム（RR間隔の整・不整，QRS波形鑑別）を用いても不適切作動が生じる場合や細動感知レートまで心拍数が上昇する場合は，薬剤（β遮断薬やアミオダロン），または根治的カテーテルアブレーションによる洞調律の維持が必須である．

> **memo** 心房細動に対する不適切作動が生じた際の対応の実際
> ①作動するまでの時間を長くする：頻拍インターバル感知回数　18→24回
> ②頻拍感知レート基準を上げる（心室頻拍のレートが速い場合のみ）：150/m→180/m
> ③心房細動時のレートを下げる：ビソプロロール 2.5〜5.0mg/日，分1〜2
> ④心房細動を予防する：アミオダロン 100〜200mg/日，カテーテルアブレーション
> ⑤レート安定基準をONにするか，ONの状態で「安定」と判断されていれば基準を厳しくする（特異度を上げる）

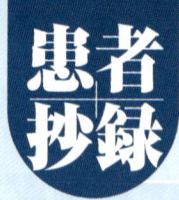

植込み型除細動器（ICD）による
ショックを自覚した1例

【患 者】 38歳男性

1. **診 断** Brugada症候群，心室細動，ICD植込み後，リード損傷による不適切作動
2. **主 訴** 突然のショックの自覚
3. **既往歴** 特になし
4. **家族歴** 父親が48歳で突然死
5. **生活歴** 職業：会社員，喫煙歴：なし，飲酒歴：機会飲酒程度
6. **現病歴**

　　2002年，38歳時，夜間睡眠中に心肺停止状態となり，救急隊がAEDを用いて救命した．その際の心電図により心室細動（VF）が確認された．その後，搬送された病院にて記録された心電図で前胸部誘導V1-V2にBrugada症候群に典型的なcoved型ST上昇（約3 mm）とT波の逆転を認め，Brugada症候群の診断がなされた．心エコー検査や冠動脈造影を行った後，2002年4月，当院にてICD植込み術を受けた．術後，作動なく経過していたが，2004年8月16日午後8時30分ごろ，会社からの帰宅途中，電車に乗り遅れそうになったため駆け足で階段を上っていたところ突然，胸を内側から蹴られるような強いショックを自覚した．前兆感として動悸や意識消失などはなかった．すぐに坐位をとり，その後のショックは抑制された．翌日外来を受診したところ，同時刻のICD作動が確認された．

7. **外来受診時検査所見**

　　採尿，採血所見：異常なし
　　聴診所見：過剰心音なし．病的心雑音なし．呼吸音正常
　　プログラマーにて取り出した作動時の心内電位（図1）

8. **治療経過**

　　心内電位の解析

　　図1Aは体表面心電図に類似した波形（far field electrogram），図1Bは心室ショックリード先端から記録された心内電位（near field electrogram）である．➡ のところでショックが送出されている．single chamber ICDを適応したため，心房の心内電位は記録されていない．

　　図1Bに拡大した作動時の心内電位を示す．さらに図1BにICDが感知したイベントのマーカーを追加して示す．far field electrogramからP, QRS, Tの各波形が認識され，洞頻拍（146/分）を呈していることがわかる．本患者においてはVFの感知基準を200/分以上に設定しているため，このレートでの作動はありえない．ショックリードではR波（QRS波）の振幅を超えるほど大きくて急峻なT波が記録されている．イベントマーカーをみるとT波のピークに一致して感知イベント（VSまたはCD）が発生している（〇）．大きなT波を過剰感知し，心拍数が倍にカウントされ，VF治療が行われたのである．対策としてはセンシング用の新規リードを右室に再挿入した（図2 ➡）．これ以外の方法としてフィルター特性の異なる他のメーカーのジェネレーターに交換する方法がある．

9. **考 察**　▶ Advice from Professional ❶参照

　　T波の過剰感知は T波の増高とR波の減高による感度鋭敏化が原因であることが多い．このようにT波が増高する現象はBrugada症候群（特に洞頻拍中）に比較的多く観察されると言われるが，その原因についてはまだ明確ではない．

　　T波過剰感知の場合，ショックが受攻期のT波ピーク付近に送出される可能性が50％あり，本物のVFを誘発する危険性がある．この症例の場合，ショックによりR波は著明に拡大している

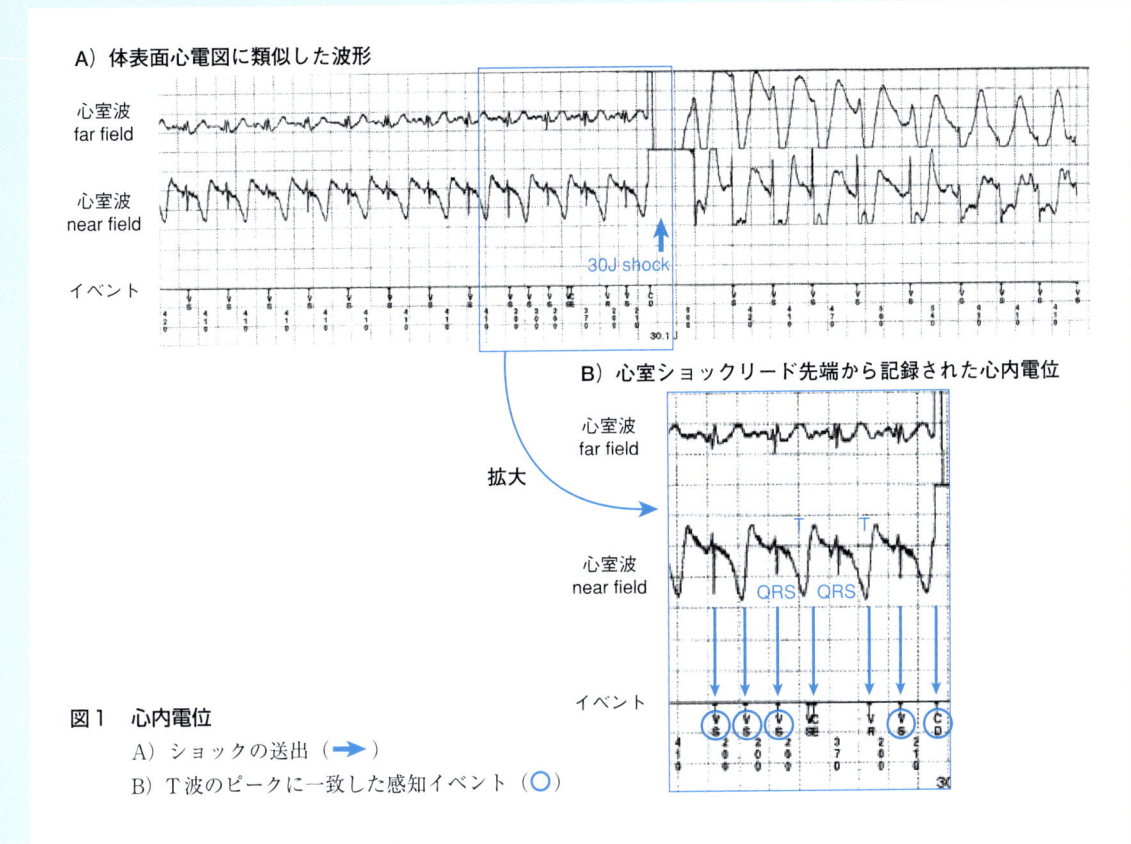

A) 体表面心電図に類似した波形

心室波 far field
心室波 near field
イベント

30J shock

B) 心室ショックリード先端から記録された心内電位

心室波 far field
心室波 near field
QRS QRS
イベント

図1 心内電位
　A) ショックの送出（→）
　B) T波のピークに一致した感知イベント（○）

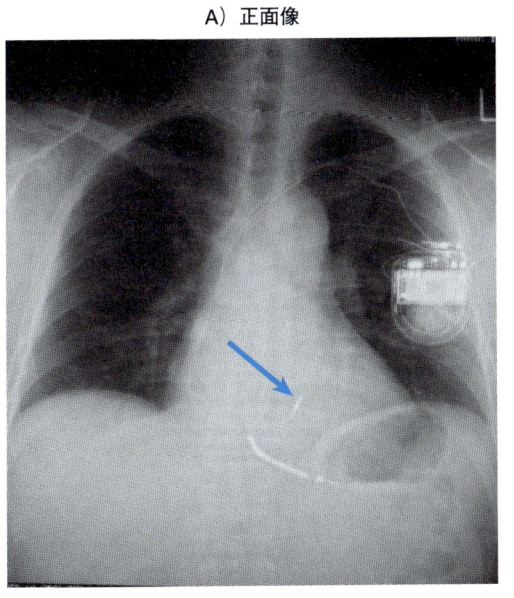

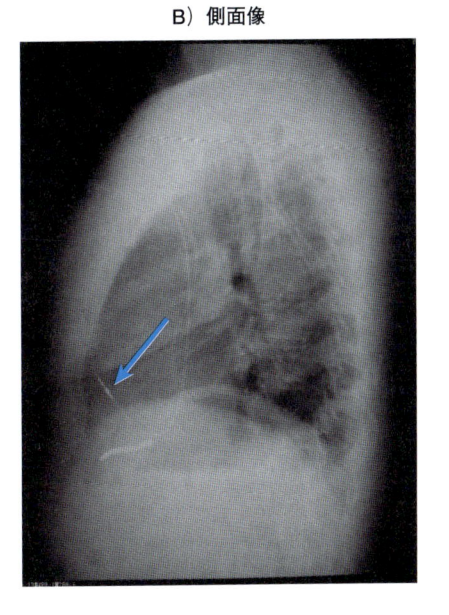

A) 正面像
B) 側面像

図2 センシング用新規リードの右室への再挿入
　→ に再挿入された

第6章 合併症をもつ不整脈の治療

5 植込み型除細動器（ICD）の不適切作動

が，心房電位の情報がないため心室頻拍を誘発したかどうかは定かでない．
　T波過剰感知による不適切作動が生じた場合の対応として，プログラミングの変更が1つのオプションとして考えられる．当面の処置として過剰感知が生じてもT波が感知されないチャンスが続くことを期待して，頻拍が感知されて作動するまでの時間を長く設定することが推奨される．また，運動中に生じていたことから，過度の運動を避ける生活指導も必要である．しかし，上記のいずれも確実な方法とは言えず，長期的にはこの症例のように，①リードの追加，または，②R波の減高が軽度に留まる場合（R波高＞5 mV）はフィルター特性の異なる機種への変更が必要である．

【文　献】　　▶ Advice from Professional ❷参照
1）Jeanne. E.P. et. al.：N. Engl. J. Med., 359：1009-1017, 2008
2）Bruce. L.W. et. al. for the PREPARE Study Investigators：J. Am. Coll. Cardiol., 52：541-550, 2008

Advice from Professional

1 考察ポイント

Point 1
ICDからの作動が生じた際の対応として，それが適切であったか，不適切であったかの判断が最初に要求される．多くの場合，ICDに残された治療履歴と解釈が重要である．通常の心電図波形の判読方法を応用することでほとんどの心内電位は解読できる．

Point 2
ICDの不適切作動が生じた場合は，①非侵襲的な方法（プログラミングの工夫，不整脈薬の調整，生活習慣の改善など）のみで対応できる場合と，②侵襲的な方法（リードの追加や本体交換など）を①の後に加えるべき場合とがある．

2 押さえておきたい論文

文献1：Jeanne. E.P. et. al.：N. Engl. J. Med., 359：1009-1017, 2008
　ICDの一次予防効果を試験したSCD-HeFT試験のサブ解析である．ICDショックを経験した患者は例えそれが適切作動であったとしても，そうでない患者と比べて5.7倍死亡率が高く，適切と不適切両方の作動を経験した者は11.3倍死亡率が高かった．ショックを経験する患者は元々病状が悪いためこのような結果になったのか，ショック自体が予後に影響を与えたのかは不明である．

文献2：Bruce. L.W. et. al. for the PREPARE Study Investigators：J. Am. Coll. Cardiol., 52：541-550, 2008
　上室頻拍などに対する**不適切な**作動や，自然停止する頻拍に対する**不必要な**作動を回避するため，特異度を重視したプログラムがどの程度機能するかを試験した．①VT感知を182/分以上，②抗頻拍ペーシングの作動ゾーンを250/分まで，③作動するまでの感知回数を30回，④上室頻拍との鑑別機能を200/分までと基準を大きく拡大させたプログラミングは植込み後初年時のショック作動を17％から9％に減らした．

6. 先天性心疾患の手術歴を有する不整脈

竹内大二, 山村英司

Point

1. 先天性心疾患の術後遠隔期には頻拍性および徐脈性不整脈いずれも生じうる
2. おのおのの心疾患や術式に特徴のある不整脈があり, 病態の理解が大切である
3. 頻拍性不整脈の多くはマクロリエントリーであり, 中でも心房および心室切開線の瘢痕と周囲の傷害心筋の存在が不整脈基質に大きく関与する
4. 不整脈関連の突然死のリスクは一般頻度より高く, 抗不整脈薬, カテーテルアブレーション, 植込み型除細動器を含むペーシング治療を組合わせての治療が重要である

1 病態の特徴・疫学

近年, 先天性心疾患の手術成績は飛躍的に向上し生命予後も改善している. また成人先天性心疾患患者数は増加し, 国内で40万人以上になり今後も増加の一途をたどることは確実である. 成人先天性心疾患患者は, 身体的, 社会的にもいろいろな問題点や合併症を起こしうるが, 中でも術後遠隔期に発症する不整脈の出現は患者の予後やQOLに大きな影響を与える. よって, 不整脈の診断と治療は成人先天性心疾患を管理するうえで最も重要な位置を占める.

手術既往のない症例では, 特殊な血行動態による慢性の前負荷および後負荷, チアノーゼによる低酸素血症による心肥大や線維化などが不整脈の発症に関与する. 外科的手術の既往がある例では, 手術による心房や心筋の瘢痕およびその周囲に生じる傷害心筋(不整脈源性基質), 冠血流障害による虚血性変化, 術後の残存病変, 低心機能などが起因し心房および心室性頻拍性不整脈を生じる. 中でも, Fallot四徴症に代表される術後遠隔期の心室頻拍は心臓突然死の原因として重要である. 突然死は成人先天性心疾患患者の死亡様式の中で最も多くを占める(約25%). 心室頻拍などの致死的不整脈は, 突然死の多くの部分を占拠すると予想されている.

一方, 徐脈性不整脈も先天性心疾患の術後にしばしば合併する. 心房手術操作が関与する洞不全症候群は, 心不全に対するβ遮断薬投与や抗不整脈薬の導入により徐脈が悪化しやすく, ペースメーカ療法が必要になることもある. また, 房室ブロックは房室弁関連手術などに合併, もしくは多脾症や修正大血管転位における自然発症の2通りがあるが, 高度の徐脈は心拡大, 心不全をきたすのみならず突然死の原因となるため, 積極的なペースメーカ治療の適応となる.

2 治療のメカニズムとストラテジー

上述のごとく先天性心疾患術後の不整脈には頻拍性および徐脈性不整脈の両方に注意が必要である.

先天性心疾患術後における頻拍性不整脈の基質は以下の3つに大別される.

① **先天的異常で, 手術の有無にかかわらず恒久的に残存する病変**：副伝導路, 2つの房室結節の存在など
② **先天性心疾患に伴う血行動態的異常(圧負荷, 容量負荷)や低酸素による心筋病変**：弁逆流/狭窄による容量/圧負荷, 心内シャントによる容量負荷, 心外シャントによる容量負荷, 手術後残存病変(心負荷, 心室機能低下, 肺高血圧など)
③ **術前にはなかったが手術により新たに生じた異常**：手術切開線やパッチ, 縫合線閉鎖などによるリエントリー回路形成など

個々の患者により術後の心機能, 術式, 残存病変などが異なるため, 手術記録や, 現在の心機能に関

する画像評価などを組合わせて評価することが重要となる．

電気生理学的な異常は，刺激生成，興奮伝導の異常，あるいはこれらの複合により生じる．刺激生成の原因としては，異常自動能，トリガードアクティビティ（EAD/DAD）が含まれる．興奮伝導の異常には，伝導ブロックによる徐脈や一方向性ブロック，頻脈形成にかかわるリエントリーが含まれる．先天性心疾患と注意すべき不整脈の一覧を表1に示す．また，先天性心疾患に対する手術の種類，対象疾患を表2に示す．

1）上室頻拍性不整脈

a）副伝導路を介した上室頻拍

副伝導路を合併する先天性心疾患中，最も代表的なのはEbstein奇形である．副伝導路は右側に多く，約20％に合併するといわれている．この疾患では，三尖弁の一部が心尖部に変位（plastering）しており，房室弁輪と中心繊維体が離れているため胎生期の房室伝導路が残存しやすく，副伝導路を形成しやすいと考えられている．副伝導路の位置は，三尖弁形成異常が生じやすい後方および後中隔に多い．複数の副伝導路を併せもつことも多く（約半数），房室結節様の特殊な伝導特性をもつMahaim束の合併も多い．

Ebstein奇形と同様に，**修正大血管転位**でも副伝導路の合併が有名である．修正大血管転位では，解剖学的右心室に付属する三尖弁のEbstein奇形様の弁形成異常が多く，心房内臓位が正位の場合には左側に存在する三尖弁側に副伝導路を形成しやすい．

● 表1　先天性心疾患と注意すべき不整脈の一覧

	不整脈の種類	先天性心疾患
頻拍性不整脈	副伝導路	Ebsten奇形，CTGA
	twin AV node	内臓錯位症候群（多脾症，無脾症），CTGA
	心房内リエントリー頻拍	全ての心内修復術後，Fontan術後，心房スイッチ術後（MustardおよびSenning術）
	心房細動	全ての心内修復術後，僧帽弁疾患，大動脈狭窄，Fontan術後，未手術の単心室，40歳以上のASD
	心室頻拍	TOF，先天性大動脈狭窄，解剖学的右心室が主心室（CTGA，心房スイッチ術後），Ebsten奇形，Eisenmenger症候群
	接合部頻拍	内臓錯位症候群（多脾症，無脾症）
徐脈性不整脈	先天性洞機能不全	内臓錯位症候群（多脾症，無脾症）
	続発性洞機能不全	心房スイッチ術後（MustardおよびSenning術），Fontan術後，Glenn術後，その他
	先天性房室ブロック	内臓錯位症候群（多脾症，無脾症），CTGA，房室中隔欠損
	続発性房室ブロック	VSD閉鎖術後，大動脈弁下狭窄解除術後，AVR，MVR，房室弁形成術，左室性単心室に対するSeptation術，CTGAに対するRastelli術，CTGAに対するダブルスイッチ術後（特にRastelli術＋心房スイッチ術）

● 表2　先天性心疾患に対する手術の種類，対象疾患

	術後	対象心奇形
二心室修復後	ASD閉鎖術（直接またはパッチ閉鎖）	ASD
	VSD術後（パッチ閉鎖）	VSD
	TOF心内修復術後	TOF
	Rastelli術後	DORV，TOF with PA，dTGAⅢ型など
	Jatene手術	dTGA，DORV，CTGAに対するダブルスイッチ術
	Ross手術	大動脈弁狭窄および閉鎖不全
	Ebstein奇形に対する手術	Ebstein奇形
特殊な二心室修復後	心房スイッチ術後（MustardまたはSenning手術）	dTGA，CTGAに対するダブルスイッチ術
単心室型血行動態への手術	Fontan型手術（TCPC手術を含む）	三尖弁閉鎖・単心室・内臓錯位症候群
姑息手術	Blalock短絡術	肺血流減少型の先天性心疾患
	肺動脈絞扼術	肺血流増加型の先天性心疾患
	Glenn手術	Fontan型術前の姑息術

CTGA：修正大血管転位，TOF：Fallot四徴症，ASD：心房中隔欠損，VSD：心室中隔欠損，DORV：両大動脈右室起始，PA：肺動脈閉鎖，dTGA：完全大血管転位，TCPC手術：両大静脈肺動脈接合手術

b）2個の房室結節を介した上室頻拍

修正大血管転位や内臓錯位症候群（無脾症や多脾症）では，房室結節が2つ存在することがある（twin AV node）．twin AV node の存在は病理学的，電気生理学的に証明されており，一方の房室結節を順伝導し，もう一方の房室結節を逆伝導する房室リエントリー頻拍を生じることがある．2個の房室結節間を結ぶ線維性組織（Mönckeberg sling）の存在が病理的に証明されているが，房室リエントリー頻拍時の sling の電気生理学的役割については不明な点が多い．房室リエントリー頻拍合併例では，一方の房室結節のアブレーションが有効な症例がある．

c）心房頻拍

先天性心疾患術後に発症する頻拍性不整脈のうち最も多く遭遇するのが**心房内リエントリー頻拍**（intra-atrial reentrant tachycardia：IART）である．IART のほとんどは右心房内のマクロリエントリー頻拍である．IART は，①下大静脈－三尖弁（修正大血管転位では僧帽弁）間峡部依存性の IART（心房粗動），②心房切開線やパッチ形成などが関与する IART に大別される．その他に自動能亢進などによる focal な心房頻拍も報告されているが頻度は少ない．よって，術後に生じる心房頻拍のほとんどは下大静脈－三尖弁間峡部依存性の心房粗動か心房切開線などの瘢痕が関与するマクロリエントリー IART である．

【心臓術後の IART の機序】

心臓術後 IART の形成には，

① **解剖学的障壁の存在**：上大静脈，下大静脈，房室弁輪，分界稜
② **機能的障壁**：心房切開線，人工心肺の脱血カニューレーション，パッチ形成拡大した心房変性，線維化

が関与している．同一の症例で下大静脈－三尖弁間峡部依存性心房粗動と切開線関連の IART など複数の頻拍を有することも多い．

IART ではその多くは右房の心房切開線とその周囲に存在する緩徐伝導を有する傷害心房筋が関与する．心房中隔欠損に対するパッチ閉鎖術後に関連した IART の頻度は少ない．洞不全症候群の存在も心房頻拍の発症に関与する．IART は心臓形態（心房中隔欠損症術後，心室中隔欠損症術後，Fallot 四徴症術後，完全大血管転位に対する Jatene 術など）にかかわらず，心房切開線が存在する術式では同一の機序で生じうる．Fallot 四徴症では術後遠隔期に 12～34％で心房頻拍が生じるとされる．

【Fontan 手術】

術後心房頻拍は心房－心耳吻合型の Fontan 術後では時間経過とともに増加し，10年で約半数が心房頻拍を伴い多くは治療抵抗性である．Fontan 術後ではその特殊な血行動態から，中心静脈圧が高いため経時的に右心房が拡大し，右心房リモンデリングが進行し不整脈基質を形成する．

【心房スイッチ術後】

心房スイッチ術後（Mustard/Senning 術後）でも心房頻拍の頻度が高く，Mustard 術後では 18 歳以上で 48％に認めるとされる．心房スイッチ術後に関しては心房頻拍の存在は突然死の危険因子になるとの報告がある．肺体血流比 1.5 以上の心房中隔欠損症では，40 歳以上での閉鎖術では術後の心房性不整脈発症が 60％と高く，できるだけ早期の心房中隔欠損閉鎖が望まれる．

心房細動も先天性心疾患の術後遠隔期に問題となるが，そのメカニズムについては未だ不明な点が多く今後の原因および機序の解明が期待される．

d）心室頻拍

心臓術後遠隔期の持続性心室頻拍（VT）は失神や心臓突然死の危険因子となる．中でも **Fallot 四徴症における VT 発症**は有名である．Fallot 四徴症術後患者の Holter 心電図では約半数で頻回の心室期外収縮や非持続性 VT を認めるが，多くは無症状でそれ自体は突然死のリスクとはならない．しかしながら一方で，Fallot 四徴症術後で突然死が生じる頻度は 10 年で 2～3％程度であり，この頻度は突然死の一般頻度と比し約 100 倍高い．

VT の発症機序として，リエントリー性，トリガードアクティビティ，自動能亢進があげられるが，このうちリエントリー性が最も重要である．Fallot 四徴症におけるリエントリー性 VT の発症には，

① 解剖学的障壁の存在〔房室弁（三尖弁），心室中隔欠損の辺縁〕
② 機能的障壁（心室切開線，右室流出路のパッチ，心室中隔パッチ）
③ 右心室の傷害心筋や線維化が伝導遅延部位となる不整脈源性基質になること

が重要である．Fallot 四徴症における VT の危険因子として，根治術時の年齢（高年齢），姑息シャン

ト手術の既往，心電図やHolter心電図でのハイグレード心室期外収縮の存在，心室プログラム刺激での心室頻拍の誘発性，右室の血行動態の異常（肺動脈逆流，右室低心機能，肺動脈‐右室流出路狭窄），左心室の低心機能，wide QRS幅（＞180ms）などが報告されている．

Fallot四徴症以外にVTに注意が必要な疾患として，大動脈狭窄，主心室が解剖学的右心室（修正大血管転位，心房スイッチ術後の完全大血管転位），Ebstein奇形，Eisenmenger症候群がある．

2）徐脈性不整脈

a）洞不全症候群

洞不全症候群（SSS）は，無脾症や多脾症などの内臓錯位症候群や左側心耳のjuxtraposition（心耳並列）では生まれつき認めることがある．SSSは先天性心疾患に対する心臓術後では，洞結節自体および洞結節への血流障害などが影響し，頻度が高い．中でも**Mustard手術，Senning手術，Glenn手術，Fontan手術後のSSS発症率は高い**．Mustard術後のSSS発症率は高く術後5年で64％，術後16年で82％と報告されている．徐脈による症状を伴う場合（class I）や，徐脈頻脈症候群で抗不整脈薬の長期投与が必要な場合（class IIa），徐脈により血行動態が悪化するもの（class IIa）などにはペースメーカ植込み適応となる．

b）房室ブロック

房室ブロック（AVB）には先天的な房室伝導異常が原因のものと，心臓手術に関連したものがある．**先天的な房室伝導異常は修正大血管転位，房室中隔欠損，多脾症などの内臓錯位症候群に多く合併する．**修正大血管転位（Lループ型）では房室結節‐His束が通常のKoch三角部より前方偏移，一方，房室中隔欠損では房室結節‐His束は通常よりも後方偏移しており，機能的にもAVBを生じやすい．修正大血管転位では，3～5％が出生時より完全AVBを生じ，さらに20％が成人期までに高度AVBを発症する．修正大血管転位におけるAVB自然発症率は年2％といわれる．

心臓手術に関連した永久的高度AVBは，手術操作による房室結節組織への直接侵襲による．**AVBを生じやすい術式として心室中隔欠損欠損の閉鎖術，左室流出路狭窄の解除術，房室弁の修復もしくは人工弁置換術**があげられる．半数以上の手術関連AVBは，心筋の伸展や浮腫が関与していると考えられ7～10日以内に回復する．一方で，**7日以上持続もしくは回復が見込まれない手術関連AVBはペースメーカ植込み適応のclass I**に位置付されている．その他，高度房室ブロックで徐脈による有症状，投与不可欠な薬物，覚醒時3秒以上の心停止ないし40/分未満，心機能低下〜低心機能を伴う例などはペースメーカ適応class I となる．

3 治療の実際

1）心房性不整脈

心房性不整脈に対しての薬物治療は，先天性心疾患のない症例に準ずる．心房粗動やIARTなどのマクロリエントリーでは抗不整脈薬は興奮間隙が広いため効果が低く，コントロールに難渋することも多い．

急性期の心房頻拍（心房細動を含む）で48時間以上経過した場合は血栓症リスクが高くなるため，ヘパリン点滴やワルファリン（PT-INR 2～3にコントロール）などの抗凝固療法が必須となる．急性期にI群抗不整脈薬のNaチャネル遮断薬を用いることもあるが，QRS幅をwideに変化させ催不整脈性を招くことや，房室ブロック，心機能低下を生じることもあり注意を要する．電気的除細動が最も確実で安全であるが，除細動前の心房内血栓の有無の確認や，血栓予防のための徐細動後の抗凝固療法が大切である．IARTや心房粗動では心房のオーバードライブペーシングも有効である．

慢性期治療として，抗不整脈薬投与と抗凝固療法が行われることが多いが，心房切開線関連などの不整脈基質を基盤として不整脈が生じるため，薬物だけではコントロールが不十分なことが多い．心房頻拍の再発予防には以下の薬剤などが使用される．

a）フレカイニド（タンボコール®）50mg，2錠 1日2回，朝夕食後

Ic群抗不整脈薬に属する．slow drugに属し，Naチャネル抑制作用が強力であり心房粗動の伝導速度を減じる可能性があるが，上述した**催不整脈性，房室伝導抑制，心機能低下に十分な注意が必要である．**心房細動には有効であるが，IARTや心房粗動などのマクロリエントリーには効きにくい．

b）ソタロール（ソタコール®）50mg，2錠，1日2回，朝夕食後

Ⅲ群抗不整脈薬に属し，Kチャネル遮断作用とβ遮断作用を伴う．不応期を延長させ頻拍を停止する．急性期には70〜80％で有効との報告があるが，**TdPなどの催不整脈性が比較的多い．**

c）アミオダロン（アンカロン®）100mg，2錠，1日1回　朝食後

Ⅲ群抗不整脈薬に属するが，Kチャネル，Naチャネル，Caチャネル，β受容体遮断および抑制などのマルチチャネルに作用する．**先天性心疾患術後の心房および心室性不整脈には最もよいとされる．**初期投与では1日400mg分1〜2を7日間ほどloadingし，その後1日200mg程度に減量し，効果と副作用をモニタリングしながら調整し維持する．**心抑制作用は弱いが，肺線維症，甲状腺機能異常などの心外副作用に注意が必要である．チアノーゼのある例やFontan術後では心外副作用の頻度が高い傾向がある．**

d）カテーテルアブレーション

薬物治療でコントロール不良の場合，カテーテルアブレーションも考慮する．

カテーテルアブレーションの成功率は80〜90％と改善してきているが，一方で再発が20％以上で生じるとされる．薬剤抵抗性で有症状の心房頻拍に対するカテーテルアブレーションは有効であるが，「先天性心疾患術後遠隔期の管理・侵襲的治療に関するガイドライン」（日本循環器学会）では経験のある施設での施行が勧められている（classⅠ）．Fontan術後では心房が巨大，心房筋が厚いなどの理由で十分な焼灼効果が得られずアブレーションの成功率は低く，再発率も高い．

有症状の洞不全症候群の合併例もしくは，抗不整脈薬が治療継続に必要な場合はペースメーカ植込みも併用する．近年Fontan手術後の難治性の心房頻拍には**TCPC変換術**※が有用との報告が出てきている．

2）心室頻拍

前述した心室切開線やVSDパッチ，その周囲の傷害心筋などが基質となり生じる．

抗不整脈薬ではソタコールやアミオダロンが使用されることが多いが，いったん致死的不整脈が生じた場合には植込み型除細動器（ICD）の方が生命予後は勝ると予想される．

カテーテルアブレーションは，血行動態の安定した心室頻拍には有効との報告があるが，再発率が高いなどの問題がある．近年はICDの植込み例が増加傾向にある．

4 おわりに

先天性心疾患に対する手術成績の向上とともに成人に達する成人先天性心疾患患者数は増加の一途をたどる．不整脈は最も大きな遠隔期合併症であり，適切な血行動態の把握と不整脈治療が要求される．抗不整脈薬，ペースメーカ，カテーテルアブレーションなどを上手に併用するとともに，疾患が特殊で多彩な領域のため循環器小児科医，循環器内科および外科の協力がより重要と考えられる．

注意点

①先天性心疾患術後では顕性もしくは潜在性に洞機能障害，心室内伝導遅延や房室伝導障害を伴っていることが多く，**抗不整脈薬投与にあたっては少量から投与開始し，徐脈，QRS幅，QT延長の進行および増悪に気をつける**

②カテーテル治療や，ペースメーカ植込みにあたっては，静脈系の走行異常や閉塞を伴うことも多く，心臓形態も通常とは異なるため，**あらかじめCTやMRIなど画像診断を評価する**ことが望ましい

③個々の症例で術式が異なるため，**手術記録を確認する**ことが重要である

※**TCPC変換術**

total cavopulmonary connection conversionのこと．心耳-肺動脈吻合型のFontan手術に対し，拡大した右心房を切除縫縮し，上大静脈-肺動脈を吻合，下大静脈と肺動脈間の血流は人工血管を通過するよう変換する術式．Failing Fontanと呼ばれるFontan術後の心房内血栓例，チアノーゼ例，難治性不整脈などに適応される．近年はペースメーカや不整脈（メイズ）手術を併用することで心房性不整脈への治療成績も向上し増加傾向にある．

④不整脈以外に**外科的-カテーテル治療が必要な血行動態異常**(肺動脈狭窄や大動脈縮窄,房室弁逆流など)がないかを評価することも重要である

＜文　献＞
1) Walsh. E.P. et al.：Circulation, 115：534-545, 2007
2) Khairy. P.：Heart Rhythm, 5：1464-1472, 2008
3) Furer. S.K. et al：The mount Sinai journal of medicine, 72：263-269, 2005
4) Walsh. E.P.：Circulation，115：3224-3234, 2007

次頁：患者抄録

患者抄録

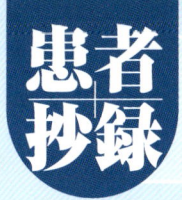

先天性心疾患の手術歴を有する不整脈へのカテーテルアブレーション治療

【患 者】31歳男性

1. 診 断　①心房粗動，②Fallot四徴症に対する心内修復術後
2. 主 訴　動悸
3. 既往歴　生後より心雑音を聴取し，生後2カ月でチアノーゼを指摘され精査にてFallot四徴症と診断された．

　　　　　2歳時Brock手術施行．心臓カテーテル検査にて単一冠動脈であることが判明し心内修復術は行わなかった．

　　　　　3歳時に右室流出路瘤を形成しRastelli手術を施行

　　　　　その後Rastelli術の導管狭窄をきたし，17歳時，右室流出路再建術再手術を施行

4. 家族歴　突然死や先天性心疾患：なし
5. 生活歴　喫煙歴なし，飲酒歴：機会飲酒のみ，職業：事務仕事
6. 現病歴

　　　　30歳時に動悸が出現．会社の健診で心房粗動を指摘され，電気的除細動を施行し洞調律に回復した．

　　　　その後も心房粗動を繰り返し電気的除細動を2度施行した．電気的除細動でいったん除細動されるものの，すぐに心房粗動に戻るためピメノール®とアーチスト®の内服が開始されたが，頻拍は停止せず3カ月以上持続しており，動悸と易疲労感を自覚している．薬剤抵抗性の心房性不整脈の精査加療目的で入院となる．

7. 入院時現症

　　　　身長180cm，体重79kg，血圧120/70mmHg，意識清明，心拍数：120/分，呼吸数：16回/分

　　　　心音：リズム不整，胸骨左縁にto and fro murmur，LevineⅡ/Ⅵ度聴取，湿性ラ音聴取せず　呼吸音：清

　　　　腹部：平坦かつ軟，肝触知せず

　　　　四肢：冷感なし，前脛骨浮腫なし

8. 入院時検査所見

　　① 血 算：WBC 7,300/μL，RBC 500万/μL，Hb 16.0g/dL，Hct 47.6，Plt 19.8万/μL

　　② 生化学：TP 7.0g/dL，Alb 4.3g/dL，T-Bil 0.5mg/dL，D-Bil 0.3mg/dL，AST 41IU/L，ALT 50IU/L，LDH 127IU/L，ALP 260IU/L，γGTP 120IU/L，CK 54IU/L，BUN 10.2mg/dL，Cr 0.71mg/dL，Na 139mEq/L，K 4.9mEq/L，Cl 103mEq/dL，TC 170mg/dL，TG 75mg/dL，Glu 86mg/dL，HbA1c 5.1%，BNP 130IU/L

　　③ 凝固系：PT-INR 2.1，APTT 30.0ms

　　④ 尿一般検査：pH 6.4，比重 1.012，尿糖：陰性，タンパク：陰性，ケトン体：陰性

　　⑤ 胸部単純X線（図1）：CTR 60%

　　⑥ 心電図（図2）：心房粗動80〜120/分，右軸偏位，下壁誘導で下向き，V1上向きの粗動波を認め2：1〜3：1伝導，完全右脚ブロック QRS幅0.16ms

　　⑦ 経胸壁心エコー：左心室は全体的に壁運動低下あり，肺動脈逆流中等度，右心室容量負荷および右心室壁運動軽度低下あり，右室容量負荷による心室中隔の奇異性運動あり，右心房拡大，LVDd 5.4cm，LVDs 3.9cm，LVSF 0.24%，LAD 3.7cm，AAo 4.1cm，TR mild，PR moderate，MR trivial，AR mild，推定右室圧45mmHg（TRから推定）

　　⑧ 心臓カテーテル検査：RV圧 45/EDP10mmHg，LV圧 110/EDP12mmHg，右PA圧 30/10mmHg，

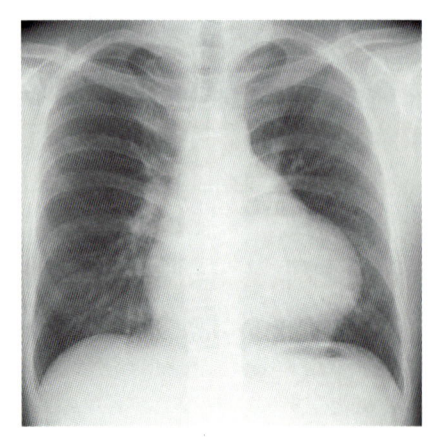

図1　胸部単純X線

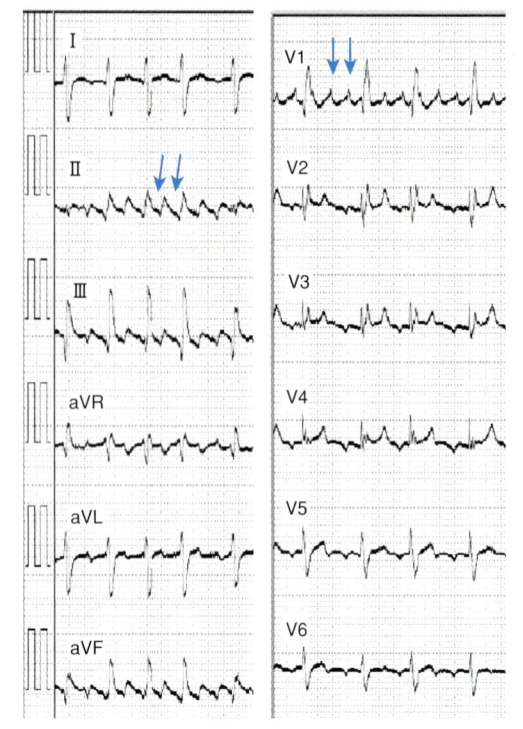

図2　入院時心電図
下壁誘導で下向き，V1で上向きの粗動波を認める（↓）

　　　左PA圧 30/10mmHg，main PA圧 30/10mmHg，LVEDVI 121mL/m², LVEF 40％，RVEDVI 113mL/m², RVEF 49％
　　TR Ⅰ度，PRあり，MRおよびARなし．冠動脈走行異常あり，単冠動脈（右冠動脈は左前下行枝より分岐しているが狭窄病変は認めない），肺動脈と上行大動脈の間を通り右心室へ走行

9．入院後の経過
　①心房粗動，②Fallot四徴症術後
　　Fallot四徴症に対する心内修復術後遠隔期に心房粗動を発症した．入院前にⅠ群の抗不整脈薬投与が開始されたが無効であった．薬剤抵抗性の先天性心疾患術後の心房粗動に対する精査加療目的で入院となった．入院時心エコーでは心内修復後右室流出路再建術後の肺動脈逆流による右心室容量負荷所見と，左心室の壁運動の低下傾向を認めた．心臓カテーテル検査では，右室圧は45 mmHgと軽度上昇のため右室流出路狭窄は軽度であるが，肺動脈弁逆流による容量負荷による右室容積拡大，軽度の三尖弁逆流と右心房の拡大を認めた．また，左心室駆出率は40％と低下していた．冠動脈は単冠動脈であったが明らかな狭窄病変はなく，心房粗動の持続が心機能低下に関与している可能性が示唆された．本患者の薬剤抵抗性の持続性心房粗動は低心機能に関与していることも考えられたため，本症例に対しカテーテルアブレーションを施行した．頻拍中のelectroanatomial mapping system（CARTO，図3）のactivation mappingにて，心房粗動は心房切開線の周囲を時計方向に旋回するマクロリエントリー心房頻拍と診断した．voltage mappingでは右心房側壁の心房切開線下端に低電位領域を認めた．詳細な心房マッピングの結果，心房切開線下端の緩徐伝導でのポイント通電により頻拍の停止に成功した．その他，心房プログラム刺激にて通常型心房粗動も誘発され，下大静脈-三尖弁輪間峡部の線状焼灼を行い，両方向性ブロックの作成に成功した．アブレ

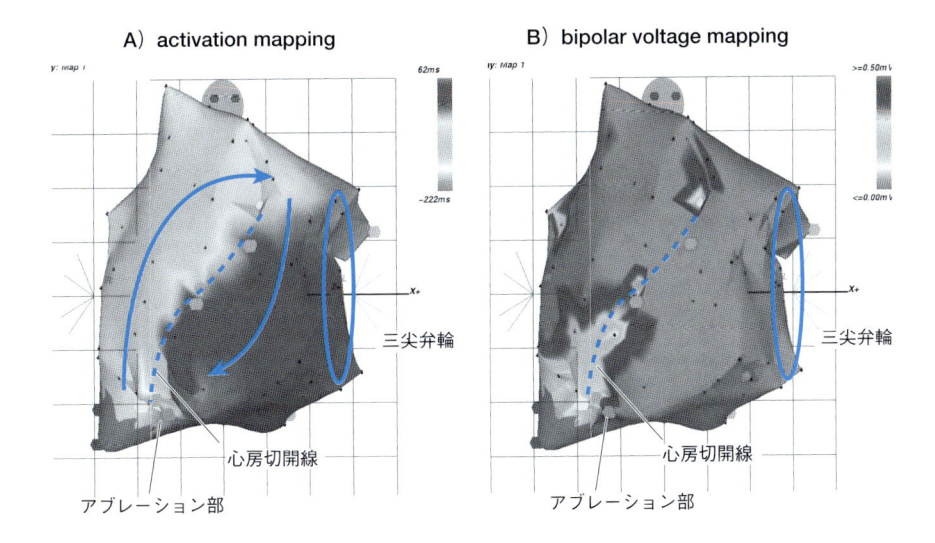

図3　CARTOマッピング（p.10，Color Atlas ❼ 参照）
右斜位像を示す．右心房側壁の心房切開線（ーーー）周囲に低電位領域を認めた．頻拍は切開線周囲を時計方向に回旋するIARTであった（→）．○は三尖弁輪

ーション施行後，いかなる心房頻拍も誘発されないことを確認し，完全右脚ブロックの洞調律であることも確認し（図4），治療を終了した．アブレーション後は合併症なく抗不整脈薬をいったん中止し退院とし，外来フォローすることとなった．

10. 退院時処方

　　ワルファリン（ワーファリン®）1 mg，3錠，分1，朝1回

11. 考　察　▶ Advice from Professional ❶参照

　　先天性心疾患術後遠隔期に発症する心房頻拍（心房粗動）は，患者のQOLやときに生命予後にかかわる重要な合併症である．Fallot四徴症では術後遠隔期に12〜34%で心房頻拍を発症すると言われており合併頻度も高い．機序として最も多いものは，マクロリエントリー性の心房頻拍（IART）であり，多くは心房切開線関連もしくは下大静脈–三尖弁（修正大血管転位では僧帽弁）間峡部依存性の心房粗動である．本症例では詳細な心内電位のマッピングの結果，右心房切開線の瘢痕下端に形成された障害心房筋の緩徐伝導が関与し切開線周囲を旋回するIARTと診断した．先天性心疾患術後では通常型心房粗動の合併も多く，同一の症例で心房切開線関連IARTと通常型心房粗動が併発するが，本症例でも2種類の頻拍を認めた．しかし，いずれもアブレーションにて停止可能であった．これらの術後心房頻拍の多くはマクロリエントリー性であり興奮間隙が広いため，しばしば薬剤抵抗性である．カテーテルアブレーションは術後のIART治療に有効な治療であるが，「先天性心疾患術後遠隔期の管理・侵襲的治療に関するガイドライン」（日本循環器学会）では，その特殊性から経験のある施設での施行が勧められている．本症例では頻拍誘発性に左心室駆出率が低下していた可能性が高いが，肺動脈逆流による心機能の影響にも注意し，今後の回復を心エコーなどでのフォローをしていく必要がある．また，基礎に洞機能不全の合併があることも多く，アブレーション後の再発率も比較的高いため，今後も定期的なHolter心電図などのフォローをすることが重要と示唆される．

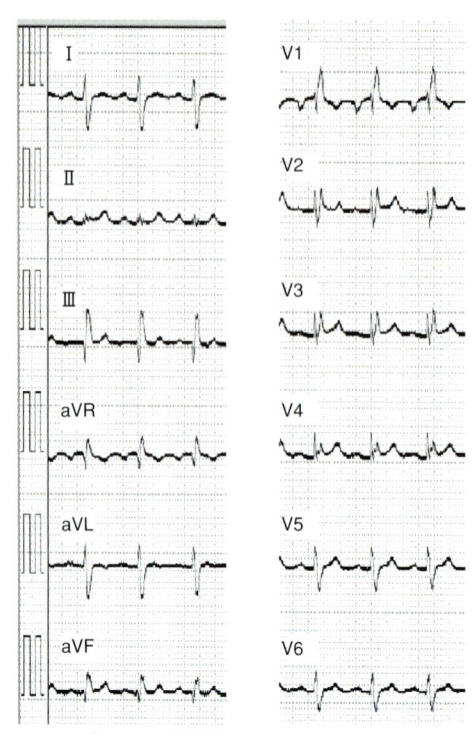

図4　アブレーション施行後の洞調律心電図

【文献】　▶Advice from Professional ②参照
1）Walsh. E.P.：Circulation, 115：3224-3234, 2007
2）Walsh. E.P. et al.：Circulation, 115：534-545, 2007

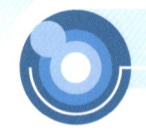

Advice from Professional

1 考察ポイント

Point 1
術後の心房頻拍は血行動態が安定していても10年以上の遠隔期に生じうるため，定期的なフォローと患者へのインフォームドコンセントが大切である．

Point 2
不整脈発症を助長するような血行動態異常の把握と，不整脈基質に関与する心房切開線の有無など術式の確認が重要である．

Point 3
アブレーション成功後も，心房頻拍の再発や心房細動の出現に注意が必要なこと，血行動態の評価の必要性を十分に患者に説明し，Holter 心電図のみならず，心エコー検査，MRI なども定期的にフォローをしていくようにする．

Point 4
考察については，不整脈についてのみならず，Fallot 四徴症など代表的な先天性心疾患の術後遠隔期におきる血行動態的問題と不整脈との関連にも言及するとよい．

2 押さえておきたい論文

文献 1 : Walsh. E.P.：Circulation, 115：3224-3234, 2007
先天性心疾患全般の不整脈に対するカテーテル治療についての総説である．

文献 2 : Walsh. E.P. et al.：Circulation, 115：534-545, 2007
成人期に達した成人先天性心疾患に対する，頻脈性および徐脈性不整脈治療に関してペーシング治療からアブレーション治療まで簡潔にまとめられた総説である．

memo

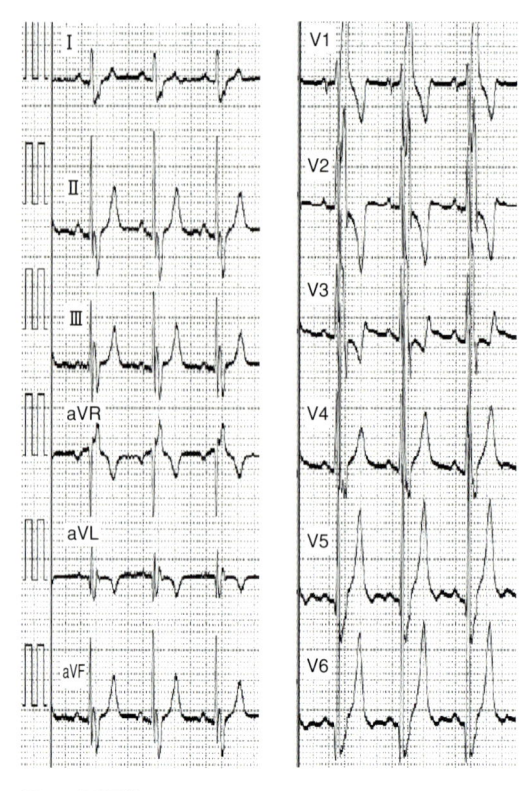

図2　洞調律

ードライブペーシングで停止することが可能であった．以上の検査結果より，本患者のwide QRS頻拍はFallot四徴症術後遠隔期に生じた心室頻拍と診断した．治療については，アミオダロンなどの抗不整脈薬導入，カテーテルアブレーション，ICDのいずれか，もしくは併用が考えられたが本症例では，頻拍時に血圧低下を伴い血行動態の破綻が想定された．抗不整脈薬単独ではいったん頻拍が生じた際の安全性が保障されないこと，カテーテルアブレーションするにはやはり血行動態が保たれないため頻拍を持続できず十分なマッピングが困難なことがあったが，心室オーバードライブペーシングで頻拍停止が可能でありICDの抗頻拍ペーシング機能の効果が期待できた．以上より，本症例にはICD植込み術を選択した（図4）．ICD植込み後は術後合併症もなく，退院となり外来フォローすることとなった．

10. 退院時処方

カルベジロール（アーチスト®）2.5mg，4錠，朝1回

11. 考　察　▶ Advice from Professional 1 参照

Fallot四徴症術後の突然死例が問題となっている．心室頻拍はその中の多くを占めると考えられており，心室頻拍は最も重要な合併症の1つと位置付けされている．Fallot四徴症術後の突然死の頻度は10年で2〜3%程度と報告されている．心室頻拍の危険因子として，①根治術時の年齢（高年齢），②姑息シャント手術の既往，③心電図やHolter心電図でのハイグレード心室期外収縮の存在，④心室プログラム刺激での心室頻拍の誘発性，⑤右室の血行動態の異常（肺動脈逆流，右室低心機能，肺動脈-右室流出路狭窄），⑥左心室の低心機能，⑦wide QRS幅（>180ms）などが報告されている．本症例では，②④⑤⑥⑦の危険因子が該当した．手術時の右心室流出路切開による障害心筋とリエントリー回路の形成，肺動脈弁逆流により右室容量負荷と右室機能低

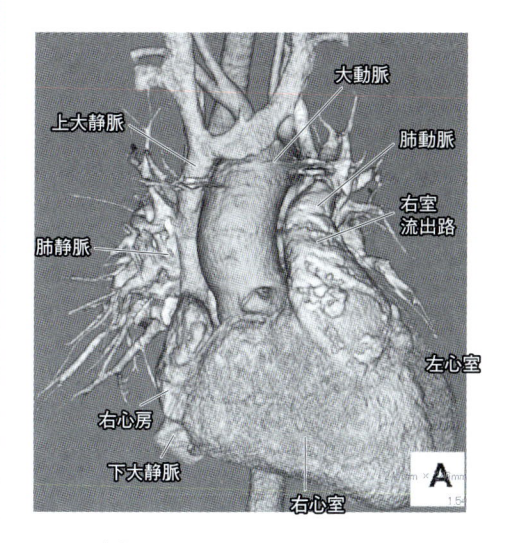

図3　胸部3D-CT（p.10，Color Atlas ❽ 参照） 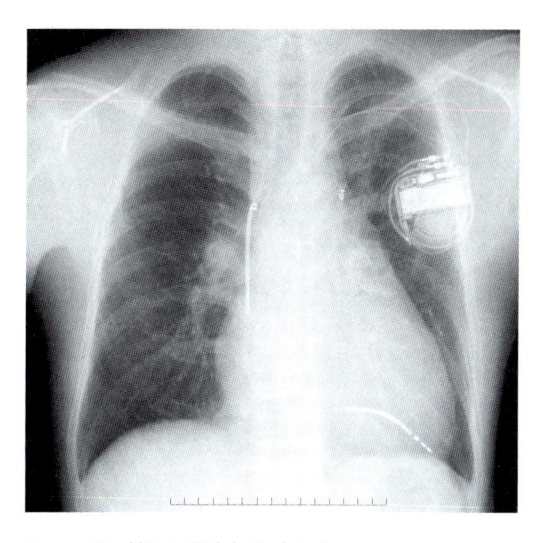　　図4　ICD植込み後胸部X線写真

下，右室機能低下に伴う右室内電導障害遅延（wide QRS幅）などが複雑に心室頻拍発生に関与すると推察される．近年の手術技術の発展によりFallot四徴症の生命予後は著しく改善しているが，一方で，一見元気な術後の患者であっても突然死のリスクがあることも念頭に置き，定期的な心エコー，心電図，Holter心電図などのフォローアップをすることが重要と考えられる．

【文献】　▶ Advice from Professional ❷ 参照
1）Berul. C.I. et al.：J. Am. Coll. Cardiol., 51：1685-1691, 2008
2）Gatzoulis. M.A. et al.：Lancet, 356：975-981, 2000

Advice from Professional

1 考察ポイント

Point 1
術後経過良好である患者であっても，本症例のように突然の致死的不整脈が生じうる．

Point 2
ICD挿入後の外来管理であるが，作動状況を定期的にフォローする．もし作動した際には，適切作動なのか不適切作動なのかを判断する．適切作動が頻回，心房性不整脈による不適切作動が生じれば必要に応じアミオダロンなどの抗不整脈薬投与や，心室頻拍自体もしくは心房性不整脈に対するカテーテルアブレーションも考慮する．

Point 3
右室機能低下など血行動態の悪化が不整脈の増悪因子となるため不整脈のみに気をとられないよう，心エコー，核医学検査などの心機能評価も定期的に評価する．

Point 4
考察では致死的不整脈の誘因となる肺動脈弁逆流や両心室機能などの血行動態上の問題点についても言及するとよい．また，治療に関して，薬物，カテーテルアブレーション，ICD植込みそれぞれの利点と欠点をふまえ治療の選択を考慮するとよい．

2 押さえておきたい論文

文献1：Berul. C.I. et al.：J. Am. Coll. Cardiol., 51：1685-1691, 2008
総443名の小児および先天性心疾患に対するICD植込みをまとめた多施設研究である．
約4分の1が適切作動しているが，一方で約2割の不適切作動もあることや，リード不全や洞性頻拍などが誤作動原因に関与することなどがまとめられている．

文献2：Gatzoulis. M.A. et al.：Lancet, 356：975-981, 2000
Fallot四徴症術後の，肺動脈弁逆流による右室容量負荷および右心機能低下が突然死の危険因子であることを報告した論文．心電図のQRS幅180 ms以上は突然死の予期因子であると報告した．

memo

第6章 合併症をもつ不整脈の治療

患者抄録

7. 電解質異常による不整脈

加藤武史

Point

1. 臨床的に問題となる不整脈を引き起こす電解質異常は，高K血症と低K血症である
2. 血清K値の異常に伴って徐脈，QRS時間の延長，心室性不整脈などを認めた場合は緊急な対処が必要で，薬剤の静脈内投与や血液透析でKを補正する
3. 電解質異常を補正すると同時に，その原因検索を忘れてはならない

1 病態の特徴

心筋の電気的な活動を司っているのは，心筋のイオンチャネルとそこを通過する電解質である．したがって，電解質異常という病態は，体表面心電図に変化を及ぼすのはもちろん，さまざまな不整脈の原因となる．

1）活動電位の成り立ち

電解質異常と不整脈の関係を理解するためには，心筋細胞の活動電位の成り立ちについての概略を知っておきたい（図1）．

安静時の心筋細胞内は，細胞外よりも低い電位（－90mV）に保持されている．この静止膜電位の維持を行っているのがI_{K1}チャネルである．すなわち，膜電位がK^+の平衡電位からずれるとそれをキャンセルする方向にK^+を流している．心筋細胞が興奮する際は，まずNaチャネルを開放し，陽イオンであるNa^+を細胞内に流入させる．これにより，細胞は脱分極する（負電位から正電位となる）．次に膜電位依存性のL型Caチャネルが開口し，細胞外からわずかなCa^{2+}が流入する．この細胞内Ca^{2+}濃度の上昇をきっかけとして，筋小胞体からさらに大量のCa^{2+}が細胞内に放出される．Ca^{2+}がトロポニンCに結合することにより，心筋は収縮する．最後に，正の電位となった心筋細胞を負の電位に戻す（再分極）ために，Kチャネルが開口してK^+が細胞内から細胞外へ排出される．

2）高K血症

表に血清K濃度異常に伴う，心電図変化を示す．高K血症では，再分極相で細胞外に流れるK^+が増加

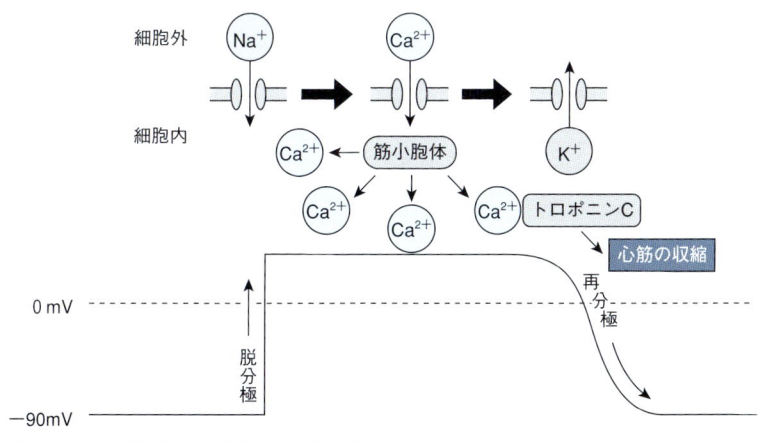

● 図1 心筋細胞の活動電位の成り立ち

し活動電位持続時間は短縮するため，T波が先鋭化する．また静止膜電位が浅いため，Naチャネルが不活性化されて活動電位立ち上がり速度が遅くなり，**高度な高K血症ではQRS時間の延長をきたす**（図2）．

● 表　血清Kと心電図所見

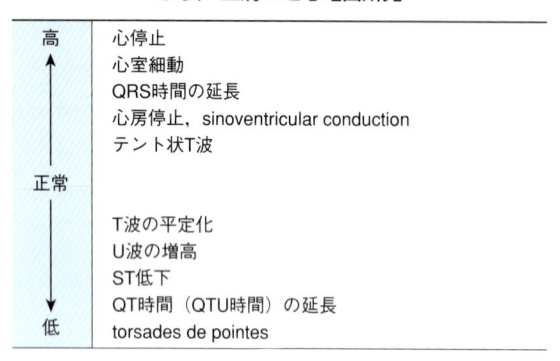

高 ↑ 正常 ↓ 低	心停止 心室細動 QRS時間の延長 心房停止，sinoventricular conduction テント状T波 T波の平定化 U波の増高 ST低下 QT時間（QTU時間）の延長 torsades de pointes

QRS時間が延長している高K血症は，緊急事態である．さらにK濃度が上昇すれば，徐脈性の心室リズムとなり，心停止に至る．

高K血症は心房の興奮性も低下させるが，P波のみえない心房停止状態となっても洞結節の興奮が残存し，それが心室へ伝導することがある．これを **sinoventricular conduction** と呼ぶ．一見すると心室調律のようにもみえるが，QRS幅はほとんど正常で，心拍数もさほど遅くないという特徴がある．

高K血症は，慢性のものと比べて急性に生じたものは危険性が高いので注意が必要である．高K血症の最初の心電図所見が心停止ということさえある．

3）低K血症

低K血症では再分極過程が緩徐となるため，T波は平坦で幅広くなり，QT時間は延長する（図3）．QT

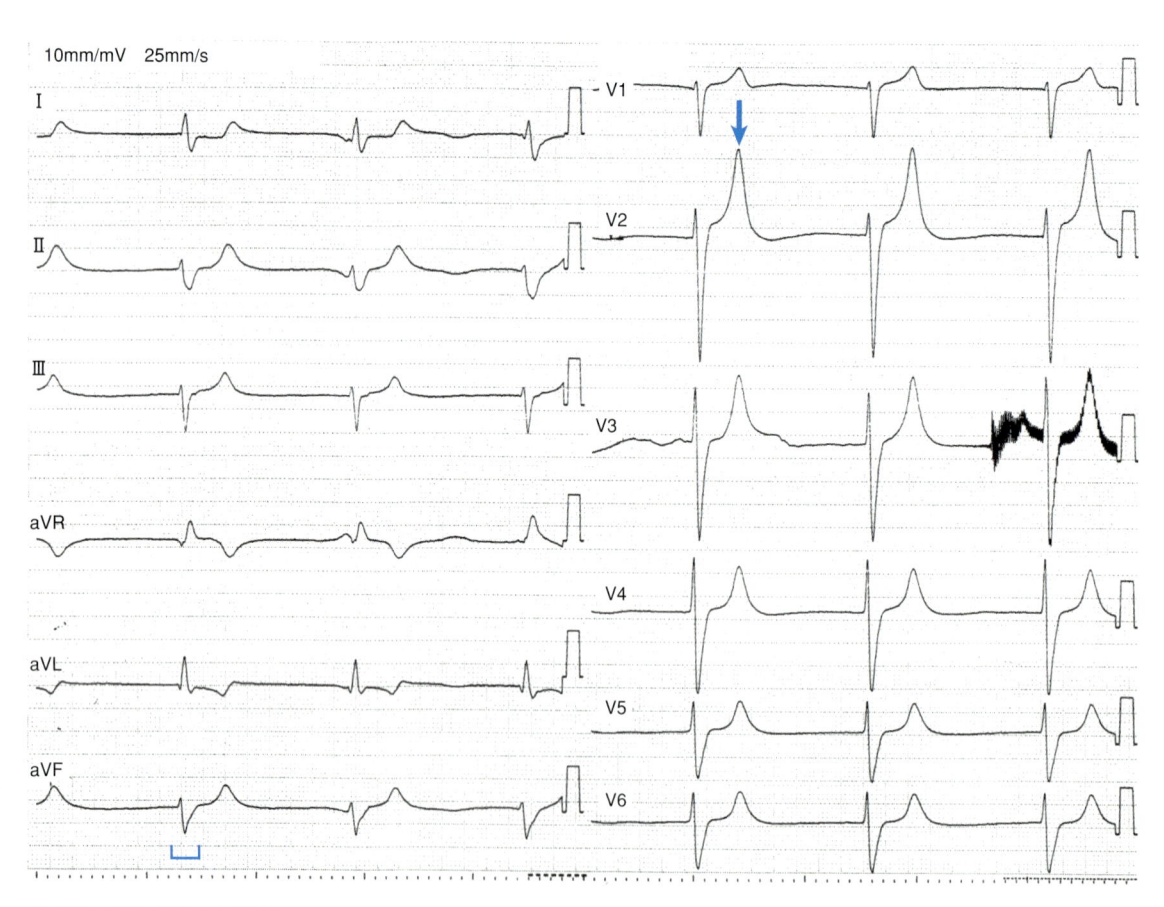

● 図2　高K血症の心電図
　　血清K 8.8 mEq/L まで上昇した症例．徐脈，P波の消失，QRS時間の著明な延長（└┘）とテント状T波（→）を認める

の過度の延長は，torsades de pointesへ移行する危険性を高める（図4）．また，Na^+/K^+交換系低下により細胞内Ca^{2+}濃度が上昇して，一過性内向き電流，遅延後脱分極（DAD）が増加し，房室ブロックを伴う心房頻拍（PAT with block）がみられることもある．また，低K血症では不応期の延長が不均一に生じ，心室細動が発生しやすくなる[1]．

4）Caの異常

Caは活動電位のプラトー相（第2相）で細胞外から細胞内へ流れる．低Ca血症になると活動電位持続時間が延長する．したがって，低K血症では

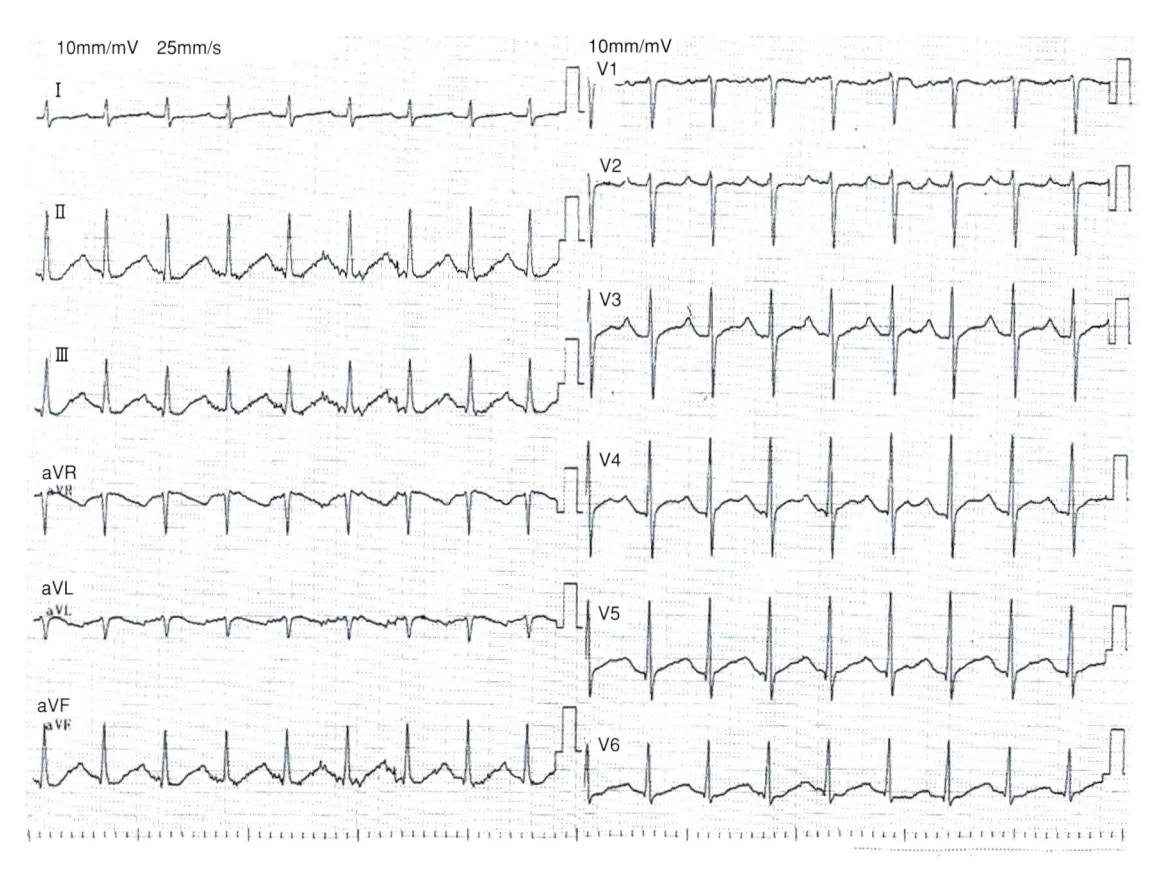

● 図3　低K血症の心電図
　　　血清 K 2.2 mEq/Lの症例．QTc 647 msと著明な延長を認める

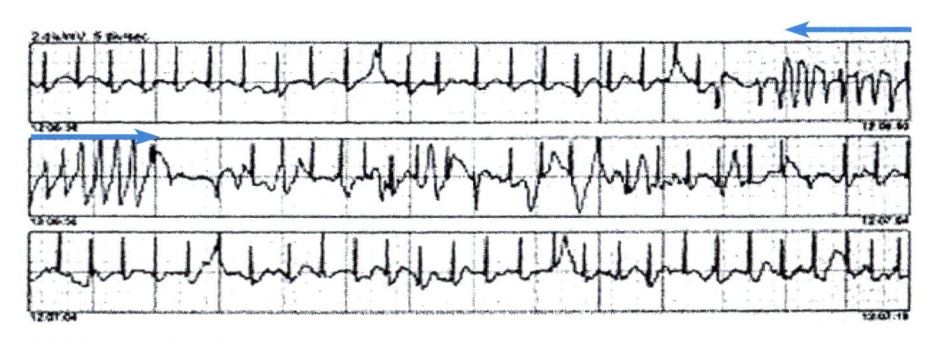

● 図4　torsades de pointes
　　　図3の低K血症例に生じた torsades de pointes（→）

QT時間が延長し，高K血症では短縮する．しかし，血清Ca濃度の異常が不整脈の原因となることは臨床的には稀である．

5）Mgの異常

血清Mg濃度に依存した心電図変化として，特異的なものはない．ただし，低Mg血症が長期にわたると，Na^+/K^+-ATPase活性が低下するため，細胞内K^+が不足する[2]．**低K血症をみかけたら，血清Mg濃度もチェックするようにしたい**．また，硫酸Mgはtorsades de pointesなどのQT延長に伴う致死的な心室性不整脈の急性期に静脈内投与される．

2 治療のメカニズムとストラテジー

これまで述べたとおり，**臨床的に不整脈の原因となる電解質異常としては，高K血症と低K血症が重要**である．これらを発見した場合は，当面はその補正に努める．**緊急を要するのは，極端な徐脈，QRS時間の延長，致死的な心室性不整脈などを認めた場合**である．このようなときは，厳重な心電図モニター監視下で薬剤の静脈内持続投与によりKを補正する．乏尿・無尿を伴う高K血症など，薬物によるK補正が困難である場合は血液透析の適応となる．緊急性のない場合は，経口薬剤による補正が基本となる．

また，電解質異常を補正すると同時に，その原因検索を忘れてはならない．詳細はここでは述べないが，血清K値の異常をきたすものとして，腎疾患，内分泌・代謝疾患，K摂取量の問題，下痢，薬剤，腫瘍，横紋筋融解，消化管出血などがあげられる．

3 処方の実際

1）緊急性の高い高K血症

a) グルコン酸カルシウム（カルチコール®）8.5% 10 mL，3分以上かけて静注

血清K値を低下させる治療ではないが，膜電位の閾値を上昇により心筋の興奮性を低下させ，心保護作用がある．

b) 50%ブドウ糖 200 mL ＋ インスリン（ヒューマリンR®）20単位，5時間で点滴静注

K^+を細胞内に移動させることにより血清K値が低下する．即効性があるが，効果は一時的なものである．1時間おきに血糖値と血清K値をチェックして投与速度を調節する．

c) フロセミド（ラシックス®）20〜40 mg，静注

尿へのK排泄を促進する．脱水を合併している場合は，十分な補液の後に投与する．

2）低K血症

a) 塩化カリウム 20 mEq＋生理食塩液 100 mL，2時間以上かけて点滴静注

緊急性の高い低K血症に対しては，K製剤の持続点滴を行う．**低K血症の治療ルールは，20-40-60-120と記憶する**．これはそれぞれ，K投与速度は20 mEq/時以下，投与K濃度は40 mEq/L以下，尿中K排泄量は60 mEq/日，最大投与量は120 mEq/日ということを意味する．

b) 塩化カリウム（スローケー®）600 mg，3〜6錠，分2

緊急性がない低K血症には，K製剤の経口投与を行う．軽度の低K血症では，果物摂取を勧めるだけでも改善することがある．

3）torsades de pointes

硫酸マグネシウム 20 mEq，1分で静注

低K血症やQT延長に伴う重症心室性不整脈に対して有効なことがある．徐脈を伴う場合は，ペーシングも考慮する．

<文　献>
1) MacConaill. M.：Cardiovasc. Res., 21：463-468, 1987
2) Whang. R. et al.：J. Clin. Intvest., 42：305-313, 1963

➡次頁：患者抄録

患者抄録

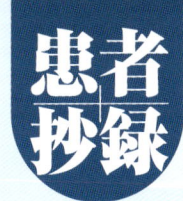

高K血症により顕性化した洞不全症候群

【患　者】87歳男性

1. 診　断　①洞不全症候群，②高K血症，③腎機能障害，④肥大型心筋症
2. 主　訴　全身倦怠感・嘔気
3. 既往歴　42歳時に胃潰瘍に対して胃切除術
4. 家族歴　特記事項なし
5. 生活歴　喫煙歴：10本/日×55年（75歳まで）　飲酒歴：日本酒1升/日（42歳まで）
6. 現病歴

    1999年に意識消失発作があり，その際に肥大型心筋症と洞不全症候群の診断を受けた．ペースメーカも勧められたが拒否し，シロスタゾール（プレタール®）の処方で経過観察されていた．これまでに徐脈によるふらつきの自覚や意識消失発作はあったが，心不全症状を自覚したことはない．もともと偏食の傾向であったが，2009年9月末から好物のイチジク，ミカン，栗などを大量に食べていた．10月2日の朝食後より，全身倦怠感と嘔気が出現し，昼以降飲食がほぼできなくなった．10月3日朝，動けなくなっている本人を娘が発見して救急車を要請し，当院へ搬送された．

7. 入院時身体所見

    身長：未測定，体重：未測定，意識清明，血圧172/66mmHg，脈拍40/分・整，体温36.7℃，結膜に貧血・黄疸なし，頸部に甲状腺腫大なし

    心音はⅠ音Ⅱ音に亢進・減弱なく胸骨左縁第3肋間を最強点とする収縮期駆出性雑音（LevineⅡ/Ⅵ度）を聴取する

    腹部は平坦・軟で圧痛なし，右下腹部に手術痕あり，下腿浮腫なし

8. 入院時検査成績

    ① 血　算：WBC 9,230/μL，RBC 454万/μL，Hb 13.7g/dL，Plt 27.6万/μL

    ② 生化学：BUN 26mg/dL，Cr 1.56mg/dL，UA 10.0mg/dL，Na 137mEq/L，K 6.6mEq/L，Cl 101mEq/L，Ca 8.8mg/dL，P 3.1mg/dL，ALP 317IU/L，γGTP 53IU/L，AST 98IU/L，ALT 89IU/L，LDH 297IU/L，Amy 99IU/L，CK 101IU/L，T-Bil 0.5mg/dL，TP 7.01g/dL，Alb 3.5g/dL，Glu 162mg/dL

    ③ 凝固系：PT活性102%，APTT 24.9秒，HpT 109

    ④ ホルモン系：fT4 1.25ng/dL，TSH 2.94μU/mL，レニン活性 0.7ng/mL/時，アルドステロン 8.0pg/mL，ACTH 25.9pg/mL，BNP 367.3pg/mL

    ⑤ 血液ガス（O$_2$マスク5L）：pH 7.367，pCO$_2$ 34.7mmHg，pO$_2$ 190.0mmHg，HCO$_3$ 19.5mmol/L，BE －4.6mmol/L

    ⑥ 胸部単純X線写真：CTR 58%，肺野にうっ血なし

    ⑦ 心電図（図1）：洞性徐脈（HR 43/分），完全右脚ブロック，左高電位，陰性T波（Ⅰ，aVL，V5-V6），QT時間延長（560ms）

    ⑧ 経胸壁心エコー：中隔優位の左室肥大を認めるが流出路狭窄なし，左室収縮能は正常，中等度のAR，軽度のMR，AoD 31.3mm，LAD 25.9mm，IVSTd 16mm，PWTd 14mm，LVDd 34mm，LVDs 19mm，LVEF 77%，IVC 14mm（呼吸性変動あり），推定収縮期右室圧 34mmHg

9. 入院後の経過

    ① 洞不全症候群，② 高K血症

    高K血症により洞不全症候群が顕性化したと考え，グルコース・インスリン療法で血清K濃

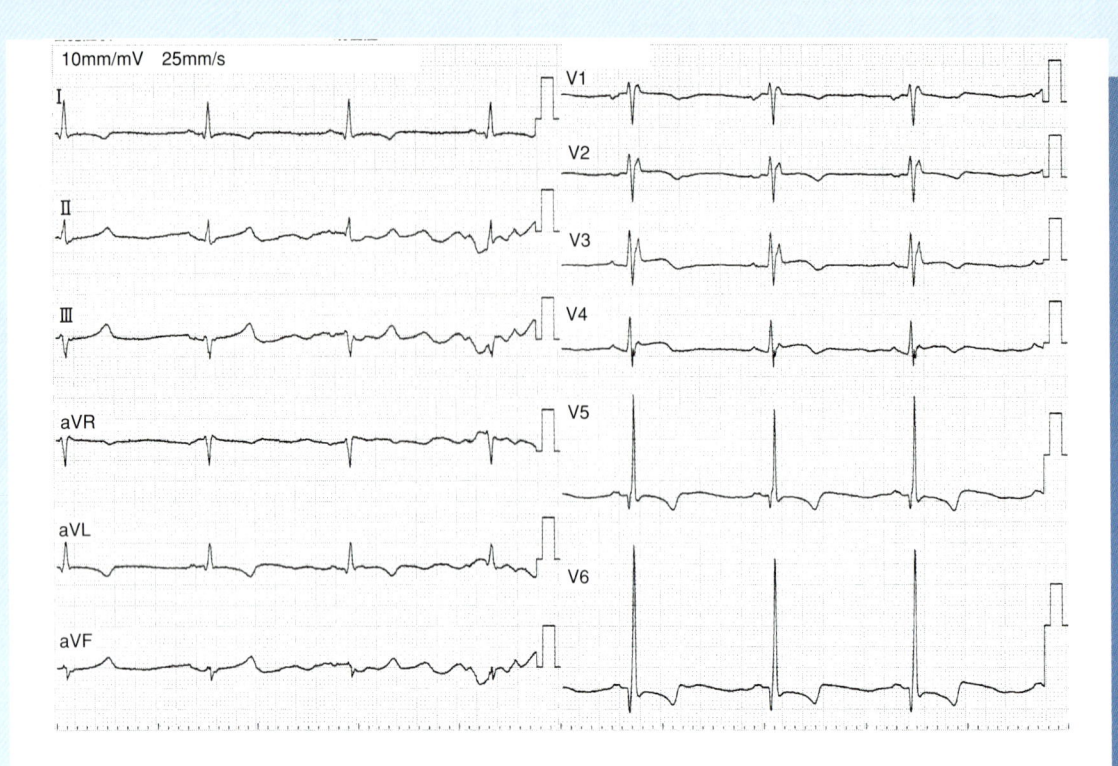

図1 来院時の心電図（血清K 6.6mEq/L）
　　　心拍数43拍/分の洞性徐脈

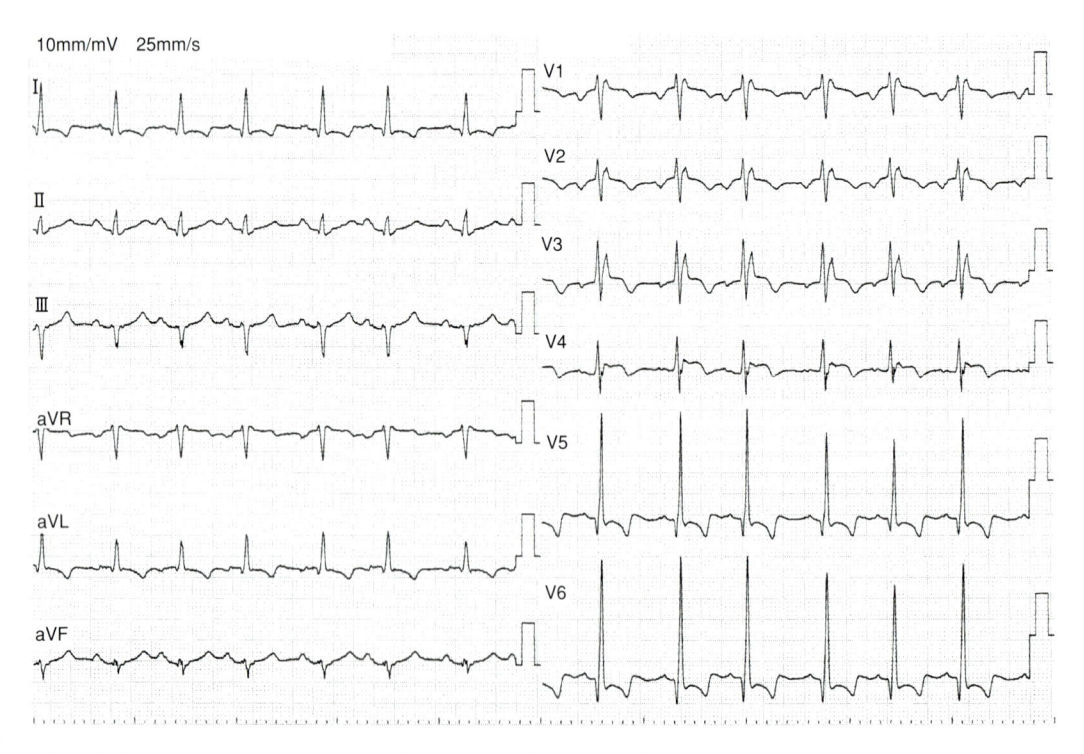

図2 グルコース・インスリン療法後の心電図（血清K 5.0mEq/L）
　　　心拍数86拍/分に改善した

度の補正を行った．同日夕刻に血清K値は5.0 mEq/Lまで低下し，それにともなって心拍数は上昇して（図2）症状も改善した．高Kの原因としては，摂取過多，排泄障害，細胞外へのシフトがあげられる．本例では溶血を認めず，アシドーシスも著明でなく，もともとの腎機能低下による排泄障害に，果物等の摂取過剰が加わった可能性を第一に考え，生活指導を行った．

③ 腎機能障害

尿所見では，腎性腎不全を示唆するような円柱や細胞成分は乏しかった．徐脈による心拍出量低下から，腎前性腎不全を起こしていたと考える．血清Crは入院時1.56 mg/dLであったが，翌日には1.24 mg/dLまで低下した．以前の血清クレアチニンは1.0 mg/dL前後，eGFRは40程度であり，もともとCKD第3期の腎機能障害が存在したと考えられる．

④ 肥大型心筋症

非対称性（中隔優位）の左室肥大を認めているが，流出路狭窄はなく，これまでに頻脈性不整脈のエピソードもない．定期的な心エコーのフォローを行う予定とした．

10. 退院時処方

シロスタゾール（プレタール®）100 mg，2T，分2，朝夕

バルサルタン（ディオバン®）40 mg，1T，朝

11. 考察 ▶ Advice from Professional ❶参照

これまでに洞性徐脈によるふらつきを自覚しており，洞不全症候群として本来はペースメーカのclass I 適応となる症例である．しかし本人はこれを拒否しており，PDE3阻害薬で脈拍数上昇作用のあるシロスタゾールの内服で経過が観察されていた．最近は外来での心拍数はむしろ高め（80～120/分）で，比較的症状は良好にコントロールされていた．今回は，もともと腎機能障害があるところに果物などのK過剰摂取を契機として，高K血症をきたし，洞不全症候群（Rubenstein I 型）が顕性化した．さらに，徐脈による心拍出量の低下が腎前性腎不全の要素を悪化させ，一段と血清K濃度を上昇させるという悪循環に陥ったものと考えられる．

Hariman らは，洞結節の方が心房筋に比べて高K血症に対する耐性が強いと報告している[1]．本例では血清K値 6.6 mEq/Lの状態において，P波が消失することなく洞性徐脈となっていた．このことは，本例における徐脈の原因は単なる高K血症のみでは説明できず，もともとの洞機能が潜在的に低下していたことを示唆している．

本症例は，高齢で軽度の認知症を有しているが，妻との2人暮らしである．今回の契機となった食生活の乱れは，妻が入院して不在となったこととも関連しているようである．幸い娘が協力的であるため，ソーシャルワーカーにも介入してもらい，生活支援を行っていくことが重要である．

【文献】 ▶ Advice from Professional ❷参照

1) Hariman. R.J. et al.：Cardiovasc. Res., 17：509-517：1983

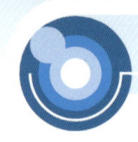

Advice from Professional

1 考察ポイント

Point 1
洞不全症候群の分類と，これに対するペースメーカの適応をガイドラインに沿って考察する．有症候性の洞性徐脈は本来class Ⅰの適応であるが，本人の希望で薬物療法が選択されていた．

Point 2
健常人は通常，果物の大量摂取をしても有意な高K血症を呈さない．したがって，高K血症の原因として，もともと腎機能と洞機能に障害があることをふまえて総合的に考察する必要がある．

Point 3
本症例は今回幸いにして回復したが，今後同様のエピソードを生じさせないためには何をすべきかを全人的に考えなければならない．医学的な考察に加えて，社会的な問題を抱えている場合はそれについても触れたい．

2 押さえておきたい論文

文献1 ： Hariman. R.J. et al. ： Cardiovasc. Res., 17 ： 509–517, 1983
高K血症における心房各部位の興奮性について，イヌを用いて検討した報告である．高度な高K血症では，ほとんどの心房筋は活動を停止したが，洞結節，分界稜，Bachmann束，His束の電気的活動は残存しており，洞結節から心室への伝導がみられた．これを，sino-ventricular conductionと呼ぶ．

memo

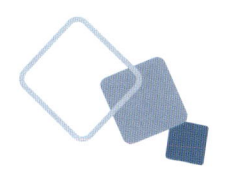

略語一覧

A～C

AAT	automatic atrial tachycardia	自動能性心房頻拍
ACE	angiotensin converting enzyme	アンジオテンシン変換酵素
ACLS	advanced cardiac life support	二次救命処置
ACTH	adrenocorticotropic hormone	副腎皮質刺激ホルモン
AED	automated external defibrillator	自動体外式除細動器
AF	atrial fibrillation	心房細動
AFL	atrial flutter	心房粗動
AoD	aortic root diameter	大動脈径
APD	action potential duration	活動電位持続時間
APTT	activated partial thromboplastin time	活性化部分トロンボプラスチン時間
AR	aortic valve regurgitation	大動脈弁逆流
ARVC	arrhythmogenic right ventricular cardiomyopathy	不整脈源性右室心筋症
ASD	atrial septal defect	心房中隔欠損
ATP	adenosine triphosphate	アデノシン三リン酸
AV	atrioventricular	房室
AVB	atrioventricular block	房室ブロック
AVNRT	atrioventricular nodal reentrant tachycardia	房室結節リエントリー頻拍
AVRT	atrioventricular reciprocating tachycardia	房室リエントリー頻拍
BMI	body mass index	肥満指数，体容量指数
BNP	brain natriuretic peptide	脳性ナトリウム利尿ペプチド
CFAE	complex fractionated electrogram	連続電位
CHF	congestive heart failure	うっ血性心不全
CI	cardiac index	心係数
CICR	Ca-induced Ca release	Ca誘発性Ca放出
CK	creatine kinase	クレアチンキナーゼ
CKD	chronic kidney disease	慢性腎臓病
CO	cardiac output	心拍出量
CPVT	catecholamine-sensitive ventricular tachycardia	カテコラミン感受性心室頻拍
Cr	creatinine	クレアチニン
CRT	cardiac resynchronization therapy	心室再同期療法
CSRT	corrected sinus node recovery time	補正洞結節回復時間
CTGA	corrected transposition of great arteries	修正大血管転位
CTR	cardiothoracic ratio	心胸郭比

略語一覧

D〜F

DAD	delayed afterdepolarization	遅延後脱分極
DCM	dilated cardiomyopathy	拡張型心筋症
DcT	deceleration time	減速時間
DORV	double outlet right ventricle	両大血管右室起始
EAD	early afterdepolarization	早期後脱分極
ECG	electrocardiogram	心電図
EDP	end-diastolic pressure	拡張終期圧
EF	ejection fraction	駆出分画
EPS	electrophysiological study	電気生理学的検査
FBS	fasting blood sugar level	空腹時血糖値
FS	fractional shortening	短縮率

H〜I

HANP	human atrial natriuretic peptide	ヒト心房性ナトリウム利尿ペプチド
HCM	hypertrophic cardiomyopathy	肥大型心筋症
HR	heart rate	心拍数
HRV	heart rate variability	心拍変動
HUT test	head-up tilt test	傾斜台試験
IART	intra-atrial reentrant tachycardia	心房内リエントリー頻拍
ICD	implantable cardioverter defibrillator	植込み型除細動器
IVC	inferior vena cava	下大静脈
IVSTd	interventricular septal thickness at end-diastole	心室中隔壁厚

L〜N

LA	left atrium	左房
LAD	left axis deviation	左軸偏位
LP	late potential	遅延電位
LVDd	left ventricular end-diastolic diameter	左室拡張終期径
LVDs	left ventricular end-systolic diameter	左室収縮終期径
LVEDV	left ventricular end-diastolic volume index	左室拡張終期容積係数
LVEF	left ventricular ejection fraction	左室駆出分画
LVESV	left ventricular end-systolic volume	左室収縮終期容積

LVH	left ventricular hypertrophy	左室肥大
LVPWTd	left ventricular posterior wall thickness at end-diastole	左室後壁拡張終期壁厚
MI	myocardial infarction	心筋梗塞
MR	mitral regurgitation	僧帽弁逆流
MV	mitral valve	僧帽弁
NSVT	nonsustained ventricular tachycardia	非持続性心室頻拍
NYHA	New York Heart Association	ニューヨーク心臓協会

O～Q

ODST	overdrive suppression test	オーバードライブ抑制試験
OMC	open mitral commissurotomy	直視下僧帽弁交連切開術
OS	opening snap	僧帽弁開放音
PA	pulmonary artery	肺動脈
PA	pulmonary atresia	肺動脈閉鎖
PAC	premature atrial contraction	心房期外収縮
PCI	percutaneous coronary intervention	経皮的冠動脈インターベンション
PR	pulmonary regurgitation	肺動脈弁逆流
PSVC	premature supraventricular contractions	上室期外収縮
PSVT	paroxysmal supraventricular tachycardia	発作性上室頻拍
PT‑INR	prothrombin time-international normalized ratio	プロトロンビン時間-国際標準化比
PTMC	percutaneous transluminal mitral comissurotomy	経皮的僧帽弁交連切開術
PV	pulmonary valve	肺動脈弁
PVC	premature ventricular contraction	心室期外収縮
PW	posterior wall	左室後壁厚
PWtd	posterior wall thickness at end diastol	拡張期左室後壁厚
PWth	posterior wall thickness	拡張期左室後壁厚
QOL	quality of life	生活の質
QTD	QT dispersion	QTばらつき，QTディスパージョン

R～T

RA	right atrium	右房
RAS	renin-angiotensin system	レニン-アンジオテンシン系
RNP	ribonucleoprotein	リボ核タンパク
RV	right ventricle	右室

略語一覧

RVEDVI	right ventricular end-diastolic volume index	右室拡張末期容量
RVEF	right ventricular ejection fraction	右室駆出分画
RVOT	right ventricular outflow tract	右室流出路
RVSP	right ventricular systolic pressure	右室収縮期圧
RyR	ryanodine receptor	リアノジン受容体
SDNN	standard deviation of the NN intervals	正常心拍間隔の標準偏差
SNRT	sinus node recovery time	洞結節回復時間
SR	sarcoplasmic reticulum	筋小胞体
SSS	sick sinus syndrome	洞不全症候群
SV	stroke volume	一回拍出量
SVT	supraventricular tachycardia	上室頻拍
TA	tricuspid annulus	三尖弁輪
TCPC	total cavopulmonary bypass	両大静脈肺動脈吻合
TdP	torsade de pointes	倒錯心室頻拍
TOF	tetralogy of Fallot	ファロー四徴症
TR	tricuspid regurgitation	三尖弁逆流
TSH	thyroid stimulating hormone	甲状腺刺激ホルモン
TV	tricuspid valve	三尖弁
TWA	T wave alternans	T波交互脈

U～W

UA	uric acid	尿酸
VF	ventricular fibrillation	心室細動
VPC	ventricular premature contraction	心室期外収縮
VSD	muscular ventricular septal defect	筋性部心室中隔欠損
VT	ventricular tachycardia	心室頻拍
WPW症候群	Wolff-Parkinson-White症候群	ウォルフ・パーキンソン・ホワイト症候群

索引 Index

数字・その他

12誘導心電図	23
3D mapping system	127
Ia および Ic 群抗不整脈薬	46
I 群抗不整脈薬	33, 47
II 群抗不整脈薬	35
III 群抗不整脈薬	35, 103
IV 群抗不整脈薬	36
β 遮断薬	35, 46, 102, 139, 202, 203, 246
ε 波	23

欧文

A～C

AAI	168, 172
aberrant conduction	44
ACE阻害薬	201, 203
activation mapping	127
Adams-Stokes症候群	166
Adams-Stokes発作	32
AF-CHF	17, 209
AFFIRM試験	17, 96
ARB	201, 203
Ashman現象	46
auto-gain control	248
AVB	16, 176, 256
AVID試験	18
Bachmann束	172
BASIS試験	18
BNP	24
Brugada症候群	147, 148, 149, 152
CAMIAT試験	18
CARTOシステム	65
CASQ2	156
CAST試験	18, 103, 110
Ca拮抗薬	102, 139
Caチャネル	36
CFAE	89
C-fiber	189
CHADS2スコア	75
CHF-STAT試験	18
chronic AF	88
CKD	24
cool down現象	55
coved型	147, 149
CPVT	156

D～G

DAD	19
DANISH試験	174
DDD	169
EAD	19
Eisenmenger症候群	256
EMIAT試験	18
entrainment mapping	127
EPS	25
Fallot四徴症	253
Fontan術後	255
Framingham研究	17, 72
GESICA試験	18
GISSI-AF試験	86
Glenn手術	256

H～L

heart rate turbulence	27
His-Purkinje系	128
HIVプロテアーゼ阻害薬	46
Holter心電図	24
HUT検査	187, 188, 190
IART（intra-atrial reentrant tachycardia）	255
ICD（implantable cardioverter defibrillator）	25, 37, 38, 41, 103, 150, 158, 245, 257
ICDの不適切作動	245, 250
I_{to}	147
J-RHYTHM	17, 84
J波	23
K/DOQIのガイドライン	211
Kチャネル	36
K保持性利尿薬	139

索引 281

late potential ………… 27, 100	QTD（QT dispersion）……… 23	twin AV node ………………… 255
left cardiac sympathetic denervation ……………………… 139	QT延長症候群 ……… 137, 141	type 1 ………… 147, 150, 152
long QT syndrome ……… 137	QT短縮症候群 ……… 140, 144	T波過剰感知 ………………… 248
Lown分類 ………………… 103	QT時間 ……………………… 91	T波交互脈 ………………… 137
LP ………………………… 27, 100	RACE ……………………… 17	T波の交代現象 …………… 150
LVEF ………………………… 24	RAS阻害薬 ………………… 75	upstream治療 ……………… 213
	Romano-Ward症候群 …… 137	Valsalva手技 ………………… 55
M～P	RyR2 ………………………… 156	Vaughan Williams分類 …… 33
MADIT ……………………… 18	SCD-HeFT …………………242	VF storm …………………… 152
MADIT-Ⅱ ……………… 18, 240	Schwartzの診断基準 …… 137	VT ……………… 100, 156, 255
mid-diastolic potential …… 127	SCN5A ……………………… 152	warm up現象 ……………… 55
MobitzⅡ型 2 度房室ブロック ………………………………… 19	Senning手術 ……………… 256	Wenckebach型 2 度房室ブロック ………………………………… 19
MOST試験 ………………… 174	Shinken Database …… 14, 17	WPW症候群 ………………… 53
Mustard手術 ……………… 256	short run …………………… 46	
Mustard/Senning術後 …… 255	Sicilian Gambit分類 ……… 33	**和　文**
Naチャネル ………………… 35	sinoventricular conduction　270	
Naチャネル遮断薬 ……… 139	slow conduction zone …… 127	**あ行**
NSVT ………………… 25, 112	SNRT ……………………… 167	アスピリン ……………… 75, 88
ODST ………………… 167, 171	SSS ……………… 16, 19, 256	アップストリーム治療 …… 75
PAC ………………………… 44	ST上昇度の日差変動・日内変動が激しい例 …………… 150	アデノシン ………………… 54
pace mapping …………… 127		アプリンジン ……………… 47
peak deflection index …… 127	**T～W**	アミオダロン塩酸塩 … 36, 66, 89, 91, 103, 202, 204, 231, 247
phase 2 reentry …… 147, 148	TCPC変換術 ………………… 257	アルゴリズム ……………… 127
physical counterpressure maneuvers ……………… 190	TdP（torsades de pointes） … 35, 91, 104, 137, 271, 272	異常自動能 ………………… 19
plastering ………………… 254	Tp-e（T peak-end）時間 … 23	イソプロテレノール ……… 152
PT-INR ………………… 88, 221	triggered activity ………… 101	遺伝子診断 ………………… 137
	TTR ………………………… 222	植込み型除細動器 …… 25, 37, 38, 41, 103, 150, 158, 245, 257
Q～S	TWA ………………………… 26	
QOL ………………………… 30	T-wave alternans ………… 26	植込み型除細動器の不適切作動 ………………………… 245, 250

右室流出路起源特発性VT … 129
右房内リエントリー ……… 61
運動耐容能 ……………… 30
運動負荷心電図 …………… 25
エドロフォニウム ………… 127
エピネフリン ……………… 228
塩酸アミオダロン …… 36, 66, 89, 91, 103, 202, 204, 231, 247
塩酸イソプレナリン ……… 168
塩酸ミトドリン …………… 191
オーバードライブ洞抑制試験 ……………………… 167

か行

下位心房中隔 …………… 172
解剖学的峡部 ……………… 61
解剖学的リエントリー …… 21
拡張型心筋症 ……… 205, 230
加算平均心電図 …………… 100
褐色細胞腫 ……………… 47
活性化チャネルブロッカー 34
活動電位 ………………… 269
カテーテルアブレーション ………………38, 53, 64, 67, 89, 102, 202, 214, 257
カテコラミン誘発多形性心室頻拍 …………… 156, 160
カルセクエストリン2 …… 156
カルディオバージョン …… 41
カルベジロール …………… 232
完全大血管転位 …………… 255
完全房室ブロック ………… 19
鑑別アルゴリズム ………… 245

冠攣縮性狭心症 …………… 47
機械受容体 ……………… 189
気管支喘息 ……………… 47
器質的心疾患を有する心室頻拍・細動 ……… 228, 233
機能的リエントリー ……… 21
逆行性AVRT ……………… 54
急性狭隅角緑内障 ………… 46
急性心不全 ……………… 205
虚血性心疾患 ……………… 229
起立性低血圧 ……… 187, 189
クロピドグレル …………… 89
頸動脈洞過敏症候群 ……… 187
経皮的僧帽弁交連切開術 … 68
希有型 ……………………… 54
外科的左心交感神経除去術 … 139
撃発活動 ………… 19, 101, 157
血液透析 ………………… 211
血管迷走神経反射 ………… 187
血栓塞栓症 ………… 88, 221
減衰伝導特性 ……………… 20
高K血症 ………………… 269
高K血症により顕性化した洞不全症候群 ……………273
交感神経 ………………… 159
恒久的ペースメーカ ……… 168
抗凝固療法 ………………… 65
構造的リモデリング ……… 74
後天性QT延長症候群 …… 137
抗頻拍ペーシング ………… 245
抗不安薬 ……………… 46, 49

興奮間隙 ………………… 21

さ行

催不整脈作用 ……………… 124
左室駆出率 ……………… 24
さまよい運動 ……………… 22
酸・塩基平衡 ……………… 213
三次元マッピング ………… 65
三段脈 ……………………… 46
自覚症状 ………………… 30
ジギタリス ……………… 56
ジゴキシン ……………… 204
自己起立トレーニング …… 190
自然type1波形 …………… 150
持続性心室頻拍 …… 100, 255
持続性心房細動 ……… 88, 92
ジソピラミド ………… 34, 47
失神 ……………… 31, 156, 187
失神回避方法 ……………… 190
失神の原因別生存率 ……… 188
失神の検査の流れ ………… 189
失神の病因別頻度 ………… 187
失神の分類 ……………… 187
失神予防法 ……………… 190
自動能性異所性心房頻拍 … 53
シベンゾリン ………… 34, 47
重症筋無力症 ……………… 46
修正大血管転位 …… 254, 256
順行性AVRT ……………… 54
状況失神 ………………… 187
上室期外収縮 ……………… 44

上室頻拍 ………… 53, 61, 245	心房中隔 ……………… 172	通常型 ……………… 54
常染色体優性遺伝 ………… 157	心房中隔欠損症 ………… 255	通常型心房粗動 ………… 68
常染色体劣性遺伝 ………… 157	心房中隔ペーシング ……… 169	低K血症 ……………… 270
徐脈性不整脈 …………… 187	心房内リエントリー頻拍 … 255	低血糖 ………………… 47
徐脈性不整脈の死亡率 …… 15	心房ペーシング ………… 172	鉄欠乏性貧血 …………… 195
徐脈頻脈症候群 …… 166, 172	心抑制型神経調節性失神 … 192	電解質異常 ……………… 213
ジルチアゼム ……………… 36	スパイラル興奮波説 ……… 22	電解質異常による不整脈 …269
シロスタゾール …………… 168	生命予後 ………………… 30	電気ショック …………… 245
心エコー ………………… 24	生理的なペーシング方法 … 172	電気生理学的検査 ………… 25
心外膜側起源 …………… 127	線維化 ………………… 74	電気的除細動 ……… 41, 201
腎機能低下を有する心房細動 ……………… 211, 217	先天性QT延長症候群 …… 137	電気的リモデリング ……… 74
神経調節性失神 …………… 187	先天性心疾患の手術歴を有する不整脈 …… 253, 259, 264	電磁波干渉 ……………… 248
心室期外収縮 ……… 100, 106	早期後脱分極 ……………… 19	洞機能不全症候群 … 166, 170
心室期外収縮仮説 ………… 32	僧帽弁狭窄 ……………… 68	洞結節回復時間 ………… 167
心室細動 ………… 147, 245	僧帽弁交連切開術 ………… 68	洞性徐脈 …………… 166, 171
心室遅延電位 …………… 100	僧帽弁交連切開術後の非通常型心房粗動 …………68	透析患者 ……………… 211
心室頻拍 ……… 124, 156, 245	速伝導路 ………………… 54	透析を有する心房細動 ……………… 211, 217
心耳のjuxtraposition ……… 256	ソタロール ……… 36, 104, 231	洞停止 …………… 166, 171
心臓性突然死 ……………… 32	粗動波 ………………… 61	洞頻拍 ………………… 246
心タンポナーデ …………… 40	**た行**	洞不全症候群 …… 16, 19, 256
心拍数調節薬 ……………… 75	体液過剰 ……………… 213	洞房ブロック …………… 166
心拍変動解析 ……………… 27	体内薬物動態 …………… 213	特発性NSVT …………… 112
心不全 ……… 90, 92, 200, 209	多形性心室頻拍 ………… 104	特発性VT ……………… 124
心不全を有する心房細動 ……………… 200, 205	多脾症などの内臓錯位症候群 ……………… 256	特発性心室期外収縮 ……… 101
心房期外収縮 ……………… 44	遅延後脱分極 ……………… 19	特発性心室頻拍 …………124
心房細動 72, 90, 159, 169, 200, 209, 211	遅延整流K$^+$電流 ………… 35	突然死 …………… 31, 156
心房スイッチ術後 ………… 255	遅伝導路 ………………… 54	トリガードアクティビティ 19
心房粗動 ………………… 61	直流通電 ……………… 228	**な行**
		内臓錯位症候群 ………… 255

二次性QT延長症候群 …… 137
二段脈 …………………… 44
ニフェカラント …………… 103
脳梗塞 …………………… 72
脳出血や脳梗塞の既往を有する
　心房細動 ………………… 221
脳性利尿ペプチド ………… 24
ノッチT波 ………………… 137

は行

肺静脈隔離術 …… 89, 92, 159
久山町研究 ………………… 72
非持続性心室頻拍
　…… 25, 100, 112, 116, 120
ビソプロロール …………… 90
肥大型心筋症 ……………… 230
左交感神経切除術 ………… 159
非通常型心房粗動 ………… 68
非伝導性心房期外収縮 …… 44
非薬物療法 ………………… 38
ピルジカイニド ……… 34, 148
ピルメノール ………… 34, 47
貧血 ………………………… 213
頻脈性心不全 ……………… 221
頻脈性不整脈 ……………… 187
頻脈性不整脈の死亡率 …… 15
頻脈誘発心筋症 ……… 32, 61
不活性化チャネルブロッカー
　…………………………… 34
不整脈源性右室心筋症
　…………………… 231, 237
不整脈疾患の罹患率や予後…14

不整脈診断に用いる検査法…23
不整脈治療の目的 ………… 30
不整脈の疫学 ……………… 14
不整脈の機序 ……………… 19
不適切作動 ………………… 245
フレカイニド …… 34, 91, 159
プロカインアミド ………… 33
プロタノール® …………… 152
プロトロンビン時間比の国際標
　準化単位 ………………… 221
プロパフェノン …………… 34
プロプラノロール ………… 158
閉塞性動脈硬化症 ………… 47
ペースメーカ …… 38, 176, 214
ベプリコール ……………… 37
ベプリジル …………… 89, 91
ベラパミル ……… 36, 91, 159
ベラパミル感受性左室起源特発
　性VT ……………… 125, 133
変行伝導 …………… 44, 46
房室解離 …………………… 55
房室結節リエントリー頻拍
　…………………… 53, 58
房室接合部性期外収縮 …… 44
房室中隔欠損 ……………… 256
房室ブロック
　…… 16, 176, 180, 183, 256
房室リエントリー頻拍 …… 53
発作性上室頻拍 …………… 53
発作性心房細動 …… 72, 78, 81
ポンプ機能 ………………… 31

ま行

マクロリエントリー ……… 54
慢性腎臓病 ………………… 24
慢性心房細動 ……………… 88
無症候性脳梗塞を合併した発作
　性心房細動 ……………… 225
メイズ手術 ………………… 90
迷走神経刺激手技 ………… 55
メキシレチン ………… 34, 102
モニターゾーン …………… 245

や行

薬物療法 …………………… 33

ら行

リアノジン受容体 ………… 156
リーディング・サークル説…22
リード断線（損傷）……… 249
リエントリー ………… 19, 20
リズムコントロール … 89, 209
リドカイン ………………… 34
リニアアブレーション … 89, 92
硫酸アトロピン …………… 168
硫酸オルシプレナリン …… 168
レート基準 ………………… 245
レートコントロール
　……………… 65, 89, 209
レニン-アンジオテンシン系阻
　害薬 ……………………… 75
連続電位 …………………… 89
ワルファリン ……… 75, 88, 90
ワルファリンコントロール…221

医学とバイオサイエンスの 羊土社

羊土社 臨床医学系書籍ページ　http://www.yodosha.co.jp/medical/

- 羊土社では，診療技術向上に役立つ様々なマニュアル書から臨床現場ですぐに役立つ書籍，また基礎医学の書籍まで，幅広い医学書を出版しています．
- 羊土社のWEBサイト"羊土社 臨床医学系書籍ページ"は，診療科別分類のほか目的別分類を設けるなど書籍が探しやすいよう工夫しております．また，書籍の内容見本・目次などもご覧いただけます．ぜひご活用ください．

▼ メールマガジン「羊土社メディカルON-LINE」にご登録ください ▼

- メディカルON-LINE（MOL）では，羊土社の新刊情報をはじめ，お得なキャンペーン，学会・フェア情報など皆様に役立つ情報をいち早くお届けしています．
- PC版は毎月3回の配信です（研修医号，エキスパート号，医学総合号）．各号のテーマに沿って情報を配信いたします．また，手軽にご覧いただける携帯版もございます（毎月1回配信）．
- PC版・携帯版ともに登録・配信は無料です．登録は，上記の"羊土社 臨床医学系書籍ページ"からお願いいたします．

患者抄録で究める　循環器病シリーズ 2

不整脈
（ふせいみゃく）

2010年3月5日　第1刷発行

編　集	山下武志（やましたたけし）
発 行 人	一戸裕子
発 行 所	株式会社 羊 土 社
	〒101-0052
	東京都千代田区神田小川町2-5-1
TEL	03（5282）1211
FAX	03（5282）1212
E-mail	eigyo@yodosha.co.jp
URL	http://www.yodosha.co.jp/
印 刷 所	広研印刷株式会社

ISBN978-4-7581-0738-9

本書の複写にかかる複製，上映，譲渡，公衆送信（送信可能化を含む）の各権利は（株）羊土社が管理の委託を受けています．
JCOPY ＜（社）出版者著作権管理機構 委託出版物＞
本書の無断複写は著作権法上での例外を除き禁じられています．複写される場合は，そのつど事前に，（社）出版者著作権管理機構（TEL 03-3513-6969，FAX 03-3513-6979，e-mail：info@jcopy.or.jp）の許諾を得てください．

冠動脈の検査手技が身につく ➡ 病変部位の治療手技が身につく

確実に身につく
心臓カテーテル検査の基本とコツ

冠動脈造影所見＋シェーマで，血管の走行と病変が読める！

編集／中川義久
- 定価（本体 7,500円＋税）
- B5判
- 327頁　ISBN978-4-7581-0667-2

目的の血管・病変を描出する撮影条件・穿刺部位・カテーテルの選択がわかる！
シェーマ付きの造影像で血管の走行が読める！

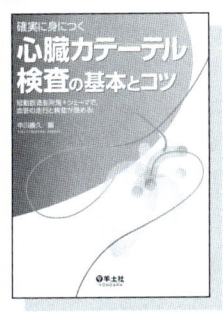

確実に身につく
PCIの基本とコツ
デバイスの選び方・操作から施行困難例への対策まで

編集／南都伸介
- 定価（本体 7,000円＋税）
- B5判
- 269頁　ISBN978-4-7581-0640-5

豊富な画像・イラストでPCIがみてわかる．充実のトラブルシューティングで，初学者がつまずきやすい様々な困難例にも対応できる！

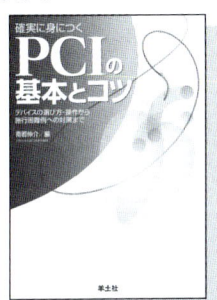

実臨床ですぐ活かせる知識が満載！

循環器治療薬の選び方・使い方

症例でわかる薬物療法のポイントと根拠

編集／池田隆徳
- 定価（本体 4,500円＋税）
- B6変型判
- 383頁　ISBN978-4-7581-0736-5

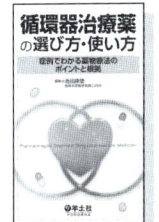

多彩な循環器治療薬の使い分けや処方の仕方を，症例から具体的に解説！

心腎相関の病態理解と診療

編集／磯部光章，佐々木 成
- 定価（本体 5,800円＋税）
- B5判
- 292頁　ISBN978-4-7581-0642-9

心血管病・腎機能低下時の診療に欠かせない概念「心腎相関（心腎連関）」がよくわかる！

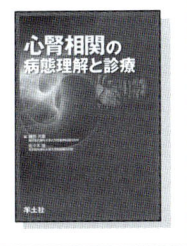

日常診療でよく悩む点を解決できる！

治療方針から合併症・患者指導まで，生活習慣病の予防・治療法を実践的に解説したシリーズ！

心血管疾患の予防・進行阻止の戦略が満載！

生活習慣病診療に基づく
CVD予防ハンドブック

監修／小室一成，編集／山岸昌一
- 定価（本体 4,000円＋税）
- B6変型判
- 333頁　ISBN978-4-7581 0657-3

適確な診断から複雑な薬物治療まで，2冊で診療の力がつく！

高血圧診療ハンドブック
エビデンスに基づく，食事・運動・薬物療法の進め方
- 定価（本体 3,800円＋税）
- B6変型判
- 263頁　ISBN978-4-7581-0663-4

高血圧治療薬ハンドブック
様々な病態に応じた，
エビデンスに基づく薬の選び方・使い方
- 定価（本体 3,900円＋税）
- B6変型判
- 294頁　ISBN978-4-7581-0664-1

編集／浦 信行

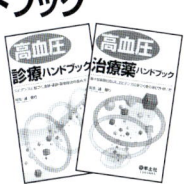

発行　羊土社 YODOSHA
〒101-0052　東京都千代田区神田小川町2-5-1　TEL 03(5282)1211　FAX 03(5282)1212
E-mail : eigyo@yodosha.co.jp
URL : http://www.yodosha.co.jp/

ご注文は最寄りの書店，または小社営業部まで

エキスパートを目指す医師におすすめ

豊富な診療知識と患者抄録で,専門医の考え方まで解説.適確に治療を進める力がつく!

患者抄録で究める 循環器病シリーズ1
高血圧

編集／小室一成
- 定価（本体 7,800円＋税）　■ B5判
- 341頁　ISBN978-4-7581-0737-2

JSH2009をはじめ各種ガイドラインに基づき,高血圧の診断・治療を専門医がわかりやすく解説.降圧薬選択については,2剤併用・3剤併用のポイントをその根拠から紹介!

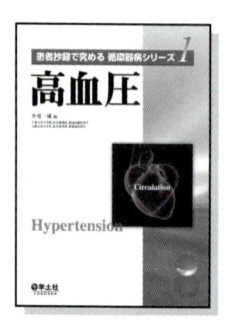

具体例が満載で診療の実力がつく!

豊富な心電図・画像で,診断に迷いやすい例・間違えやすい例もよくわかるシリーズ!

不整脈診療
Skill Upマニュアル
編集／池田隆徳
- 定価（本体 6,000円＋税）　■ B5判
- 263頁　ISBN978-4-7581-0734-1

心不全診療
Skill Upマニュアル
編集／北風政史
- 定価（本体 6,000円＋税）　■ B5判
- 277頁　ISBN978-4-7581-0735-8

患者の状態に合わせた具体的な薬剤処方例,一目で診療の流れがわかるフローチャートで診療スキルが身につく!日常診療ですぐ役立つエビデンスが満載!

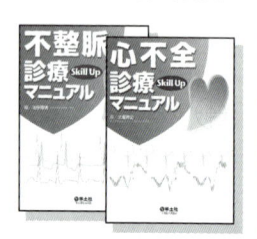

症例が満載!心機能評価に自信がつく

診療に活かす
心機能評価
症例で身につける評価法のポイント

編集／北風政史
- 定価（本体 8,800円＋税）　■ B5判
- 292頁　ISBN978-4-7581-0744-0

必須の知識や考え方が身につき,日常診療にすぐに活かせる!
実際の症例に基づく解説で,診断の流れや思考過程がよくわかる!
基礎から実践まで,一通りを身につけられる1冊.

循環器救急の診療ですぐに役立つ!

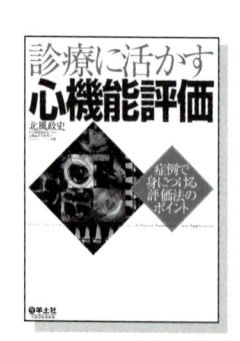

ガイドラインに基づく
CCU実践マニュアル
フローチャートで一目でわかる
循環器救急疾患の診断と治療

編集／田中啓治
- 定価（本体 4,800円＋税）　■ B6変型判
- 333頁　ISBN978-4-7581-0674-0

診断・治療のポイントとタイミングが一目でわかるフローチャートを数多く掲載!疾患や状況に合わせて,薬剤の処方例を具体的な用法・用量とともに解説!すべての循環器医必携!

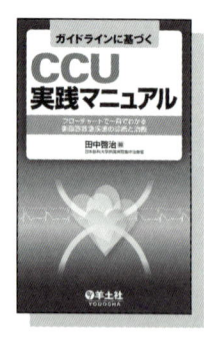

発行　羊土社 YODOSHA　〒101-0052 東京都千代田区神田小川町2-5-1　TEL 03(5282)1211　FAX 03(5282)1212
E-mail：eigyo@yodosha.co.jp
URL：http://www.yodosha.co.jp/
ご注文は最寄りの書店,または小社営業部まで